JN097650

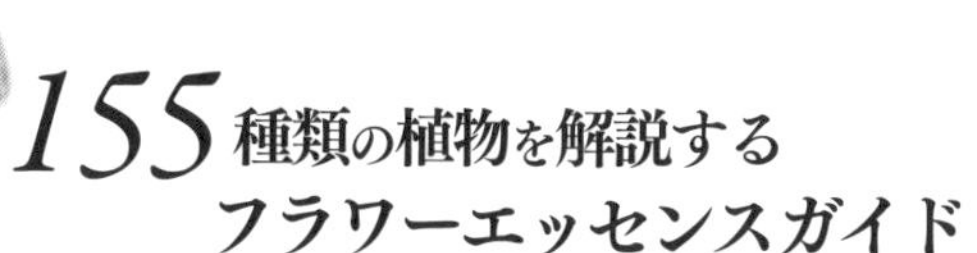

155種類の植物を解説する
フラワーエッセンスガイド

フラワーエッセンス事典

王 由衣（おう ゆい）

スクール・オブ・ヒーリング・アーツ・アンド・サイエンス校長

BAB JAPAN

過去より途切れることなく続くメディスンの道。

この人生において私をその道へとつなぎ、さらにそれを未来へとつなげていくための教育と創作活動に励ましを与えてくださる、ロザリン・ブリエール師とウルフ・ヘェメヨースツ・ストーム師に感謝を捧げます。

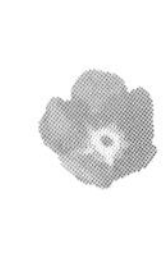

はじめに

出会いからライフワークへ

フラワーエッセンスは私のライフワークです。

アメリカに住み、ヒーリングスクールに通っていたとき、第3学年の学年主任だった先生が、フラワーエッセンス療法のプラクティショナーでした。そしてクラスの中で時間をとって、ヒーリングを学ぶ学生たちのために手引きとなるレクチャーをしてくれました。

子どもの頃から植物を含めた自然が大好きだった私は、「花が心や体の癒しを助けることができる」というレクチャーや、いろいろなフラワーエッセンスの紹介を聞いて、「これは自分が探していたものだ」と思いました。

レクチャーのあとに相談すると、「それなら私の先生から学びなさい。アメリカで一番優れたフラワーレメディの研究者で実践者だから」。そう紹介されたのが、ジェシカ・ベアー医師でした。

ベアー医師はなかなか個性の強い人でしたが、フラワーエッセンスに対する絶対的な信頼と、医学的な治療にエッセンスを組み合わせる技量において、これまで彼女に優る人には出会ったことがありません。

「エッセンスは瓶に入った液体ではなく、生き物。だから生き物のように扱いなさい」というのは、今も思い出されるベアー医師の言葉です。

ベアー医師からエドワード・バックのレメディを学ぶ中で、カリフォルニアのフラワーエッセンス協会（FES）についても知りました。「バック・レメディのメーカーはたくさんあるけれど、このメーカーのものが、質がいい」と紹介されたのが、FESのイングリッシュ・エッセンスでした。

FESではまた、バックの38種類のエッセンス以外に、カリフォルニアの花からもエッセンスを作っていました。それも使ってみたいと思い、手紙を書いたところ、少し前に出版されたばかりの『FES Flower Essence Repertory（フラワーエッセンス・レパートリー）』が送られてきて、「あなたのような人を探していました。奨学生として集中研修に来ませんか」という招きがありました。

当時まだ学生で資金に余裕のなかった私にとっては、奨学生として研修に参加で

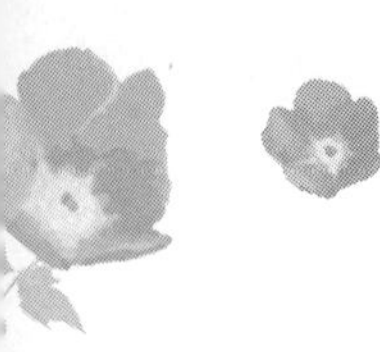

きるとは、願ってもない幸運。

こうしてその夏には、カリフォルニアのFESがあるテラフローラで10日間を過ごし、ふたつの研修に参加して、合間にパトリシア・カミンスキとリチャード・キャッツの二人と、たくさん話をすることができました。そのときに感じた二人の地に足のついた姿勢、視野の明晰さとフラワーエッセンスにかける情熱は、今も印象に残っています。

研修中にホテルに泊まる資金がなかったため、テラフローラの森に面した池のそばにテントをはらせてもらい、アヒルたちに囲まれて寝泊まりしたのも、楽しい思い出です。

もともとカリフォルニアには何年も住んでいたので、FESのエッセンスで使われている花にもなじみのものが多くありました。カリフォルニアポピーのように日本では珍しく思われる花でも、カリフォルニアでは普通にそのへんに咲いているものが多くあります。

ヒーリングスクールを卒業後はヒーラーとして仕事をしながら、フラワーエッセンスも仕事に組み入れました。また母校のヒーリングスクールで教職に採用され、それ以外にも依頼を受けて、教える仕事に携わるようになりました。

「フラワーエッセンスも教え始めては」とFESの二人から励まされ、ヒーリングスクールでも、夜間の選択科目として学生たちにフラワーエッセンスを教えたりもしました。

またアラスカン・フラワーエッセンス・プロジェクト（AFEP）など、FESの二人や同僚の教師たちから聞いていた、いろいろなメーカーのエッセンスを手に入れて研究を続けました。多いときには1200種類以上を手元に置き、そのうち400～500種類を仕事での常用パレットにしていた時期もあります。

日本では1996年に最初のフラワーエッセンス基礎講座を教え、以来、フラワーエッセンスを通して本当にたくさんの人たちと関わってきました。

2001年には、過去に何度も原稿を書かせていただいたBABジャパンの東口社長にお願いして、『FESフラワーエッセンス・レパートリー』の翻訳出版にもこぎつけることができました。

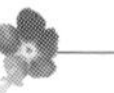

また自分自身でも日本の花々からフラワーエッセンスを作り始め、その過程を通しても多くを学びました。

初めて出会ったときから、フラワーエッセンスは私にとって尽きることのない興味と楽しみの対象であり、また多くの人たちがフラワーエッセンスによって助けられ、その人生が豊かなものに広げられていくのを見てきました。

日本におけるフラワーエッセンス普及の歩みは、アメリカやイギリスと比べれば、きわめてゆっくりです。進んではあとずさりしながら、緩やかに進展する形ですが、すそ野は確実に広がってきました。「フラワーエッセンス」という名前を聞いたことのある人の数は、この 25 年で何倍にも増えました。

そういった中で、フラワーエッセンスについての知識と理解をいっそう広げたい。できるだけ多くの人に、フラワーエッセンスが秘めている力と可能性を引き出せる、深い知識と理解を身につけてほしいというのが、この本を書くことにした理由です。

この本の成り立ち

フラワーエッセンスは、しようと思えばシンプルな使い方ができます。

たとえば「不安」「孤独」といったおおまかなカテゴリや、気になるキーワードで選んでいく方法です。

しかしひとつひとつのエッセンスについて、その性質をあまりよく知らずに選ぶと、効果が感じられないことも起こります。

植物たちが与えてくれる素晴らしい贈り物を手にしながら、使い方をよく知らないばかりにその効果を経験し損なうのは、もったいなさ過ぎます。

フラワーエッセンスは深めていこうと思えば、植物の分類学や薬草学、ユング心理学、またアルケミー（精神的錬金術）やメディスンの知恵の伝統の理解などを加えて、いくらでも深めていくことができます。

花の助けを借りて、自分が本当は誰であるかを思い出していくとき。種子から芽が出て、やがて花が開くように、時間をかけて自己の内面と向かい合うとき、花と自分の魂のリソナンス（共振）から生まれる、深い癒しや変容を経験することが可

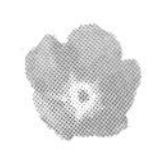

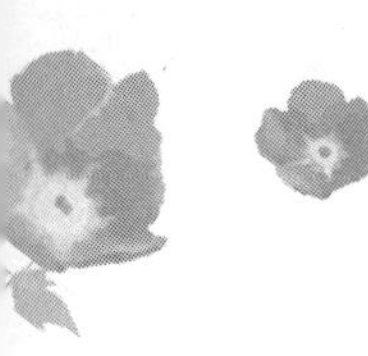

能になります。

最初はシンプルな使い方から入った人にも、いずれそんなふうに、フラワーエッセンスの可能性を十分に引き出してもらいたい。

またすでにフラワーエッセンスのプラクティショナーとして働いている人、あるいは医療や心理の現場で仕事をしていて、フラワーエッセンスをとり入れたいと考える人にも役立つ、参照用の文献を提供したい。

そして事典としても使え、読み物としても読め、長く使い続けてもらえるものにしたいという望みから、この本は生まれています。

事典としても使え、読み物としても読めるようにというのは、私自身、子どもの頃から、いろいろな分野の○○百科や○○事典のようなものを読むのが好きで、きままにページをめくりながら、繰り返し読んでは楽しみ、学んでいった経験からきています。

この本の骨組みは、2019年から2020年に行った「フラワーエッセンス基礎講座Ⅰ&Ⅱ　マテリアメディカ編」の講義です。

それをもとに植物学関係の情報量を大幅に削り、代わりにアルケミーの知識や薬草としての伝承を加えて、読みやすい文章として書き直しています。

植物の記述は、植物学的な細部にこだわるよりも、その存在感や、エネルギー的な質を感じてもらうことにポイントを絞っています。

ひとつひとつの項目を読んでもらえば、その花・植物とエッセンスの性質の立体的、多面的な像が、自分の中に築かれていくのをきっと感じてもらえます。

そして植物の内にある力について学びながら、山や森など豊かな自然の中、植物園、あるいは道端や自宅の庭などで、植物たちと顔を合わせ、友だちになってください。

その存在と力に対する敬意をもって植物たちと関わるとき、彼らは「メディスン」として、癒しの道のりにおける力強い味方になってくれます。

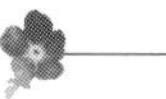

フラワーエッセンス事典

もくじ

Chapter 1
フラワーエッセンスとは

Chapter 2
155種類の植物とフラワーエッセンスたち

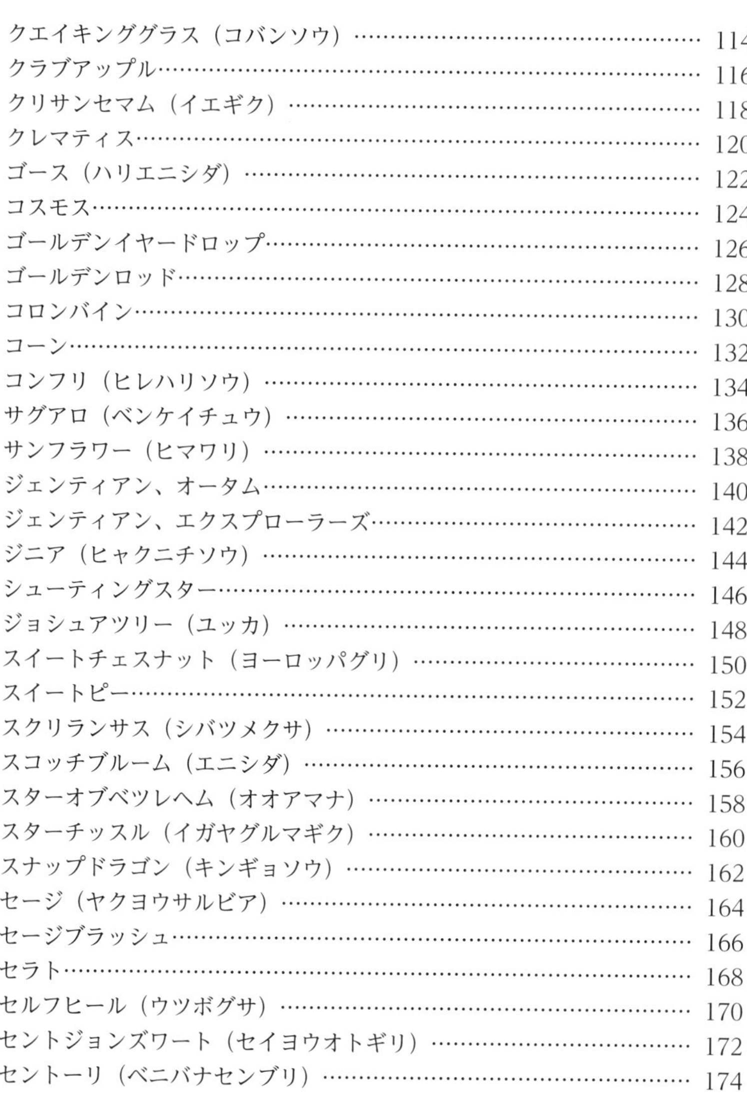

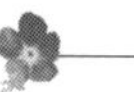

※本書は、電子書籍版『花たちのもたらす癒しと恵み　フラワーエッセンス事典』（王由衣著）を修正したものです。

本書の活用法について

この本は、以下のようなやり方で使うことができます。

「Chapter1 フラワーエッセンスとは」の章では、歴史と理論的な背景や、基本的な使い方について書いています。興味のある項目から読んでください。

「155種類の植物とフラワーエッセンスたち」の章では、155種類のエッセンスをとり上げています。

最初から順に、ひとつひとつの植物とエッセンスについて読んでいってもいいし、興味のある花、なんとなく惹かれる花を拾い読みしても構いません。

それぞれの項目は、その植物・花・エッセンスと知り合いになるのに十分な知識と情報を収めています。

本文には、エドワード・バックの著書『Twelve Healers』と、アルケミーの視点から植物を理解するのに優れたテキストであるニコラス・カルペパーの『The English Physician and Complete Herbal』からの引用もところどころに含めています。どちらも原文から訳出しています。

薬草としての用途は、あくまでフラワーエッセンスの性質を理解する視点から触れています。薬草として薬液（ティンクチャー）や抽出物（サプリ）を服用する場合には、体への薬理学的な作用も加わるため、アレルギーや副作用に注意が必要な場合もあります。

薬草として用いる詳しい方法および禁忌にについては、必ず薬草学の本を参照するか、専門家に相談してください。植物の精油（エッセンシャルオイル）の使用についても同様です。

また人間には問題がなくても、動物には禁忌であるような成分や精油もあります（たとえばユリ属の植物は猫に禁忌）。精油の使用はとくに猫、また鳥やハムスターのように体の小さな生き物には注意が必要です。

目次は英語カタカナ名のアイウエオ順です（和名はこの限りでない）。

カタカナでの名称は、もとの英語の発音にできるだけ近く、かつ音の質がその植物の存在感を表すように努めています。このため、日本で一般に使われている表記と異なる場合があります（たとえば、エキナセア→エケネイシャ）。

植物学的分類と学名については、そこそこの頻度で再分類と学名の変更があるのですが、ここに記載しているのは2021年6月の時点で最新のものです。分類体系によって分類の仕方と学名が異なる場合は、ゲノム解析と分子系統学に基づくAPG体系の分類を優先しています。

私が訳した『フラワーエッセンス・レパートリー』の記載と学名や和名が異なる場合でも、本書が最新です。

ラテン語の学名は、前が属名、後ろは種小名と呼ばれ、属名と種小名を合わせて１つの種を表します。

同じ属の中では、種小名が違ってもほぼそっくりな場合もあり、属が同じでも見た目や様子がずいぶん違うこともあります。それに応じてエッセンスとしての性質も似ていることもあり、そうでないこともあります。

さらに学びを深めたい方のために、「あとがき」で、講座をご紹介しています。参考になさってください。

ら、マッチング、癒しの体験まで
できる、セラピーライフスタイル総合展

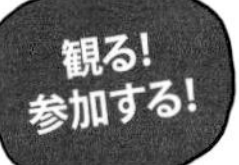

「タイマッサージ大会」「フェムケアゾーン」など新企画も加わりパワーアップ!

NEW

今年は新たに「タイマッサージ日本大会」や「香りで楽しむフェムケアゾーン」「身体を動かすワークショップ」などの新企画を予定! 人気の「オーガニックゾーン」「和精油コーナー」もますます充実!

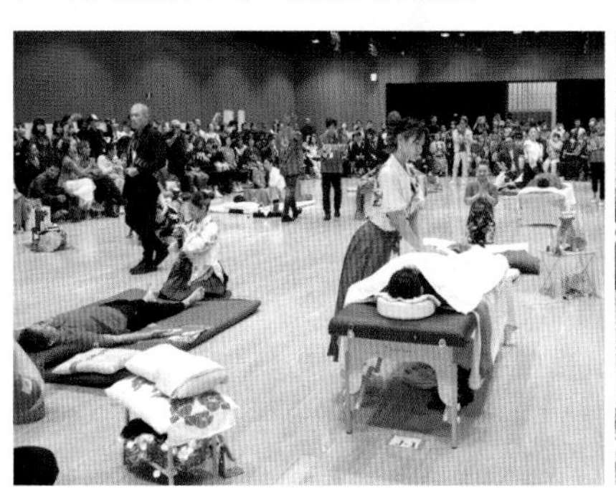

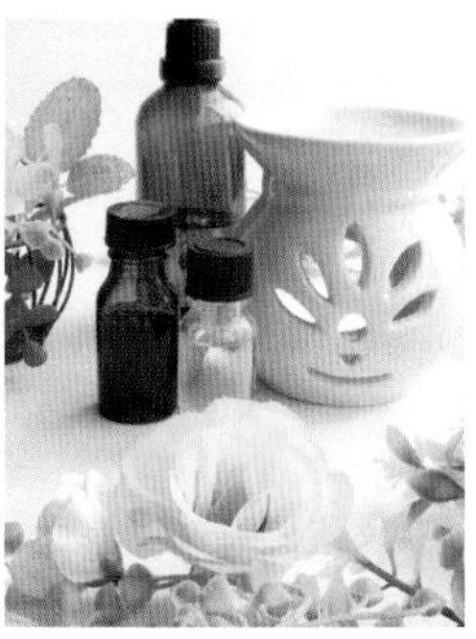

買う!
体験する!

新メソッドやセルフケアグッズが見つかる! ショッピング、施術体験、商談etc.

サロンのメニューに加えたい新たなメソッドを探したり、セルフケアのためのアイテムを見つけたり……。お買い物・仕入れだけでなく、施術体験や商談をすることもできます。

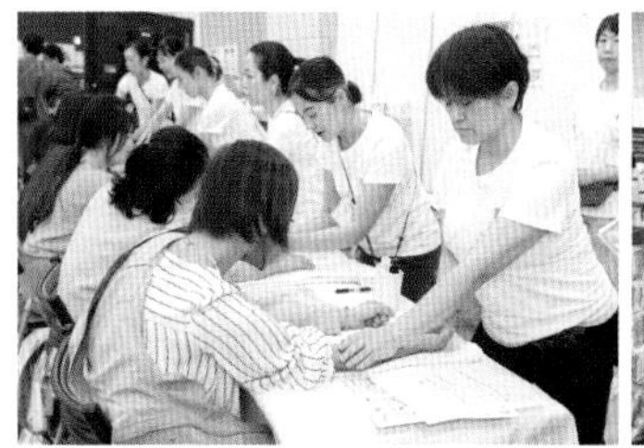

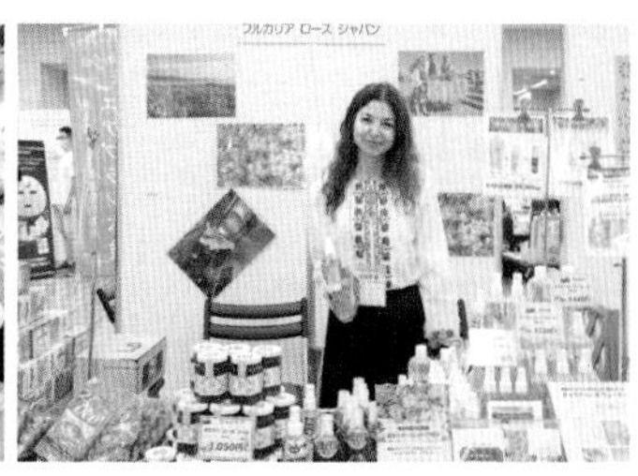

セラピーワールド東京2024

会場 **東京都立産業貿易センター浜松町館**
東京都港区海岸1-7-1　東京ポートシティ竹芝

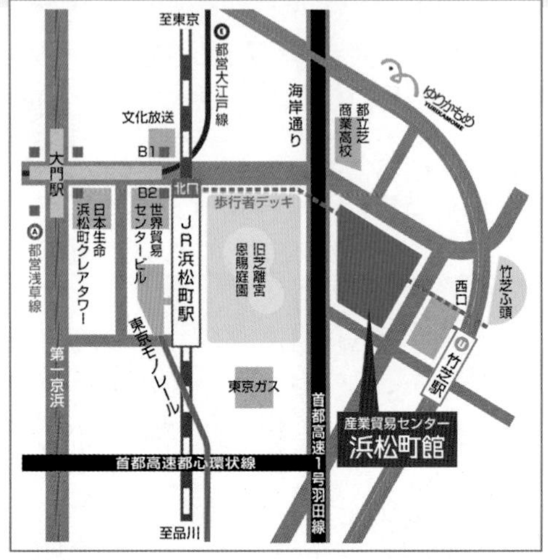

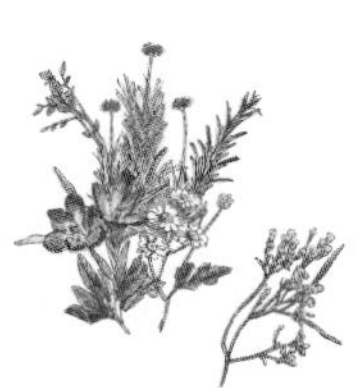

アクセス
- JR 浜松町駅北口から約350m（徒歩5分）
- 東京モノレール浜松町駅北口から約350m（徒歩5分）
- 新交通ゆりかもめ竹芝駅から約100m（徒歩2分）
- 都営浅草線・都営大江戸線大門駅から約450m（徒歩7分）
- 羽田空港から約30分

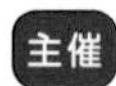
セラピーワールド東京 検索　https://therapyworld.jp

主催 **「セラピーワールド東京」EXPO事務局**
（株）BABジャパン『セラピスト』内

〒151-0073 東京都渋谷区笹塚1-30-11中村ビル
TEL 03-3469-0135　MAIL expo@bab.co.jp

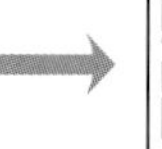

お友達登録は
コチラから

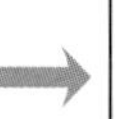

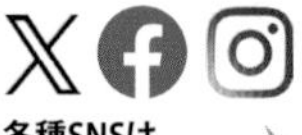
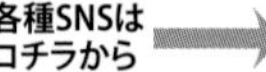
各種SNSは
コチラから

後援（50音順）
一般社団法人 エステティックグランプリ／JAA 日本アロマコーディネーター協会／特定非営利活動法人 ジャパンハーブソサエティー／一般社団法人 日本アロマセラピー学会
一般社団法人 日本オーガニックコスメ協会／特定非営利活動法人 日本スパ＆ウェルネスツーリズム協会
特定非営利活動法人 日本ホリスティック医学協会／特定非営利活動法人 日本メディカルハーブ協会
一般社団法人 日本リラクゼーション業協会／特定非営利活動法人 ベジプロジェクトジャパン／一般社団法人 和ハーブ協会

Chapter 1
フラワーエッセンスとは

フラワーエッセンスの歴史

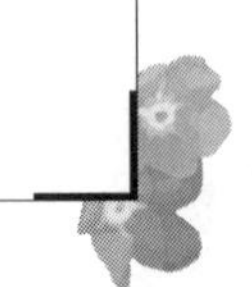

●ヨーロッパの精神性リヴァイヴァルとエドワード・バック

現在フラワーエッセンス、フラワーレメディと言えば、エドワード・バック医師の名前がもっとも広く知られている。

バックの業績については「フラワーエッセンスの発明者」「インスピレーションに導かれてフラワーレメディを発見した」といった説明をされることが多い。

しかしエドワード・バックの仕事の深い部分、彼がフラワーレメディ（フラワーエッセンス）に込めたメッセージを理解するには、彼が生きた19世紀後半から20世紀はじめのイギリスとヨーロッパで起きていた精神性の復興（スピリチュアル・リヴァイヴァル）と、その中で彼が学び、つながっていた精神的な伝統について知る必要がある。

バックの人生についての公的な記録や活動歴を見れば、その研究と活動は、彼が属した精神的な団体の影響と支えなしには可能ではなかったことがわかる。

また彼自身が書き残した文書や講義録を読み、そこに表現されている思想をたどれば、当時のヨーロッパの知識層に広がっていた精神性リヴァイヴァルの強い影響のもとに、彼が自分の人生と仕事を形にしていったことも明らかだ。

リヴァイヴァル（復興）というのは、古代の伝統に根ざした精神性と知恵の復興を目指すという意味だ。

当時のイギリスを含むヨーロッパでは、貴族や政治家、軍人、医師や科学者、文人など、上流層や知識層の多くが、フリーメーソンや神智学協会、薔薇十字団などの団体（しばしば複数の団体）に関わっていた。

フリーメーソンは、キリスト教以前の西洋の知恵の伝統を、古代エジプトにまで遡って復活しようとする思想を持つ。

ゲーテ、哲学者のシラー、作家のヴィクトル・ユーゴー、ヘルマン・ヘッセ、アーサー・コナン・ドイル、科学者のニュートン、フェルミ、音楽家のハイドンやモーツァルト、シューベルト、ブラームスなど、公にされているだけでも、非常に多くの知識人や芸術家がフリーメーソンに関わっていた。

17世紀に創始された薔薇十字団は、偉大なアルケミストで医師のパラケルススの思想を中心に、西洋アルケミー（精神的錬金術）の伝統の復活を目指した。ニュートンやゲーテ、数学者のライプニッツ、哲学者のスピノザなども関わっており、ニュートンは薔薇十字哲学の影響を強く受けてアルケミー研究の著作を残した。

19 世後半に創設された神智学協会は、哲学者ウィリアム・ジェイムズ、作家のルイス・キャロル、モーリス・メーテルリンク、アーサー・コナン・ドイル、ジェームス・ジョイス、画家のニコラス・レーリッヒ、カンディンスキー、サイコシンセシスを創設した精神科医ロバート・アサジョーリほか、多くの思想家、科学者、芸術家に影響を与えた。現代でも動物学者のジェーン・グドールや生物学者のルパート・シェルドレークが会員であることが知られる。

アントロポゾフィーを創設したルドルフ・シュタイナーは、神智学協会と薔薇十字団の両方に関わっていた。

分析心理学の創始者ユングも薔薇十字哲学から影響を受け、また神智学協会の重鎮でヘルメス主義とグノーシス派の研究者であったG・R・S・ミードと深い親交があった。ユングのアルケミーについての思想にも薔薇十字哲学の強い影響が見られる。

ちなみにG・R・S・ミードは、W・B・イェーツやヘルマン・ヘッセにも影響を与えている。

このように 19 世紀後半から 20 世紀のはじめには、多くの知識人が精神性リヴァイヴァル運動に直接加わり、あるいはその影響を受けており、エドワード・バックもその一人だった。

バックとフリーメーソン

エドワード・バックは若くしてガンで倒れるが、その直後にロンドンのフリーメーソンのロッジに加わった。そして亡くなる寸前まで、経済面も含め、ロッジの支援を受けて活動していた。

バックの最初で最後の公的なフラワーエッセンスの講演会は、フリーメーソンのホールで開催されている。

一般的なフラワーレメディの本では、エドワード・バックのこういった精神的背景について触れられることがない。例外は、現在のバック・レメディ研究の第一人者であるジュリアン・バーナードだ。

バーナードは、バック自身の書き残した文書や公的文書を掘り起こしながら、その人生について綿密に調べている。そのうえで、「たとえ自分のイメージに沿わないようなことでも、それを含めてバックという人の全体を見なければ、彼のやろうとしたことについても理解できない」と指摘している。

バックは、初めてフラワーレメディを作った 1930 年から、その 7 年後に 50 歳で亡くなるまで、わずか 7 年の間に 38 種類のレメディを次々と作っている。

しかしどのようにしてレメディになる植物を選び、それぞれの性質を決めていったかについて、具体的なこと、確かなことは記録として残されていない。

当時の英国医療監察委員会はバックの活動に批判的で、地元の新聞にフラワーレメディの広告を出したことを理由に、医師登録を抹消するとさえ警告していた。そのような状況でバックはレメディの普及について苦悩しており、その過程で研究ノートも焼き捨てたとされる。

それぞれのレメディの効果をどのようにして決めたかが、バック自身の言葉で残されていないため、現代の研究者は残された手がかりをもとに推測するしかない。だからこそ、エドワード・バックとそのレメディについて理解するにも、バック個人の人生、そして強い影響を与えた、当時のイギリスとヨーロッパの精神性リヴァイヴァルについて知っておくことが重要なのだ。

この精神性リヴァイヴァルの「人間」についての理解を知らずに、バックの「病気は魂と人格の葛藤からくる」という言葉の意味も理解することはできない。

それは、木からもがれた果実を見るだけで、その木が育つ環境や気候について知ろうとしないなら、その木についても果実についても本当には知ることができないのと同じだ。

●西洋医学とホメオパシーからフラワーレメディへ

医師であったバックは、自分自身が生命にかかわる病気に罹り、そこから回復した経験をきっかけに、西洋医学のアプローチの限界を感じた。

そこから当時のイギリスに広がっていたホメオパシーの研究に進んだが、バックをホメオパシーに引きつけたのは、人間を「肉体という物」として扱い、壊れた箇所だけを見て修理しようとする当時の西洋医学に対して、ホメオパシーが提示した「時間をかけて、人間としての患者の全体を診る」というアプローチだった。

それも単に「特定の病気について、それを心と体の両面から見る」というだけでなく、「心と体の関係性そのものについて診る」ことが重要だとバックは気づいていた。

バックはホメオパシーからフラワーレメディに進む前に、腸内細菌のノソード（ホメオパシー製品）として知られるレメディを作っている。

ノソードは、ホメオパシー薬を作るのと同じ手順で腸内細菌から作ったレメディを用い、慢性病を治療するメソッドだ。そして適切なノソードを選ぶには、患者の病気症状だけでなく、体質や気質、感情の反応パターンなどを注意深く観察する。

このノソードの研究中に、バックは特定のバクテリアの個性が人間の性格と対応すること、そこに大きく７つのパターンがあることに気がついた。

そしてこのパターンがぴったり合うノソードが処方されると、患者の健康は驚くほど回復が進んだ。そして同時にその内的な態度にも変化が表れた。

ノソードに用いられたのは、モルガン菌（ヒスタミンを生産する腸内細菌）、プロテウス菌（腸内細菌）、ゲルトナー菌（サルモネラ菌の一種）、赤痢菌などだ。

ノソードを研究していた時点で、すでにバックは、病気症状と性格傾向の関係について考えていた。そしてノソードの治療成果が上がるにつれ、病気からの回復には、患者の性格傾向と態度が、むしろ重要な役割を果たしていると考えるようになった。

そして最終的には、その人の感情性や知性のパターンこそが、病気になる原因の鍵だと考えるようになる。

このノソードの研究を足がかりに、バックはフラワーレメディに進む。

あるフリーメーソンの晩餐会で、少し退屈してまわりの人々を観察していたバックは、感情性と知性のパターンには、7つよりもっと多くの種類があると思い到る。

そして腸内細菌から作るノソード自体に満足していなかったこともあり、花からレメディを作ることに移っていく。

最初に3つのフラワーレメディを作っているが、「その作用はノソードと似ている」と、その年のホメオパシー学会で発表している。

そこから心の葛藤状態を12のカテゴリにまとめ、4年かけてこれに対応する12のレメディを選んだ。

その後にさらに追加のレメディを加え、最終的に今残っている38種類を選んだのが、亡くなる前年だった。

「人の内にある神聖な存在の火花」

フリーメーソンのロッジで行った最初で最後のフラワーレメディの講演で、バックは繰り返し「人の内にある神聖な存在の火花」という表現を用いている。

この「神聖な火花」「人の内にある生きた永遠の原理」というのは、当時の精神性リヴァイヴァルの用語であり、考え方そのものである。

ヨーロッパの一般社会を支配するキリスト教の考えでは、人は生まれながらに罪人であり、そのために赦しと救いが必要だとする。しかし神智学やフリーメーソン、薔薇十字の思想では、人の内には火花のように灯る神聖な性質が宿り、生きた永遠の原理が反映されていると考える。

そしてそれが人間の本質であることをバックは受け入れ、理解していたし、そのことを、花から作られたレメディを通して伝えようとした。

すべての人の中には魂があり、そしてそのさらに奥に、神聖な火花という言葉で表現される、自己の本質（エッセンス、エセンティア）がある。

しかし人間は生まれて育つ中で、親や学校、社会によるしつけ、刷り込みや条件づけを受け、物質的な世界で生きていくための人格（パーソナリティ）が形成されていく。

この人格は、あくまで魂の外側に形成され、その外側を包んでいるものだ。

しかし多くの人は、この人格を自分であると勘違いし、その奥にある魂、そしてさらにその奥に灯っている自己の本質について忘れてしまう。

そしてこの外側の人格と、魂・自己の本質の間に葛藤が起きる。

たとえば現代の日本を含め、西洋型の物質主義の社会で形成された人格にとっては、お金持ちになる、有名になる、親に認められる、社会で成功する、たくさんの持ち物を所有するといったことは、人生でのゴールになり得る。

しかし本質的な自己（魂であり、神聖な火花である部分）にとっては、そうではない。

本質的な自己にとって本当に大切なのは、自由に生き、伸び伸びと自己を経験し、表現できること。慈愛をもって他の人たちや他の生命と関わること。そして必要があれば他者に助けを差し伸べられる、そういったことだ。

バックはこの、表面的な人格と自己の本質の葛藤が、病気の根本にあると考えた。

自己の深いところで本当は知っている「真の自分」、「自然や他の生命とつながっている自分」と、親や社会の影響で形成された表面的な人格の葛藤が深いとき、それが病気として現れる。

ただその葛藤の仕方や現れ方には、個々の魂の個性に基づいた特徴がある。そしてこの内的な葛藤のパターンが、フラワーレメディ、フラワーエッセンスを選ぶための手がかりになる。

このように、精神的な視点から人間の本質について考えなければ、バックが本当はどのようにレメディを使って欲しいと考えたかを、深く理解することはできない。

キリスト教による人間性や思想の抑圧と、それと戦ったルネサンス、そして19世紀後半から20世紀はじめの精神性リヴァイヴァルについては、キリスト教による文化と社会の抑圧を経験したことのない日本の人にはなじみの薄い話かもしれない。

しかしそれを知らずには、エドワード・バックの立っていた場所、そこから彼が見ていた光景、ヴィジョンを推し量ることはできない。

●バックのレメディから世界中の花のフラワーエッセンスへ

バック医師が亡くなって80年経つ今、世界中で何千種類というフラワーエッセンスが作られている。

その中でバックの38種のレメディに続いてよく知られ、広く使用されているのはFES（フラワーエッセンス・ソサエティー）の北アメリカエッセンスだ。

バック亡きあとに、その業績をひたすら原形のまま留めようとする人々は「フラワーレメディはバックが作った種類だけであり、それらはバック自身が花を摘んだ場所でしか作れない」と考えた。それに対し、あえてアメリカの花からフラワーエッセンスを作ることに挑戦したのが、FESの創設者リチャード・キャッツである。

数学と統計学に背景のあったキャッツは、カリフォルニアの花からエッセンスを作り始めた。そしてイギリス以外の国でも、バックが用いた以外の花からでも、効果のあるエッセンスが作れることを証明するため、またエッセンスの効果について、より客観性のある形で確かめるために、フラワーエッセンスの臨床リサーチを考案して実施に移した。

FESのエッセンスはいずれも、世界中のプラクティショナーから提出される臨床データを数百件以上集め、その効果が確認されるまで製品としてリリースされることはない。

キャッツのもとでは、オーストラリア・ブッシュエッセンスの創設者イアン・ホワイトや、アラスカン・フラワーエッセンス・プロジェクト（AFEP）の創設者スティーヴ・ジョンソンなどが学び、臨床リサーチの方法論も受け継いでいる。

このリチャード・キャッツの努力が、現在のようにフラワーエッセンスが世界中で作られ、またバックの38種類を超えるたくさんのフラワーエッセンスが生まれる礎（いしずえ）になっている。

アメリカやヨーロッパでは、医師や心理療法士、マッサージ療法や物理療法士などの間で、フラワーエッセンスを使う人の数は増えている。イギリスはもちろん、フランスやイタリアなどでも、普通の薬局でフラワーエッセンスを買うことができる。

花を通して癒しをもたらすという考えそのものに、多くの人にとって強く惹きつけられるものがある。だがそれ以上に、バックの死後80年経った今でも、フラワーエッセンスが人々によって使われ続けるだけでなく、その使用がさまざまな専門分野に確実に広がっている事実は、現代におけるフラワーエッセンスの必要性と効果について物語っている。

アルケミーとしてのフラワーエッセンス

●フラワーエッセンスを理解する方法

フラワーエッセンスを「アルケミー（精神的錬金術）」の流れを汲むものだと理解すると、フラワーエッセンスを理解するためのいくつもの通り道が開ける。

ひとつには、古代ギリシャに起源を持ち、アルケミストたちが植物の性質を理解するために用いた「植物のシグニチャー」の理解を受け継ぐことができる。これは植物の姿形やそれが育つ環境に、その植物の薬草としての性質を表す特徴があり、観察を通して人間はそれを知ることができるという考え方だ。

さらにアルケミーの基本原理である四大元素の視点から、植物について、またフラワーエッセンスの生成プロセスについて理解することが可能になる。

17世紀イギリスの医師でアルケミストでもあったニコラス・カルペパーの著作は、現代でも薬草学のバイブルで、FESの研究もその影響を強く受けている。

本書でもカルペパーの『English Physician and Complete Herbal』の引用を、原書から翻訳してほうぼうにはさんでいる。

カルペパーやパラケルススなど、アルケミストたちの使う惑星の名前は、象徴的、アーキタイプ（元型）的に理解する。

たとえば木星の性質というのは、古代ギリシャの四気質の分類でいえば多血質で、対応する元素は風。熱を与え、湿らせ、穏やかに広げる性質を表す。木星の植物というのは、薬草として、こういった性質を備えている植物ということだ。

そしてさらにフラワーエッセンスを用いた癒しをアルケミーの道すじと見ることで、人間が生きていく過程を、魂の変容プロセスととらえることができる。

●「アルケミー」の真の意味とは？

フラワーエッセンスを用いた癒しの道のりでは、視点を表面的な人格から、その奥に住む魂に移すこと。それによって人格と魂の葛藤を癒し、心と体の根本的なバランスが可能になるというのは、エドワード・バックの人間観でもあった。

「病気は魂と人格の葛藤からくる」というのは、バックのもっとも有名な言葉のひとつだが、ここで彼が「人格」と呼んでいるのは、人間が生まれてから親や社会との関係を通して後天的に形成される部分。

そしてここで「魂」と呼んでいるのは、人間の中のより不変的な部分（死後も生き続け、また生まれ変わる部分）のことだ。

そして魂のさらに奥には、不変の本質である部分があり、それをバックは「人の内にある生きた永遠の原理（a Vital and Immortal Principle）」「人の内にある神聖な存在の火花（a Spark of Divinity）」と呼んでいる。

これは精神性リヴァイヴァルの中心となったフリーメーソンや神智学、スピリチュアリズムの人間観だ。

バックはこうも言っている。「私が見つけたレメディの本当の目的は、人をその内面の神聖さ（Divinity）に近づけることだ。この内面の神聖さが、私たちを癒すのだ」。

キリスト教の教義では、人はすべて生まれながらに罪人であり、赦され救われなければ天国に入れない。

それに対して「人間のうちにあるのは罪ではなく、神聖さである。その埋もれている神聖な性質を求め、自己を磨き高めることで、人は神のような存在に近づいていくことができる」というのは、古代エジプトにまで遡るアルケミーの考え方であり、中世のアルケミストたちによって受け継がれてきた、アルケミーの核心（ハート）の教えだ。

アルケミーは日本では「錬金術」と訳され（そもそも「アルケミー」という語自体にはそんな意味はない）、誤解された解釈のみが広がっている。

しかしアルケミーにおけるプリママテリア、「鉛」というのは、人間の「眠っている、鈍く重たい状態」。「金」というのは「繰り返しての精練と変性ののち、目覚め、光を発するようになった状態」のことだ。

過去のアルケミー（錬金術）の文献でアルケミーのプロセスとして描かれているのは、人間の魂の変容プロセスを象徴的に表したものにほかならない。

変容プロセスとは、ひとつの言い方をすれば「人間が生きていく過程で、苦労し、傷つき、悩み、苦しみながら、そこから癒える過程を通して、より強く、柔軟になっていくこと」だ。

言い換えれば、すべての悩みや傷つき、苦しみに意味を与えるものでもある。

このアルケミーの真の意味を、近代に入って最初に学術的な形で提唱したのはユングだ。そしてユングは、それを薔薇十字の哲学やG・R・S・ミードから学んでいた。

人間の奥深くに埋もれている本質を、変容プロセスを通して不純物や不要なものをとり除き、繰り返し精練することで、本来の精妙な輝きに到らせる。人の奥にある光に満ちた本来の性質を表に出すということが、鉛を金に変えるという比喩に隠された意味だ。

その意味で、エドワード・バックはヨーロッパの精神性リヴァイヴァルの流れの中にあって、アルケミーの本流につながる人でもあった。

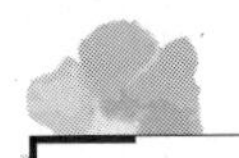

フラワーエッセンスとエネルギー

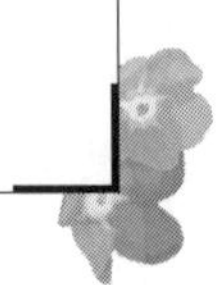

●フラワーエッセンスの生成

フラワーエッセンスは、生きている花を摘んで水に入れ、それを太陽の光に当てることで生成される。これはエドワード・バックが書いているやり方で、ほとんどのエッセンス・メーカーがこの手順に従っている。

バックが人生の終わり近くに作ったエッセンスは、太陽の熱の代わりに火による煮沸で作られた。

これは自分自身に残された時間の短さを感じたバックが、気温が低く曇った日の多いイギリスの気候で、急ぎ必要な種類のエッセンスを作るための妥協策だったのではないかと、私は推察している。

他方でバック研究の第一人者であるジュリアン・バーナードは「花が熱湯の中で煮られる状態が、人間の魂の苦しみに相似する。だからこれらの花は煮沸法で作られる必要がある」と書いている。

いずれも、バック自身の言葉による説明は残されていない。

特定の花については煮沸法で作る必要があるのかどうかを確認するためには、同じ花で、太陽法で作ったエッセンスと煮沸法で作ったエッセンスを比較してみればよい。

比較は自分一人で試してみてもいいが、複数の協力者が集まって、ブラインドテスト（盲検）で比較実験を行ってみるともっと面白い。

フラワーエッセンスを教えてきた私の経験から、多くの人は、ブラインド形式でもエッセンスのエネルギー的な質を感じとることができるだけでなく、同じ花で作られた、違うメーカーのエッセンスの質を感じ分けることができる。

バックが用いたのと同じ花から、太陽法でエッセンスを作っている人たちは多くいる。私自身、エッセンスの生成はどのような場合でも太陽法で行ってきたし、自分でイングリッシュ・エッセンスを作るとしたら、やはりすべて太陽の熱を借りて作る。

そのためには作りたい花のつぼみが開く時期に、朝から雲の少ない快晴の日を待たなければならないので、追加の時間と手間がかかるが、そういう手間は決してむだにはならないと考える。

エネルギーの感覚がすでに開いている人であれば、花を入れた水が太陽の熱に温められ、花が徐々にそのエネルギーを水に放っていき、そして水が花のエネルギーで満たされていく美しいプロセスを観察することができる。これは太陽の熱と光を借りることによってのみ観察できるプロセスだ。

●エネルギーのパターンとエッセンスの作用

花が摘まれて水に入れられ、しばらくの間（午前中の太陽で数時間ほど）太陽の光に当てられることで、花の生命エネルギーとともに、その花に固有の性質がエネルギーのパターンとして水に写される。

この仕組みを現在の科学で説明することはできない。物質科学的に言えば「花が浸された、ただの水」ということになる。

しかし花の持つ特定のエネルギーのパターンが水に写されて保持され、それを飲んだ人たちが内的な変化やシフト、時には体調のよい変化や、病気やけがからの回復が早まるなど、外的な変化を経験するという事実は現にある。

バックの死後80年経った今でも、人々はフラワーレメディを使い続けている。医療や心理の分野を含め、エッセンスが実用的に用いられる場は確実に広がりつつある。エッセンスの効果について、大学病院などで本格的なランダム化比較試験によるリサーチも行われ、論文も発表されるようになっている。

もちろんエッセンスの効果については、プラシーボ作用と重なる部分もある。たとえば「薔薇の花を浸した水」と思って飲めば、薔薇の花に対してその人がイメージしているような心理的経験をすることは可能だ。

だが「薔薇の花を浸した水」と思って飲むことで、そういう感情経験が起きるのはなぜだろう？　それ自体、花が持っている、人間の心に影響を与える力の表現だ。

医学研究の分野ではプラシーボ現象は嫌われる。それは偽薬を飲んでもよくなる人が出てしまうと、薬の効果を確認しにくくなるという理由でだ。しかしヒーリングの分野では、プラシーボというのは人間の心が持っている、自己を癒す力の表現のひとつだと考える。

FESでは、フラワーエッセンスの効果を探り、また裏づけるために、多数の臨床報告を集めて分析する手法をとっている。

新しく作られたエッセンスはまずリサーチ（研究中の）エッセンスとして公開され、それを世界中のプラクティショナーが臨床に用いて、その効果を報告する。この臨床報告が数百件以上集まり、効果と性質が十分に確認されて初めて、そのエッセンスは製品として正式にリリースされる。

私が日本の花からエッセンスを作り始める際に、エッセンスの質と効果について、どのような方法で確認ができるかを考え、ブラインドテスト（盲験法）を応用した手法を考案した。

この手法とそれによって得られたデータの例については、「ノイバラ」の項に簡単にまとめてある。

フラワーエッセンスの効果については、何よりも世界中の人々によって80年以上使われてきた事実、そしてFESなどの膨大な臨床リサーチによっても明らかだ。

私自身、フラワーエッセンスを長年、学び、使い、研究してきた経験からも、以下のようなことが言える。

フラワーエッセンスには、明らかにそれぞれの花に固有の性質が含まれている。そして多くの人が、そのエッセンスがどんな花から作られたのかを知らない状態でも、その性質を感じとり、記述することができる。これは多数の参加者を対象に行ってきたブラインドテストを通じて、繰り返し確かめられてきた。

ひとつひとつのフラワーエッセンスには、固有の情報またはエネルギーのパターンが含まれている。そしてそのパターンは、共振（リソナンス）作用を通して人間の内面、心に働きかける。

そしてハンズオン・ヒーラーでもあり、フラワーエッセンスとハンズオン・ヒーリングを組み合わせて実践してきた私自身の経験から、そのパターンは人間のエネルギー体（ヒューマン・エネルギーフィールド、オーラフィールド）にも作用する。

●チャクラ、エネルギーフィールドとフラワーエッセンス

人間のエネルギー体（ヒューマン・エネルギーフィールド、オーラフィールド）には、エネルギーの中枢となる「チャクラ」と呼ばれる構造がある。

チャクラはもともと古代インドの哲学と医学の用語だが、神智学によって西洋にもたらされ、アメリカでヒーリングの体系として発展した。現在では欧米の精神性やホリスティックヘルスの分野で一般的に使われるようになっている。FESのレパートリーでも使われ、多くのフラワーエッセンス・メーカーによっても使われている。

人間や動物には７つの主要なチャクラ（エネルギーの中枢）があり、肉体も含め７つのエネルギー体がある。エネルギー体はヒューマン・エネルギーフィールド（HEF）やバイオフィールドとも呼ばれる。

７つのエネルギー体のうち、フラワーエッセンスの分野で用いられるのは、おもにエーテル体とアストラル体だ。

エーテル体は肉体の形や機能を保つことに関係する。

アストラル体はハートの感情や人間関係、他の生命との関係性の場で、胸のハートチャクラに対応している。

植物のエネルギー体は基本的にエーテル体からなっている。植物のエネルギーフィールドを観察すると、植物の身体の少し外側まで、エーテル帯域のエネルギー

が包んでいるのがわかる。

エーテルの周波数帯域を、私は「青」のレンジで認識しているので、植物のエーテル体は、葉も茎も根もモノクロの青の光でできているように見える。

ところがその植物に花の咲く時期が近づき、花芽ができてくると、その花芽の周囲だけ、エネルギーフィールドに色がついてくる。それまでエーテルのモノクロだったところに、ほんのりと色がついてくる。

花芽がふくらんでいくにつれて、エネルギーフィールドの光が増し、淡いマジェンタのような、それにその花の色の光が重なったような感じになる。そして花が開いたばかりのときがこの光の量が一番多く、またきれいな初々しい色をしている。

エーテル体自体はモノクロというか青のワントーンなので、この花芽を包む光の色は、アストラルの色だ。

つまり、ふだんは物質とエーテルの帯域で生活している植物が、花が咲く時期だけは、花のところからアストラルの帯域へと伸び上がり、そのために花のまわりのエネルギーフィールドにふんわりと色がつく。

アストラルは、人間や動物のハートの感情に対応するエネルギー帯域。人間や動物のアストラル体はハートチャクラにつながっていて、そこでほかの人間や動物との関係を経験する。

つまり植物は花が咲いている間、人間や動物のハートチャクラに直接、影響を与えることができる。だから花芽がつき、そして花が咲いている間は、普段エーテルレベルで生活している植物にとって、人間や動物のハートに直接働きかけることのできるタイミングということだ。

植物のエネルギーを観察していて、このことに気づいて改めて、花からエッセンスを作るのはこのためなのだと気がついた。葉でもなく根でもなく、花を使うのも、これが理由だ。

フラワーエッセンスを学ぶことは、ただ瓶に入ったエッセンスを使って悩みを解決することで終わるのではない。

それは私たちを、エネルギーの世界、そしてエネルギーのレベルにも存在する、大きな自然の働きへと誘ってくれる。

そういう経験をし始めると、自分と自然の関係性は大きく変わる。

その自然のエネルギーに自分はつながっており、自分が本当に自然の一部だということに気がつくからだ。

肉体の目に見えているものだけがすべてではない。自然の要素も、そしてフラワーエッセンスも、肉体の視点からとらえることができるよりも、ずっと大きなものであり、そしてつながりあっている。

フラワーエッセンスの選び方と基本的な使い方

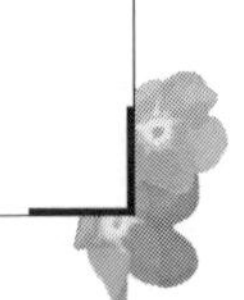

●希釈レベルと保存成分

フラワーエッセンスには３段階の希釈レベルがある。

最初に花から作られたエッセンスはマザーエッセンス（原液）と呼ばれる。メーカーはこのエッセンスにブランディを多めに加えて保管する。

メーカーはマザーエッセンスを希釈して、ストック（保管用）ボトルを作る。

瓶に入ってショップや通販で売られている製品はストックボトルで、普通はブランディで保存されている。ブランディはエドワード・バックが使ったものでもあり、保存性に優れる。

グリーンホープファームのように、シソ酢で保存するメーカーもある。

購入したストックボトルはそのまま使用できるが、それをさらに希釈して服用ボトルやミストを作ることもできる。

●服用ボトル（ドーセージ・ボトル）

服用はフラワーエッセンスの一番基本的な使い方。

ストックボトルのエッセンスはそのまま服用もできるが、希釈してドーセージ（服用）ボトルを作ることが多い。

ストックでもドーセージでも、服用する場合は、１日４回、付属のスポイトで１回２滴を舌の上に落とすのが基本。

アルコールが苦手な人は、少し水で薄めてもよい。子どもにはジュースで薄めることもできる。

エネルギーレメディの性質として、効果を強めるためには１回に服用する量を増やすのではなく、服用の頻度を増やす。

たとえば通常の服用ペースは１日に４回だが、緊急の場合などには２時間に１度か、それ以上まで増やすことができる。

事故などの応急手当には数分おきにとることも可。

感覚の繊細な人や体質がデリケートな人で、作用が強すぎると感じる場合には、１日に３回、２回、あるいは１回に頻度を落とす。

子どもや動物はエネルギーに敏感なので、１日２回程度で十分なことも多い。

服用は、自分の行動や感情パターンについての気づきや変化が起きるまで、あるいは起きた変化が安定するまで続ける。これは数週間から数か月の範囲であることが多い。

すぐにシフトが起きても、それで服用を止めてしまわず、しばらく続けて変化を安定させる。

４週間とっても変化や手応えがまったく感じられない場合には、エッセンスの選択が合っていないか、フラワーエッセンス以外のアプローチが必要な可能性がある。

とりあえず自分で選んでみたが、効果が感じられないという場合は、経験のあるプラクティショナーに相談してみるのもよい。

プラクティショナーがエッセンスについての知識を提供してくれるのはもちろんだが、自分のとり組みのプロセスを見守ってくれる人がいるのは、大きな心の支えになる。

とくに慢性的なパターンを変える、あるいは虐待などの難しい問題にとり組む際には、熟練したプラクティショナーのサポートを活用する。

ぴったりのエッセンスを１本選べるのが理想だが、相乗効果を得るために、複数のエッセンスを組み合わせることもある。この場合にもドーセージ（服用）ボトルを作る。

服用ボトルは30ccのスポイト瓶に、４分の１のブランディを入れ、残りをミネラルウォーター（封を切ったばかりのもの）で満たす。そこにエッセンスを２滴たらし、瓶の底を手のひらにリズミカルに打ちつけて活性化する。

ブランディは保存性に優れ、またエネルギー・パターンの明晰さを保持するのに優れるが、ブランディを使いたくない場合は、植物性グリセリン、リンゴ酢、梅酢などで代用できる。

酢を使う場合は、酢をボトルの２分の１。植物性グリセリンを使う場合は４分の３までグリセリンを入れ、残りをミネラルウォーターで満たし、エッセンスを２滴落とす。

植物グリセリンは必ず食用のものを入手する。ブランディほど保存性が高くないので、長期保存には向かない。

リンゴ酢や梅酢は子どもや動物に嫌われ、飲ませにくい難点がある。

服用ボトルを持ち歩く必要がない場合は、冷蔵庫に保管すれば保存成分の量を減らすことができる。１週間ぐらいで飲みきるものなら、保存成分なしで冷蔵庫に保管してもよい。

いずれの場合も衛生上の理由で、ドーセージ（服用）ボトルは１か月くらいで使いきる。

暑い季節にしっかりフタを閉めていないと、アルコールが飛んでそれより早く駄目になる場合もある。

子どもや動物に与える場合は、舌でスポイトをなめさせないように注意する。スポイトに唾液がついた場合には流水でしっかり洗う。怠ると瓶の中で雑菌が繁殖する。

エッセンスの瓶の底を手のひらにリズミカルに打ちつけて活性化する手法は、ジェシカ・ベアー医師が考案したものだ。SHASの講座で学んだ人から広がり、今は日本のフラワーエッセンス分野でも使う人が増えている。

●ミスト

服用する代わりに、噴霧用のボトルに入れてミストとして使うこともできる。空間の浄化などには便利。

ミストにする場合、保存成分は揮発性の高いブランディなどのアルコールがよい。酢は匂いがあり、グリセリンはペタペタするので、すすめられない。

噴霧用のノズルのついたボトルにアルコールを４分の１入れ、残りを水で満たし、ボトルの大きさによりエッセンスを４～８滴加える。ボトルの底を手のひらにリズミカルに打ちつけて活性化する。

植物の精油を数滴加えて、相乗効果を出すこともできる。

なお新居に引っ越したときや大掃除で部屋の浄化に使うなど、作ったものを１回で使いきるなら保存成分はなくてよい。

●塗布

エッセンスは直接肌に塗ることもできる。

またスキンクリームや軟膏、ローションに入れて使うこともできる。

瓶の大きさにより10～20滴を入れる。クリームや軟膏の場合はよくかき混ぜる。ローションなどの液体の場合は瓶のそこをリズミカルに手のひらに打ちつけて活性化する。

●マッサージ

エッセンスをマッサージ用のオイルに混ぜて、肌に塗ったり、マッサージしたりするのも、とくに体のケアをしたい場合に効果的。

体や筋肉の緊張をとるにはダンディライオン、神経を緩めて体をリラックスさせるにはラヴェンダーのエッセンスがよく使われる。ほかにも用途によっていろいろなエッセンスが考えられる。

風呂、足湯

風呂に入れる場合は、スポイト２杯分（20 ～ 30 滴）を湯に落としてかき混ぜる。足湯の場合は湯の量に応じて量を加減する。

グラウンディングのためのエッセンスを足湯に入れて使うと効果的。

選び方の基本とプラクティショナーの助け

エッセンスを選ぶときには１つ、自分と自分の状況にぴったりのものが選べれば、それがベスト。そのためには、それぞれの植物やエッセンスと知り合いになりつつ、自分の悩みや、置かれている状況について内省し、自分の心や行動のパターンを観察することが必要になる。

エッセンスを選ぶために自分自身について内省していく中で、大切な気づきを得られることもよくある。そうやって手間をかけて、自分にぴったりのものを選べたときには、「これだ」「これが自分の味方になる花だ」という感覚がある。

エッセンスをとっても効きめが感じられなかった場合、エッセンスについて理解せずに適当に選んでいるか、必要な自己観察や内省に時間をとっていないことが多い。つまり自分と自分の状況にぴったりのエッセンスを選べていない。

人によっては、時間をとってエッセンスについて学ぶ余裕がない場合もある。あるいは問題が複雑過ぎて、どうエッセンス選びに結びつけたらいいのか、わからない場合もある。

時には自分に本当に必要な１本が、自己イメージと合わなかったり、心の中で問題を否認したりしているために目に入らない場合もある。

迷いがある場合や、自分の知識が追いつかないと感じる場合には、プラクティショナーに相談してエッセンスを選んでもらうところからスタートするのがよい。

エッセンスは合っているのに、自分の中から出てくる変化を自分で邪魔するようなパターンがある場合にも、プラクティショナーのサポートが役立つ。

よいプラクティショナーとつき合うことで、自分自身についても、フラワーエッセンスについても学べることはとても多い。

Chapter 2
155種類の植物とフラワーエッセンスたち

※本文中、エッセンスのメーカー名は以下の略称で示している。

AFEP	アラスカン・フラワーエッセンス・プロジェクト（アメリカ極北）
FES	フラワーエッセンス・ソサエティー（アメリカ西部）
FES-EE	イングリッシュ・エッセンス（イギリスで生成されたヒーリング・ハーブスのマザーエッセンスを、アメリカでストックボトルに希釈）
GHF	グリーン・ホープ・ファーム（アメリカ東部）
HH	ヒーリング・ハーブス（イギリス）
LE	ルミニス・エセンティア（日本）

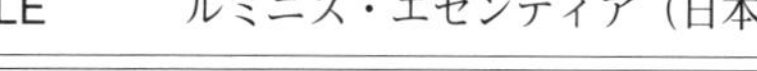

アイリス、ダグラス
アイリス、ブルーフラッグ

アヤメ科
アヤメ属

FES　**アイリス**　*Iris doglasiana*（青）
GHF　**ブルーフラッグアイリス**　*Iris versicolor*（青）
日本で見られる近縁種　アヤメ　*Iris sanguinea*（紫）

FESのアイリスの種小名は、アメリカの植物学者デイヴィッド・ダグラスにちなむ。アメリカ西海岸に広く自生し、とくに沿岸部の草地でよく見られる多年草。地下茎で広がって群れを形成する。

高さは80センチまで。葉は細長く先がとがっている。苦いので牛は食べない。

花期は4月から6月。1本の茎の先端に2つ～3つの花が咲く。色は紫青が基本だが白や黄色もある。花弁は柔らかく内側に3枚、外側に3枚。外側の大きな花弁が下向きにたれ下がり、アイリスの花に独特の形を作る。

GHFのブルーフラッグ（青い旗の）アイリスは、種小名「さまざまな色の」。アメリカ東部原産の多年草で、湿り気の多い草原、湿地、川べりなど水に近い場所に生える。根茎で増え、大きな群れをつくる。高さは80センチまで。花期は5月から7月。大きな花は深い青から明るい青。紫もある。

薬草魔術研究家のスコット・カニンガムによれば、ブルーフラッグ・アイリスの根は「金運をもたらす」とされ、身につけて持ち歩いたり、商店のレジに入れておくという。

すべてのアイリスは水の元素との関係性が強い。また惑星のアーキタイプでは金星と対応する。金星の植物は冷やし、湿らせる性質がある。花や葉は柔らかく、しばしば大きく豊かな花をつけ、官能的に五感に訴える。

アイリスの名はギリシャ神話の虹の女神イーリスから来ている。虹は天と地を結ぶことから神々の伝令役とされ、翼のある乙女の姿で描かれる。

アイリスのフラワーエッセンスは、翼のある虹の女神の姿に象徴されるように、創造性とインスピレーションに関係する。紫のダグラス・アイリスは、とくに芸術性とインスピレーションを象徴する。青いブルーフラッグ・アイリスは創造的な活動を励まし、壁や行き詰まりを超えるのを助ける。

エドワード・バックが語ったように、人間の肉体の中には魂が宿り、魂のさらに奥の中心には、自己の本質（エセンティア）が宿っている。この人生を充実して生きるためには、肉体とともに魂と自己の本質に目を向けることが必要だ。

しかし現代社会では多くの人は、自分自身の内にある魂のことも、自己の本質（「神聖な火花」とバックやヨーロッパの精神性リヴァイヴァルの活動家たちが呼んだもの）のことも忘れ、目で見て手で触れる世界だけがすべてだと思い込まされて生きている。

そして日々、ただ生活していくために、あるいは社会や家庭での自分の役目を果たすためだけに働き、自分自身の人生の意味や目的について考えることもない。

アイリスのエッセンスは、そのような状態にある人に、物質と精神という２つの世界をつなぐ、視野とインスピレーションをもたらす。

芸術（ファインアート）とは、もともと、目に見えない世界のヴィジョンを地上に形をとらせるものだ。そのためには、人間としての自己を超えた高い領域につながる必要がある。アイリスのエッセンスは、物質世界の日常を超えるヴィジョンとインスピレーションを、とくに芸術的、美的な形でもたらす。

またざまざまなアート、あるいは花や自然の美しい光景を見たときに、インスピレーションとして、人生の意味や目的を思い出すのを助けてくれる。

この点で、アイリスは現代社会に生きる多くの人にとっての汎用レメディでもある。

たとえば、アンジェリカのエッセンスも人間を高い世界につなぐ働きをするが、アンジェリカのエネルギーは眩い光の質が強く、「人類全体の、あらゆる面に」という普遍的な質を持っている。

それに対してアイリスは、よりあざやかで、とりどりの色あいを伴い、「美しさ」の部分に焦点が当たる。この美しさは、精神的な価値観に表現の彩り、美しさ、快さを与え、自己の本質を心地よい形で思い出すのを助けてくれる。

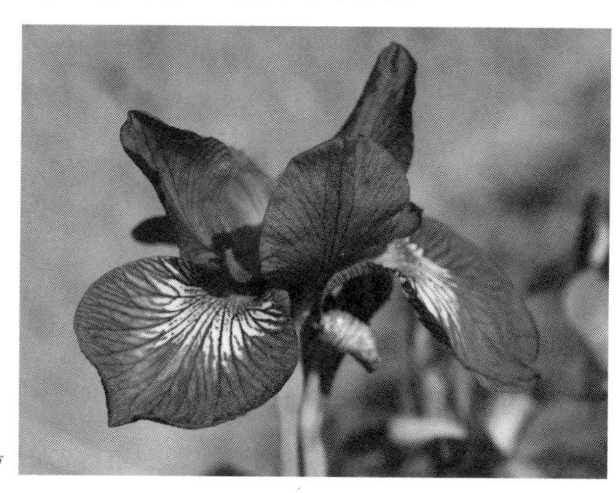
アイリス、ブルーフラッグ

アイリス、ワイルド

アヤメ科
アヤメ属

GHF　ワイルドアイリス　*Iris prismatica*（薄紫）
AFEP　ワイルドアイリス　*Iris setosa*（青紫）
和 名　ヒオウギアヤメ
日本で見られる近縁種　アヤメ　*Iris sanguinea*（紫）

アイリスの全体的な説明は「アイリス、ダグラス／アイリス、ブルーフラッグ」の項を参照。

属名はギリシャ神話の虹の女神イーリスにちなむ。すべてのアイリスのフラワーエッセンスは、翼のある虹の女神の姿に象徴されるように、創造性とインスピレーションに関係している。

GHF のワイルドアイリスは種小名「切られた（葉が非常に細い）」。アメリカ東部から南部の原産で、大西洋側の沿岸地、湿地、沼地、湖のほとりなど湿った場所に生える。高さは 80 センチまで。花期は 5 月。花は淡い青から青紫で、清楚な感じがある。

AFEP のワイルドアイリスは種小名「なめらかな」。アラスカやカナダ、ロシア、北海道に自生。川や湖のそば、沼地など湿った場所によく生えるが、砂丘などの乾いた場所でも見られる。

全草が有毒だが薬草としても使われ、少量を用いるとリンパの腫れをとるので、打ち身の手当てなどに用いる。

GHF のワイルドアイリスのエッセンスは、個人の創造性を、自己の本質的な目的と整合させるのを助ける。

AFEP のワイルドアイリスのエッセンスは、自分の作り出したものを他者とシェアすることへの恐れや抵抗を手放すよう促し、それによって、より自由に自己の創造的な能力を表現することを助ける。

人は本質的に「自分の手で何かを生みだしたい」「自分の中にあるものを表現し、他の人たちと分かちあいたい」という衝動を持っている。

しかし多くの人は子どもの頃に、自分が作り出したものを、まわりの大人たちからありのままに認めてもらうことができず、傷ついた経験をしている。たとえば楽しく絵を描いたり、歌を歌っていたりしたのに、「へただ」「もっとこうしたほうがいい」と言われたような経験だ。そういった経験によって、自分の中にある創造的なエネルギーを、自由に流すことができなくなっている。

ワイルドアイリスのエッセンスは、そのような過去の経験を癒すのを助けてくれる。そして作り手自身が自己の創造性についての癒しを経験し、もう一度、自分の内側から流れ出るものを自由に表現する勇気を持つことができたとき、そのような作品は、同じように傷つき、縛られてきた他の人々に癒しをもたらすことができる。

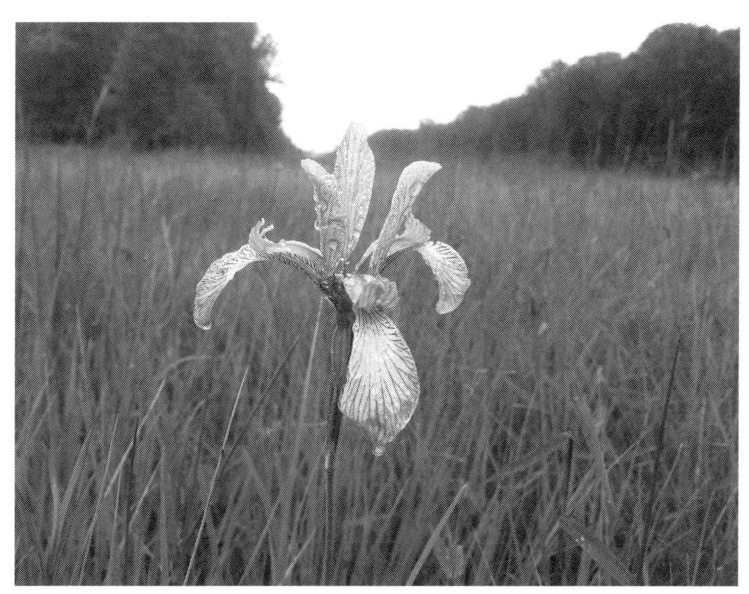

アイリス、ワイルド

アグリモニー

バラ科
キンミズヒキ属

FES-EE　アグリモニー　*Agrimonia eupatoria*（明るい黄色）
HH　アグリモニー　*Agrimonia eupatoria*（明るい黄色）
日本で見られる近縁種　キンミズヒキ　*Agrimonia pilosa var. japonica*
ヒメキンミズヒキ　*Agrimonia nipponica*

属名はギリシャ語で「目を癒す草」。種小名は古代ポントス王国のユーパトル王にちなむ。キンミズヒキ属の仲間は英語でどれもアグリモニーと呼ばれる。

ヨーロッパからアジア原産で、野原、牧草地、川の土手などに生える落葉性の多年草。薬草として栽培もされる。高さは１メートルまで。根はリゾームと呼ばれる太い根茎になる。茎や葉は深い緑色で、細かく柔らかな毛がある。

花期は６月から９月。すらりとした茎の先に黄色の小さな花がたくさんついて、黄色い穂のように見える。ひとつひとつの小さな花は、５枚の花弁が浅いカップ型を作り、バラ科の花の顔をしている。花粉が豊富なので、ハナアブやミツバチがよく集まる。秋にトゲのある小さな帽子のような実がたくさんできて、通りかかった人間の服や動物の毛にくっついて移動する。

タンニンが多く収れん、消炎作用がある。生薬では竜牙草と呼ばれ、血止めや下痢止め、生理痛に用いられる。中世には睡眠を助けるとされ、アグリモニーの枝を眠っている人の頭の下に置くと、のけられるまで眠り続けるという伝承があった。

17 世紀イギリスのアルケミストで医師、薬草学者でもあったニコラス・カルペパーは、アグリモニーを木星の影響下にある植物とした。木星の植物は味が苦く、体を温めてリラックスさせ、穏やかで楽観的な気持ちにさせる。

すらりとした茎の先につく花穂が、揺れながら風に語りかけるようなジェスチャーと、明るく軽やかな黄色の花。黄色は暗さを払い、心を明るくする色。ルドルフ・シュタイナーは黄色を「スピリットの輝き」と表現している。

アグリモニーの花茎がすらりと伸びて軽やかに揺れるさまは、風、大気とのつながりを感じさせる。木星の穏やかで楽観的に広がる性質とともに、その存在感には軽やかな秩序がある。そして根は多年性の根茎になって地中に安定し、一見繊細なようだが生命力は強い。

エドワード・バックはアグリモニーを「他者の考えや影響に敏感過ぎる」ことへのレメディとしている。「明るく陽気でユーモアに富み、平和を好む。議論やけんかを嫌い、それを避けるためなら多くのことを譲る。しばしば悩みを抱えて心配し、安らぎを感じず、その葛藤を心または体で感じているが、その心配はユーモアや冗談の裏に隠す。まわりからは非常によい友人と思われている。試練に耐えながら明るく見えるように、しばしば酒や薬を過剰に摂取して自分を刺激しようとする」。

アグリモニーのタイプは、自分の苦しみを見せてしまうと他人にとって負担になると思っており、明るさの仮面でそれを隠す。もともと明るい性質だが、他人が自分をどう思うかに非常に敏感なので、心配や悩みごとを他人に気づかせない。

まわりからは「面倒のない、つきあいやすい人」「いつも明るくて、いい人」だと思われており、自分でも「いい人」「明るい人」の自己イメージを手放すことができない。また不快なことや醜いものから目を背け、自分の内的な葛藤に気づいていないことも多い。内的な葛藤を隠して耐えるためや無意識の葛藤のストレスから、アルコールや睡眠薬に依存することもある。

アグリモニーのタイプは小さい頃、自然な感情で泣いていたときに「人前で泣くな」と叱られたり、「他人に迷惑をかけるな」と言われ厳しく育てられた。あるいは親が感情や葛藤を見せないか隠す、または感情から切り離されているタイプで、それを見て育ったために「感情は他人に見せてはいけない」と刷り込まれて育った。そのため自分の中の痛みや悲しみ、怒りなどを表現することができない。

このパターンが癒されバランスされるためには、「自分は人間で、感情があるのが当たり前だ」と受け入れることが必要だ。「自分には苦しみや不快な感情はない」というのは仮面であると認めること。

葛藤や苦しみがあるのは人間として当たり前で、それを表現するのも生きていくためには必要なこと。親しい人との間に互いを支えあえる関係を築くためにも、正直な感情の表現は必要なものだ。自分自身の人間らしい感情を「あってよいもの」だと認めるところから、このタイプの癒しのプロセスが始まる。

アグリモニの花のエッセンスは、魂に風を吹き込み、自分自身の本物の感情のためのスペースを広げる。明るい黄色は隠されてきた場所に穏やかな光を届ける。

そしてアグリモニーの花のかろやかな秩序と、バラ科の植物らしく大地に足をつけた安定感が、もともと繊細なこのタイプに安心感を与え、自分の内面に本物の感情のための空間を作るのを助けてくれる。

エネルギー面では3チャクラを軽くし、エネルギーが4チャクラ（ハート）に流れるのを助け、親しい人との関係の中でハートを開くのを助けてくれる。

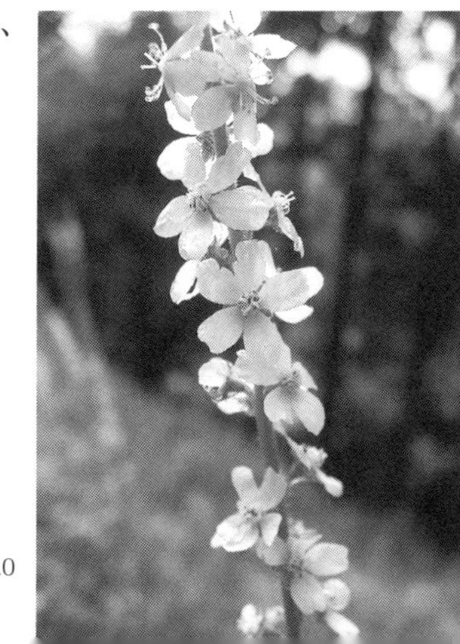

アグリモニー
Photo: Joan Simon ©2007/CC BY-SA 2.0

アスペン（ヨーロッパヤマナラシ）

ヤナギ科
ヤマナラシ属

FES-EE　*Populus tremula*（雌花は黄緑・灰色、雄花は茶色・緑）
HH　アスペン　*Populus tremula*（雌花は黄緑・灰色、雄花は茶色・緑）
和名　ヨーロッパヤマナラシ
日本で見られる近縁種　ヤマナラシ　*Populus tremula var. sieboldii*
（同じ種の変種）

属名はラテン語で「ポプラ」、種小名は「震える」。この属の木はどれもアスペンまたはポプラと呼ばれる。

ヨーロッパからアジア原産の背の高い落葉広葉樹。非常に丈夫で、長く冷たい冬と短い夏に耐え、アイスランド、イギリス、北欧、ロシア、日本の北部など涼しい気候帯に自生する。光を必要とするので、森の中ではなく縁部で土壌が湿った場所や川の近くによく見られる。成長が早く、火事や伐採でそれまで暗かった場所に光が差すようになると、素早く広がってそこを覆う。

高さは40メートルまでになるが、イギリスではこれよりも小ぶり。立ち姿はほっそりとして枝ぶりも繊細。空に向かって枝を伸ばす姿が美しく、街路樹としてよく植えられる。根は浅く地表近くを水平に広がるため、台風などで倒れやすい。

他のヤマナラシ属と同じように吸枝で広がる。吸枝は40メートルまで伸びて、親木のまわりにクローンの群れを作る。個体が損傷すると吸枝を伸ばしてクローンで復活する。寿命は200歳までとされるが、イギリスではそれほど長生きしない。

樹皮は薄い緑灰色で、年をとると深い灰色になる。まずいので鹿は食べない。丸型の葉は先がとがり、縁に大きめのぎざぎざがある。表は緑が濃く、裏は白っぽい。長く平たい葉柄があり、この平たい葉柄のせいで、わずかな風でも葉が震え、さらさら、さわさわと音がする。風が強いとザワザワと心をかき乱すような音を出し、まるで目に見えない存在がその間を通り抜けていくような印象がある。

花は風媒花で、やはり風とのつながりが強い。花期は早春。英語では「キャットキン」と呼ばれる猫のしっぽのような集合花が集まって垂れ下がる。雌花と雄花が別々の木につく。雌花は黄緑色に灰色が入り交じったしっぽで３～５本。雄花は茶色にぽつぽつと緑が入り交じったしっぽで５、６本、垂れ下がる。

初夏につく実の中には小さな種子がたくさん入っている。熟して割れると綿毛のついた種子があふれ、風で飛んでいく。アスペンの並木がある場所では木や地面が白く覆われ、そこから英語でコットンウッド（綿の木）とも呼ばれる。種子は水気のある土に落ちると素早く芽を出す。

カルペパーは「ブラックポプラもホワイトポプラも土星が支配する。（ギリシャの医師）ガレヌスによれば、ホワイトポプラには浄化作用がある。ブラックポプラは冷やす性質がより強い」とし、「湿り気のある若い芽を開く前につぶし、蜂蜜を混ぜて目に塗ると視力の衰えに効く」「若い芽をつぶして軟膏を作ると、体のいろいろな部分の熱や炎症に効き、傷の熱を冷ます」といった使い方を挙げている。

イギリスの薬草魔術家ハロルド・ロスは、風の元素とのつながりを指摘しつつ、土星と木星の両方に対応するとしている。土星の植物は冷やし、乾かして安定させる性質が強い。寒く乾いた気候に育つ植物は、しばしば土星の性質を持ち、薬草としては恐怖症や強迫観念症をやわらげる働きがある。

バックはアスペンを「恐れ」のレメディに分類している。「ぼんやりとした原因のわからない恐れ。この恐れについては説明もつかず、理由もわからない。本人は『何かひどいことが起きる』という恐怖に駆られるが、それが何なのかわからない。この形がなく説明のつかない恐れは、昼と夜とを問わずに襲うこともある。本人はしばしば、自分のこの悩みについて他の人に話すことも恐くてできない」。

アスペンのエッセンスは、すべての目に見えないものへの「恐れ」と関係している。その恐れは未知のものに対する心理的なものであることもあり、実際の目に見えない世界の現象に対するものであることもある。

このタイプの恐れや不安は、具体的な対象のない漠然とした不安、目に見えない何かへの恐れ、自分で原因のわからない恐怖として経験される。理由もなくふと不安になったり、いやな感じがしたりするが、どうしてそう感じるのか説明できない。

このエッセンスが助けになる人は多くの場合、自我の働きが十分に発達しておらず、未知のものや未知の心理的経験、目に見えない世界の影響などを、漠然とした恐れや不安として経験する。

子どもではアスペンは未発達な自我を守る覆いとなり、一時的なエネルギーの保護シールドとして働き不安をやわらげる。大人では、漠然とした恐れや不安の感覚を意識につなげ、気づかせることで、恐れや不安感を減らすのを助ける。また目に見えないものや未知のものに対する心理的な恐れをやわらげる。さらに目に見えない世界のポジティブな力を感じたり、信じる能力を育てる。

敏感で恐がりな子どもや動物にも有用なエッセンス。

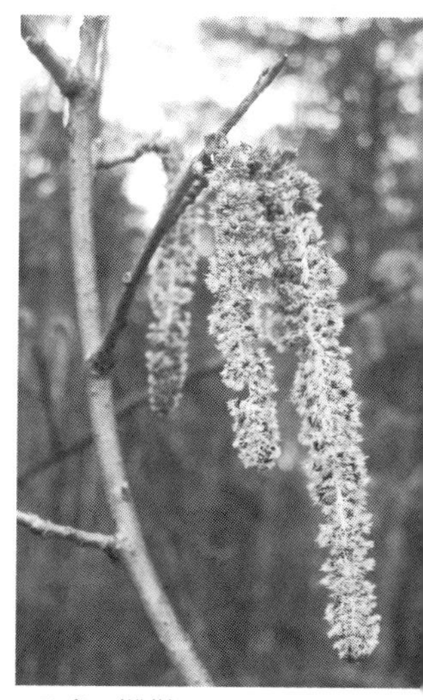
アスペン（雄花）

アルニカ　キク科 ウサギギク属（アルニカ属）

FES　**アルニカ**　*Arnica mollis*（濃い黄色）
AFEP　**アルパインアルニカ**　*Arnica angustifolia subsp. alpina*（黄色）
日本で見られる近縁種　ウサギギク　*Arnica unalascensis var. Tschonosky*

属名はギリシャ語の「子羊」から。この属の仲間はどれもアルニカと呼ばれる。FESで用いているアルニカの種小名は「柔らかい」、ソフトアルニカ、ヘアリー（毛の多い）アルニカと呼ばれる。これは北米原産のアルニカで、山や麓など少し高度の高い草地に生える多年草。

高さは60センチまで。深く根をおろし、細いがしっかりとした茎がまっすぐに伸びる。葉は茎の下のほうにだけつき、葉や茎には柔らかな毛がある。根元の葉は厚く、ロゼット状になる。

花はキク科の花らしく、黄色の筒状花とそれをとり囲む黄色の舌状花からなる。強めの黄色のしっかりとした筒状花は、自我の統合性を感じさせる。それをとり囲む澄んだ黄色の舌状花は柔らかく、穏やかで優しく包む感じがある。

アルニカは、ヨーロッパでは昔から打ち身やねんざの薬として知られているが、この目的で使われるのは消炎成分ヘレナリンを含むA. montana（マウンテン・アルニカ）とA. chamissonis（カミッソ・アルニカ）のみ。打ち身やねんざをした箇所に、花と根茎で作った湿布をしたり、軟膏を塗ったりすると、内出血を防いであざになるのを防ぐ（なお消炎成分のヘレナリンが肝臓に毒性があるため、出血している傷には用いない）。

花の色や顔だちやは小さな太陽を思わせることから、惑星の対応は太陽が考えられる。フラワーエッセンスの性質も、自我の光と統合性に関係しており、太陽とのつながりが示されている。

薬草としての歴史が長い植物からフラワーエッセンスが作られる場合、その作用は薬草としての作用を、エネルギーレベルで反映することが多い。

アルニカのエッセンスは、けがや事故などの外傷（トラウマ）によって引き起こされたショックに対するレメディ。英語でレメディとは、フラワーエッセンスに限らず「治すもの」という意味。

事故に遭ったり大きなけがをしたりしたとき、肉体はショックを受ける。その際に意識が肉体からかい離したり、けがをした部分が体からエネルギー的に切り離されてしまうことがある。そうすると、けがの記憶やショックの経験は意識から切り離されて抑圧され、思い出せない状態になる。その状態が長く続くと、回復に必要な生命エネルギーがけがの部分に十分まわらず、回復が遅れたり、後遺症的な症状が続いたりすることがある。

このような場合にはハンズオン・ヒーリングが効果的だが、アルニカのフラワーエッセンスも助けになる。

アルニカのエッセンスをとると、しばしば、抑圧されていた事故やけがの記憶がよみがえる。そしてエネルギー的に切り離されていた体の部分に、再び生命エネルギーが流れるようになり、滞っていた肉体の回復が再開される。

また意識を失うような大きな事故や全身麻酔の手術では、エネルギー体が肉体からかい離し、意識が戻った後も完全に肉体に戻りきらないことがある。自分のからだが自分でないような感覚が残ったり、肉体の回復が遅れたりする。そのような場合にもアルニカのエッセンスは、エネルギー体が肉体に再統合されるための触媒として働き、からだと心が全体性を回復するのを助ける。

AFEP の A. angustifolia subsp. alpina は種小名「葉の細い＋山の」。英語でもアルパイン（高山の）アルニカと呼ばれる。

基本的な定義は FES のアルニカと重なるが、とくに過去の感情のトラウマや傷に対して過剰な同一化がある場合に、それに気づかせ、蓄積された過去の傷つき経験を手放すのを助ける。

アルニカは、ファイブフラワー（レスキューレメディ）と並んで緊急時、とくにけがや事故の場合にとりあえず使用できる汎用レメディだ。また原因のわからない心身症的な症状がある場合で、肉体あるいは感情的な経験が無意識に抑圧されていることが疑われる場合、アルニカが助けになる場合もある。

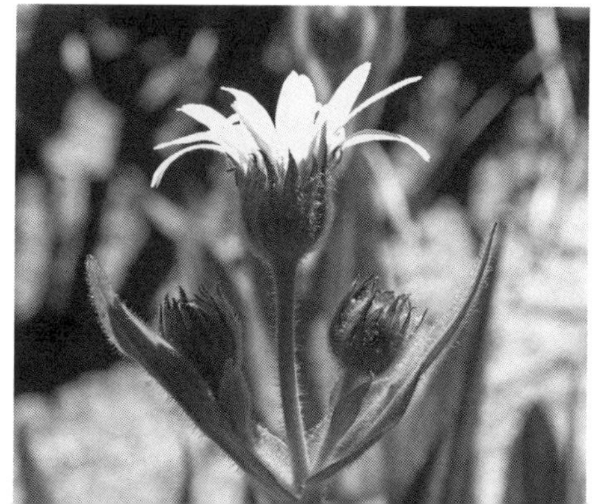

アルニカ
Photo: Andrey Zharkikh ©2015/CC BY 2.0

アルパインリリー　ユリ科 ユリ属

FES　アルパインリリー　*Lilium parvum*（赤オレンジ）
日本で見られる近縁種　ユリの仲間

属名はラテン語で「ユリ」、種小名は「小さな」。一般名はシエラ・タイガーリリー。

ただしタイガーリリーと雰囲気はずいぶん違う。タイガーリリーは強いオレンジ色で、日本のオニユリに似て強く、ややがさつな雰囲気がある。アルパインリリーは同じオレンジ色だが、花は小ぶりで、立ち姿も優しく上品な雰囲気がある。

アメリカ西海岸のシエラネヴァダ山脈を中心に、森の中のやや開けた場所や川べりなど、半日陰で湿り気の多い場所に生える。乾燥には弱い。

夏に球根から細くまっすぐな茎を伸ばし、上のほうで枝分かれして、それぞれの枝に花をつける。高さは 60 ～ 130 センチ。

花期は夏。花は他のユリ属より小さめで、1本に12個までの花がつく。浅めのラッパ型の花で、やや上向きに咲く。花弁は赤からオレンジ色。中央部が明るいオレンジから黄色で、茶色の斑点がある。花被片は6枚。

色は強いが派手ではなく、顔だちや立ち姿にも気品がある。

花は鹿の好物。鹿のいるあたりでは食べられてしまい、花のなくなった茎だけがよく見られる。

近くにユリ属の花がいると容易に交雑する。

球根の中に水分を蓄えるユリの仲間は、水の元素とのつながりが強く、惑星のアーキタイプの対応では月や金星との関係を挙げられることが多い。アルパインリリーも湿った場所を好み、水との関係性が感じられるが、同時にその赤オレンジの花色には火の元素の質も見られる。

アルパインリリーは基本的に女性のためのエッセンスで、女性としての自己の肉体を受け入れることを助ける。女性としての自分の肉体を劣ったものと感じたり、嫌悪感を持っている人。とくに女性器を低く卑しいものと感じ、そのために女性としての自分の体とつながりを感じられない人に助けになる。

たとえば生理、妊娠や授乳といった、女性の体の経験に嫌悪感を感じ、そのためによけいにストレスになったり、痛みやつらさを強く感じる。

自分の女性器を意識から切り離す傾向が強く、そのため下腹部や女性器に十分な生命エネルギーがまわらない。生殖器系の機能が未発達だったり、弱かったりして、それに伴う症状、生理痛や生理不順に悩まされることも多い。

女性性のスピリチュアルな面は受け入れることができるが、女性としての肉体は受け入れることができず、女性としての自己を全体的な形で経験したり、十分に表現することができない。

このような場合にアルパインリリーは、肉体もまた、女性としての自己の一部であることを思い出させる。女性性の神聖さは、精神だけではなく、女性器を含めた肉体の全体を含む。

自分の肉体のすべてを温かく愛情をもって受け入れることで、生命エネルギーの自然な循環を促し、これまで切り離されてきた体の部分にもエネルギーがまわるようになる。その変化が生理不順や生理痛などの改善または解消につながることも多い。

アルパインリリーの赤オレンジ色は、母なる大地のからだの温かさを伝える。

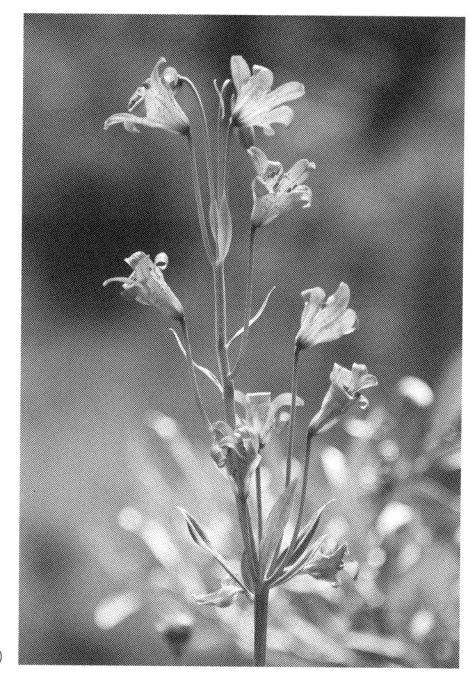

アルパインリリー
Photo: Dcrjsr ©2013/CC BY 3.0

アロエヴェラ

ススキノキ科
ツルボラン亜科
アロエ属

FES **アロエヴェラ** *Aloe vera*（黄色）
GHF **アロエヴェラ** *Aloe vera*（黄色）
和名 アロエヴェラ
日本で見られる近縁種 キダチアロエ *Aloe arborescens*

属名はアラビア語の「苦い」から。種小名は「真正の、本物の」。英語の一般名はトゥルー（真正の）アロエ、バーン（火傷用の）アロエ。

アラビア半島原産の常緑の多肉植物。野生の原種自体は見つかっていないので、アロエヴェラ自体が交雑種と考えられている。食用と医療用に世界中で広く栽培される。

乾燥した温かい気候と日当たりを好み、寒さには弱い。分枝で広がり、挿し木や株分けで増える。根はひげ根でわしゃわしゃと広がり、深くは張らない。根にアーバスキュラー菌根という微生物を住まわせ、土壌のミネラル分を吸収するのを助けてもらう。

茎はないか非常に短く、高さは60～100センチ。葉は肉厚で先がとがり、縁にかたいぎざぎざがある。多肉質で水を蓄え、乾燥した雨の少ない地域でも生き延びる。肉厚の葉を切ると、中に透明のゼリー状の組織がつまっている。

花期は夏。長い花茎を伸ばし、その先端に花が槍（やり）のように集まってつく。花は筒形で花皮片は6枚。色は黄色や赤オレンジがある。

薬草としてのアロエは日焼けや火傷、切り傷、皮膚炎、乾燥肌などの治療に使われる。

ローマの医師で植物学者のディオスコリデスの『薬物誌（マテリアメディカ）』や博物学者プリニウスの『博物誌』にも薬効が記載されている。

アロエと惑星のアーキタイプについては、薬草魔術研究家のスコット・カニンガムは月とし、薬草魔術家のハロルド・ロスは火星としていて、正反対の解釈になっている。月というのは明らかにアロエと水の関係、冷やして熱をとる性質に注目している。他方でアロエが育つ環境は熱く乾燥した場所で、またトゲのある植物は火星と関係づけられる。

実際、アロエは火と水の元素の両方につながりを持っており、この両極的な性質がエッセンスの働きにも現れている。

GHF のアロエのエッセンスの定義は、薬草としての消炎作用を反映し、内面と外面の炎症を鎮め、バランスをとり戻させる作用に重点を置く。

FES では人格のアーキタイプ的な面に踏み込み、よりタイプがレメディ的な扱いになっている。アロエのアーキタイプと共振するのは、もともと1チャクラが強く活発で、生命力があふれ、がむしゃらに働くタイプ。熱しやすく夢中になりやすく、無理を押してつっ走ったり、アドレナリンが出るような活動を好む。

しかし自分の生命力の強さを過信し、乱用しがち。体力任せに疲労困ぱいするまで働き続けたり、燃える意志の力で、自分がやるべきだと考えたことをやり続ける。目的意識も強いため、あらゆるニーズや人間関係を無視して働き続ける。何かを成し遂げたり形にしたりしたい衝動が強く、実際に行動力があるので実現に到ることも多い。

性格的にも体質的にも、目に見えて火の元素とのつながりが強い。しかしそれを乱用するような働き方を続けるうちに、実際に燃え尽きてしまうことになる。

そこまでにならなくても、仕事や外的な活動以外の他の領域を放置して、自分の人生を非常にバランスの悪いものにしてしまう。仕事は成しとげ、目標は達成したが、気がつけば自分の内面はからからで、人間関係も干からびているというような状態。

このようなタイプに対して、アロエヴェラのエッセンスは、水の元素の潤いをもたらす。一方的に強すぎる火の性質をたわめ、みずみずしい感情の力を注ぎ込む。また水の元素的な知性は調和とバランスの視点を与える。

アロエのエッセンスは、人生において外的な結果にばかりこだわるのではなく、内的な充実感と潤いのあるものに変えていくように導いてくれる。とりわけ、もともと火のエネルギーと意志の力が強く、自分の強さを過信しがちなタイプにとって、人生の後半、中年の危機以降に重要なサポートになる。

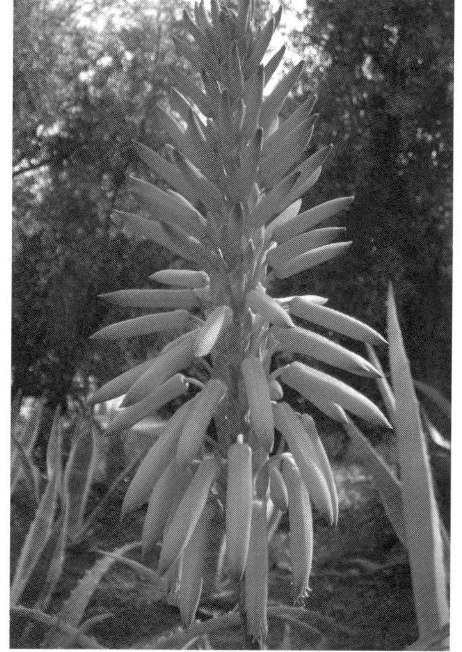
アロエヴェラ

アンジェリカ（セイヨウトウキ） セリ科 シシウド属

FES　アンジェリカ　*Angelica archangelica*（白）
GHF　アンジェリカ　*Angelica archangelica*（白）
和名　セイヨウトウキ
日本で見られる近縁種　シシウド　*Angelica pubescens*、
トウキ　*Angelica acutiloba*

セリ科にはアンジェリカ、クイーンアンズレース（ニンジン）、ディルなど香りの高い植物が多い。香りが強いということは、それを運ぶ大気、風の元素との親しさを示す。また傘のように広がる花のつき方も、空間・大気との関係を示す。種を風で飛ばすものが多いのも、風との親しさの表現だ。アンジェリカもまたそういった性質をよく現している。

属名はラテン語で「天使」。FESとGHFのアンジェリカは種小名「大天使」。大天使ミカエルが疫病の治療薬として教えたという伝承から。

涼しい環境を好み、川縁など湿った土壌にのみ生える。寒さには強く、ロシア、北欧、グリーンランド、アイスランドなどに自生する。二年性で、最初の年は葉だけが育ち、2年目に茎が伸びて2メートル半までの高さになる。

FESがあるテラフローラにも生えているが、がっしりとした太い赤茶色の茎が人の背より高く伸びて、立ち姿に威厳を感じさせる。この存在感がいかにも「大天使」という感じがする。

葉は小さな羽のように別れ、縁には細かなぎざぎざがある。茎は先端で枝分かれし、それぞれの枝の先に花が大きな球形に固まって咲く。たくさんの小さな花がボール状のかたまりになり、それが集まってさらに大きな球形を形成して、花序の中に空間を築いている。花期は7月。小さな5枚の花弁自体は白だが、離れて見ると花の全体は緑や黄緑っぽく見える。

ヨーロッパでは昔から野菜および薬草として栽培されてきた。茎を砂糖漬けにして色をつけたものは、お菓子作りで使うアンゼリカ。精油には高濃度のテルペンやクマリンを含み、香りはムスク（麝香（じゃこう））に似た甘さがある。

薬草としては消化促進、内分泌系のバランス、利尿、発汗、免疫強化などの作用が知られる。ホルモンの分泌をバランスさせ、更年期障害、PMS、冷え性、のぼせ、貧血などにも用いられる。これは漢方で使う当帰の仲間。

カルペパーは「アンジェリカは熱く乾いており、太陽の影響下にある。星がもたらす疫病に対して抵抗力を与える」。また「野生種は栽培種ほど薬効がない」とも書いている。「煮出した汁には沈痛、解毒、傷を治して肉の再生を促す作用がある。根を粉にしたものを飲んで眠れば汗をかき、疫病に対する抵抗力を与える。食事を断って根や茎を砂糖漬けにしたものを食べれば、冷えた胃を温めて楽にする。根を水で煮出したものやワインに漬けて抽出したものは、寒さと風により引き起こされる痛みやつらさを軽くする」など、体を穏やかに刺激し、内側から温める作用がある。

対応する惑星は金星。ヨーロッパでは古くから守護の力があるとされ、粉にして家にまくと魔よけになる。また疫病から身を守るとされた。薬草魔術では、乾燥した根や葉、種子、オイルなどを守護に使う。また塩と一緒にまけば浄化になり、塩・硫黄と合わせて呪術を解くのに用いる。

アンジェリカは使用頻度の高いエッセンスだ。単独でも使うが、組み合わせを作るときに加えることも多い。これは高い領域からの守護や導きを感じることができない現代人にとって、心強い支えになるからだ。

現代の物質主義社会では「目に見えないが、人間を見守ったり、助けてくれたりする高い存在」は、オカルトか、マンガやアニメの話としてしか受けとられない。

目に見えず機器でも測定できないものは否定するのが「科学的な態度」だという思い込みは、学校でも刷り込まれる。子どもたちは五感以外の持って生まれた自然な感覚の多くを閉じ、あるいは無意識の領域に押し込めてしまう。大人になる頃には自然の中の存在たちの声も聞こえなくなり、すべての人を見守る高い存在たちがいるということも信じられなくなっている。

これは現代社会に生きる人間が経験する、非常に大きな喪失だ。高い存在の守護と導きを感じられず、精神的に切り離された人間は、持ち物やお金、見かけの富や名声によって、内面を満たし、不安をぬぐおうとする。そして人生の本当の意味や目的を思い出すことができず、刹那的で物質主義的な生き方を受け入れる。

アンジェリカは、そのような時代に、人間がもう一度、高い世界に意識を向けることを助ける。そしてグラウンディングされた（大地に足のついた）形で、高い世界の存在や守護者との関係を育て始めるように促す。

GHF では、この基本的な定義に加え、アンジェリカを肉体の組織の再生と修復を助ける、傷のレメディとしての使い方も含めている。

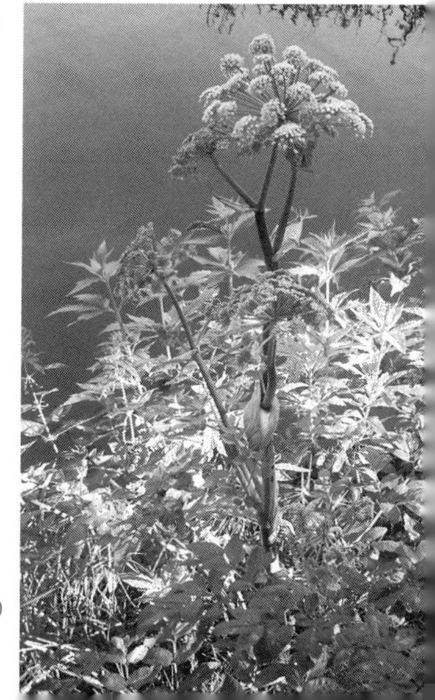

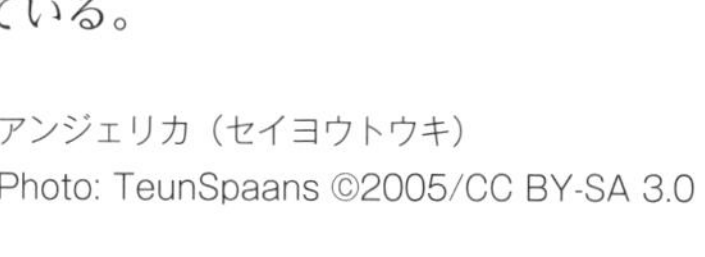
アンジェリカ（セイヨウトウキ）
Photo: TeunSpaans ©2005/CC BY-SA 3.0

アンジェリカ（オオバセンキュウ） セリ科 シシウド属

AFEP *Angelica genuflexa*（白）
和 名 オオバセンキュウ
日本で見られる近縁種 オオバセンキュウ（同一種）

アンジェリカの全体的な説明は「アンジェリカ（セイヨウトウキ）」の項を参照。

AFEPではアンジェリカのエッセンスにオオバセンキュウを用いている。これはFESやGHFのアンジェリカと同じシシウド属で、英語ではこの属の仲間はすべてアンジェリカと呼ばれる。属名はラテン語の「天使」から。種小名は「ひざまずく」。一般名はニーリング（ひざまずく）アンジェリカ。

セイヨウトウキのようにすくっと力強く立つのではなく、多く枝分かれして横に広がる。「大天使のアンジェリカ」のような迫力はないが、基本的な性質は共通する。

アラスカから北カリフォルニアの針葉樹林の中の、川べりなどの湿った場所に生える。日本では北海道や本州北部の山の湿った場所などに自生する多年草。

高さ１～２メートル。根はまっすぐに深く下りる。茎は細く、紫がかかり、中は中空。

花期は７月から９月。花は球形にまとまらず、白い光の傘のように水平に広がる。

アメリカ先住部族は根を煎じて、頭痛、のどの痛みを癒したり、視力を強めるのに用いた。フラノクマリンを含むため、汁が肌につくと光過敏症を引き起こすことがある。

なお漢方で用いられるセンキュウは、セリ科だがハマゼリ属で別の植物。

大天使のアンジェリカもオオバセンキュウのアンジェリカも、精油成分を多く含んで香りの強いこと、また小さな花がたくさん集まり、空間との関係を形成するさまは、風の元素との親しさを表している。

また涼しく湿った土地や川のそばに生えるのは水の元素とのつながり。大地にまっすぐ根を下ろすのは大地の元素とのつながりを表す。

エッセンスとしての基本的な定義も共通し、大地に足をつけた形で高い世界とつながり、その守護を感じるのを助ける。

AFEP のアンジェリカは、とくにこの世界で道に迷い、見捨てられたように感じたり、強い孤独感を感じるとき、また人生の重荷にうちひしがれるように感じるときに適用して、天使の領域につながり、その守護を受け入れるのを助ける。

植物の名前には、しばしば興味深い象徴性が含まれている。ここでは「大天使のアンジェリカ」が、力強く大地に下り立つ天使の姿を彷彿させるとすれば、「ひざまずくアンジェリカ」は、孤独や疲労で座り込む人の隣に、そっとひざまずいて寄りそう天使の姿を思い描かせる。

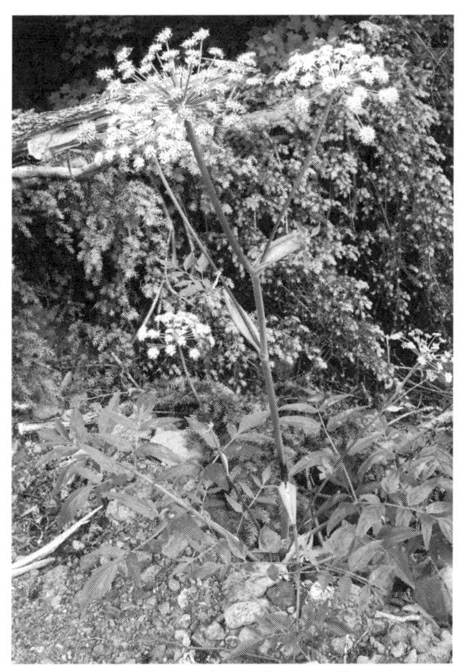

アンジェリカ（オオバセンキュウ）

イヴニングプリムローズ　アカバナ科 マツヨイグサ属

FES　**イヴニングプリムローズ**　*Oenothera elata*（旧名 *Oenothera hookeri*）（レモンイエロー）
LE　**メマツヨイグサ**　*Oenothera biennis*（黄色、日本）
日本で見られる近縁種　メマツヨイグサ　*Oenothera biennis*（帰化）、オオマツヨイグサ　*Oenothera erythrosepala*（帰化）、ツキミソウ　*Oenothera tetraptera*（白、帰化）

英語ではマツヨイグサ属とカミッソニア属の植物をどれもイヴニングプリムローズと呼ぶので、その名で呼ばれる花がたくさんがある。夜に優しく柔らかな花を開くことや、荒れた土地に好んで生える性質は共通している。

なおイヴニングプリムローズは「夜のプリムローズ」という意味だが、本家のプリムローズはサクラソウ科サクラソウ属で別の植物。

FES のイヴニングプリムローズはカリフォルニア原産の多年草。属名は「眠たそうな」。昼間は花が閉じていることから。種小名は「伸びあがった」。

道路端、線路沿い、草地や林、砂丘など、かく乱の多い土地に見られる。土地が荒れたり、切り開かれたりするとまっ先に広がり、土壌が安定するとやがて他の種に譲る。

イヴニングプリムローズの中でもとくに背が高く、1.8 メートルまで。茎はしっかりして丈夫で赤みがある。花は茎の上部に赤みを帯びた黄色のつぼみがたくさん並び、下から順に開いていく。花色はレモンイエローで、ハート型の大きく柔らかな花弁が４枚。夕暮れから咲き始め、上品で甘くいい香りがする。翌朝にはしぼむ。

夜に活動する昆虫、おもにスズメガが受粉する。スズメガはホバリングをしながら口吻（こうふん）を長く伸ばして蜜を吸う。このホバリングの振動を感じると、イブニングプリムローズは蜜の糖分の濃度を上げることがわかっている。花粉が糸を引いてくっつくのも、スズメガに運んでもらうための工夫とされる。

全草が食用。薬草としては収れん作用と鎮静作用があり、咳、ぜんそく、百日咳（ひゃくにちぜき）の治療に使う。外用では湿布にして皮膚の炎症に用いる。

イヴニングプリムローズは重要なエッセンスだが、それを最初に定義した FES の考え方には、ルドルフ・シュタイナーの思想が強く影響している。シュタイナーは「人間の胎児は、母親という太陽の光を浴びてそれを反射する月のような存在であり、その時期には外部の影響を非常に受けやすい」と考えた。そこから、月の光を浴びて咲くイヴニングプリムローズと、人間の胎児期を対応させ、イブニングプリムローズは胎児期のトラウマを癒すためのエッセンスとして定義された。

胎児期の経験がその後の心理的発達に及ぼす影響をシュタイナーが指摘したのは20 世紀はじめだが、現在では心理学でも出産前心理学や出産周囲心理学という専門分野ができ、人間の心理的発達は胎内にいる時点から始まるという考え方が受け入れられるようになった。性格構造論でも、スキツォイド構造の形成につながる最初の心理的トラウマは、しばしば母親の胎内にいる間に経験されると指摘する。

母親の胎内での経験は、人生やこの世界の最初の印象を形成する。その時期に母親の愛情やポジティブで温かな感情を経験することは、感情面での発達に大きく影響する。この時期から乳児期にかけて母親からの温かな感情が経験されなかったり、虐待や遺棄を経験すると、「自分は拒絶されている」「自分は見捨てられた」「この世界に自分の居場所はない」感覚が意識の深い部分に刻まれる。

大人になっても、つねに意識の背後で「自分は他人から望まれていない、拒まれている」と感じ、他人に近づいて親しい感情の触れ合いや深い絆を経験することができない。つねに拒まれることを恐れているので人に近寄らない。あるいは表面的にやりとりはしても、本当には心を開かず、長期的な関係を結ばない。

これは「自分が拒まれるよりも先に相手を拒む」という心理的な防衛だ。しかし他人と親しくなることを拒み、温かな人間関係を経験しないと、魂はいつまでも冷えた状態に留まり、他者から温かさを受けとることも他者に対して温かさを与えることもできない。

このような状態にある人にイヴニングプリムローズのエッセンスは、人生の早期に母親から吸収することのできなかった感情の滋養を染み渡らせる。

このタイプではしばしば、防衛の引き金となった最初の経験は意識の深いところに抑圧されているが、それに気づき、思い出すことを助ける。そして抑圧されていた記憶を思い出すことで、それを癒し始めることが可能になる。

拒んでいるのは相手ではなく、自分のほうなのだと気づくことができたとき、その防衛を外すことが可能になる。そして他者との温かな関係性を経験するために、自分を開くことができるようになる。

性格構造論ではスキツォイド構造のパターンによく対応する。

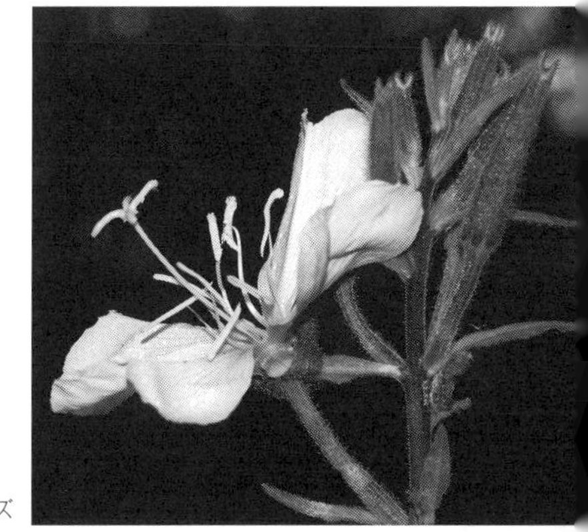
イヴニングプリムローズ

イヴニングプリムローズ、ブラウンアイド

アカバナ科
マツヨイグサ属

GHF　ブラウンアイド・イヴニングプリムローズ
Oenothera subg. Chylismia claviformis（旧名 *Camissonia claviformis*）（白）

日本で見られる近縁種　カミッソニア（園芸名、この属の仲間はカミッソニアと呼ばれる）

GHF のイヴニングプリムローズは、マツヨイグサ属のキリスミア亜属（旧カミッソニア属）の１年草。属名は「眠たそうな」。種小名は「みずみずしい」。一般名はブラウンアイド（茶色い目の）イヴニングプリムローズと呼ばれる、

モハヴェ砂漠とソノラ砂漠の原産で、乾燥した砂地や瓦礫（がれき）で覆われた荒れ地などに生える。高さは 50 センチまで。地面を覆うようにロゼット（小型で円形の装飾）を形成し、そこから赤みのある茎が長く伸びて、先に１つまたは複数の花がつく。葉は細長く、地面に近い部分につく。

花は夕暮れ時から開き始める。花弁は優しい白色で４枚。中心部に赤茶色の斑がある。雄しべは太く長い。開いてから時間が経つと、花びらの白は深いピンクに変わっていく。

花期は春だが、秋に２度目の開花があることもある。

白く柔らかな花の中心に赤紫の斑がある顔だちは、白のマリポサリリーを思い出させもする。

ごつごつとした乾いた荒れ地を選んで生え、柔らかな優しい花を咲かせるところは、FES の薄黄色のイブニングプリムローズとアーキタイプ的にも似ている。基本的な定義も共通し、幼い頃に経験した心的トラウマからの回復を、穏やかな形で助ける。

ブラウンアイド・イヴニングプリムローズはとくに、繰り返しての虐待経験によって、人や人生に対する苦々しさを防衛として身にまとうようになっている場合に適用する。

このような防衛は、それ以外に方法がない場合に、心が自らを守る手段だ。しかし大人になってほかのやり方で自分を守ることができるようになったとき、それは用済みの古い殻のようなものになり、自分と他の人たちを隔て、人生を制限するものになる。

ブラウンアイド・イヴニングプリムローズのエッセンスは、過去に経験した傷つきや悲しさを自己に統合するのを助ける。それによって、古く用済みになった防衛の殻を脱ぎ捨て、もう一度、人生の甘さと美しさを見つけることが可能になる。

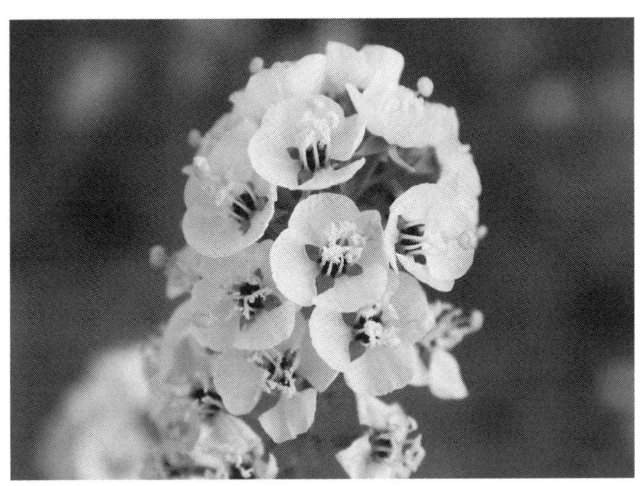

イヴニングプリムローズ、ブラウンアイド
Photo: David O ©2015/CC BY 2.0

イエルバサンタ　ハゼリソウ科 エリオディクティオン属

FES　**イエルバサンタ**　*Eriodictyon californicum*（薄紫）
（旧名 *Hydrophylloideae californicum*）

属名はギリシャ語で「羊毛の網」。葉の裏側が羊毛を編んだように、もしゃもしゃしていることから。種小名は「カリフォルニアの」。この属の仲間はすべてイエルバサンタと呼ばれる。

FESのイエルバサンタは西海岸原産で、シャパラルや太平洋沿岸のレッドウッドの森などに生える。シャパラルはカリフォルニア特有の環境で、夏に暑く乾燥し、冬が寒く湿った気候によって形成される植物相。

イエルバサンタは、定期的に山火事の起きるカリフォルニアの環境によく適応しており、山火事のあとに根茎から芽を出して再生する。かく乱や過剰な放牧で傷んだ土地を再生するのにも使われる。

常緑で芳香性の低木で、高さは1メートルまで。根は根茎で木質化する。葉は濃い緑色で厚みがあり、皮のようにごわごわしている。葉や枝はつやのある樹脂で覆われ、山火事のダメージから守る働きがある。葉は苦いので野生動物や家畜は食べない。

枝の先に薄い紫色の花がまとまって咲く。花弁は5枚で融合して鐘型。清楚な雰囲気で美しい。

薬草としては、体の中の水分の停滞をとり除き、粘液を浄化する働きがある。

カリフォルニア先住部族のチューマッシュ族は、イエルバサンタを神聖な植物として、葉をいろいろなけがや病気の手当てに用いた。とくに喘息や呼吸器の病気に効き目があり、その効果を認めたスペインの宣教師がスペイン語で「イエルバサンタ（神聖な植物）」と名づけた。現在でも薬草として喘息や気管支炎の症状に用いられる。

薬草としての歴史が長い植物からフラワーエッセンスを作る場合、薬草としての効能がエッセンスの作用に反映されることが多い。イエルバサンタもその1つ。

漢方では、肺は憂いや思い悩みに対応する臓器とされ、ヒーリングの視点からも、長引く憂鬱(ゆううつ)や悲しみの感情が溜まる臓器だ。

イエルバサンタのエッセンスは、胸の中に長く溜まっている憂いや嘆き、悲しみの感情に働きかける。

これは心臓が経験するような強く激しい感情ではなく、ため息や長く悲しげな呼吸を通して表現される、後を引くような感情。あるいはそういった感情が流れることができずに、胸の奥に凝り固まってしまうような状態。

あるいは自分の愛する人や、非常に大切だった何かをなくし、それについて感じることを避けてきた場合に胸につかえる感情。それは呼吸が浅い、息苦しい、胸が詰まっているような感じ、何かが胸の中で凝り固まっているような感じや、鈍い痛みとして経験されることもある。

また実際の呼吸器の不調や症状を伴うこともある。

このようなとき、エネルギー体の中では水の要素が滞り、感情が流れなくなっている。あるいは感情の流れが停滞し、粘液のように凝り固まっている。

イエルバサンタのエッセンスは、胸、とくに肺や気管支のあたりに目詰まっている感情エネルギーの滞りをとって、それが再び流れるのを助ける。

そうして感情のエネルギーが流れ出した場合、しばしば、感じるのをずっと避けていた悲しみや嘆きが意識に昇ってくることもある。

しかしそれを感じて流すことで、胸が軽くなり、そして呼吸の自由さをとり戻すことができる。

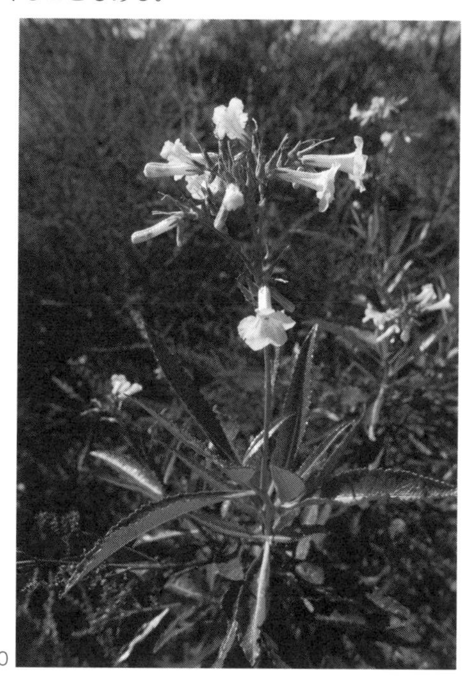

イエルバサンタ
Photo: Franco Folini ©2012/CC BY-SA 2.0

イースターリリー(テッポウユリ)　ユリ科 ユリ属

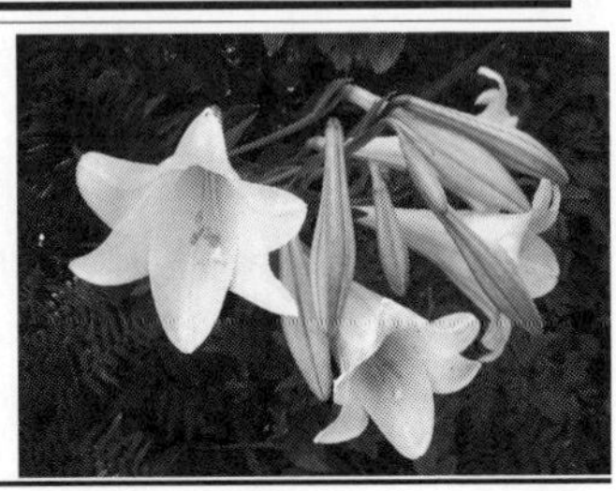

FES　**イースターリリー**
(現在はホワイトトランペットリリー)
Lilium longiflorum（白）
和名　テッポウユリ
日本で見られる近縁種　テッポウユリ（同一種）

ユリ科の植物はすべて球根で根は浅く、大地とのつながりはあまり強くない。水とのつながりが深いものが多く、球根も自らの内側に水を蓄えている。

属名は「ユリ」。種小名は「長い」。沖縄に自生していたテッポウユリがヨーロッパに持ち込まれ、イースターリリーの名前で普及した。

高さは１メートルまで。茎は太くまっすぐ、葉はすらりとして長い。

開けた明るい草原を好むが連作障害があり、同じ場所で群生し続けることができず、種子を風で飛ばして別の場所に移る。好みの環境に種が運ばれると根を出し、まず葉を伸ばす。最初の年は茎を伸ばさず、数枚の葉だけを出して球根に栄養を蓄える。翌年以降に充分に栄養が蓄えられると、茎を伸ばして大型の花を咲かせる。

花期は４月から６月。白いトランペット型の花を横向きに複数つける。６枚の花被片はもとの部分でつながり、筒状になる。花は大きく、独特の強い香りがある。

大地と固定された関係を結ばないところから、大地の元素との関係が安定しない感じがある。風で種子を飛ばすのは風の元素との親しさを示す。

なおユリ科は猫に有毒なものが多く、とくにイースターリリーは毒性が強く、腎不全を引き起こすことがある。花粉をなめたり、毛についたりしただけでも獣医につれていくことが推奨される。ほかにもユリ属には噛んだり、なめたりすると猫や犬に有害なものがあるので注意が必要。人間ではイースターリリーの強心配糖体は少量を不整脈、心房細動や頻脈、うっ血性心不全などの治療に使うが、多くとると有害。

ローマでは白ユリは、女性の結婚と出産を司る女神ユーノーの乳の滴から生まれたとされた。キリスト教ではイースターにユリを象徴として用いる。これはゲッセマネの園でイエスが祈ったとき、汗の滴った場所にユリが咲いたという伝承による。

イースターリリーは沖縄のテッポウユリがヨーロッパに持ち込まれ、それまで一般的だったマドンナリリーに代わって普及したもの。マドンナリリーは透明感のある清楚な感じの白ユリ。それに比べるとイースターリリーは太く長い花の形、厚みのある白い花びらなど、押しの強い美しさがある。

カルペパーはホワイトリリー（ヨーロッパの一般的な白いユリ）について、「月の支配下にあり､火星の影響に対抗して毒素を排除する」と書いている。イースターリリーも月との関係が考えられるが、大きく豊かで香りのよい花という特徴からは金星の性質も感じられる。

薬草魔術では、庭にユリを植えて魔よけや幽霊よけにする。また、望まない相手に惚れ込むまじないをかけられたときに、それを解く作用があるとする。

FESのエッセンスには、女性性とセックスのテーマに深く踏み込んだエッセンスがいくつかある。これはその1つで､イースターリリー(現在はホワイトトランペットリリーと製品名を変更）は、精神性（スピリチュアリティ）とセックスの統合をテーマにしている。

このエッセンスが助けになるのは、性に関する内的な葛藤があり、セックスを不純で汚れたものと感じる人。女性器や生殖器官を汚いものと感じ、女性としてのセクシャリティや性的機能は、高い精神性と相いれないと感じる。そのために完全に禁欲的な態度をとるか、または逆に性的に放縦な行動に走る。

性器や性的機能を汚いもの、不純なものと見なすことは、1チャクラの機能を抑圧する。1チャクラは生殖機能、性的機能とともに、すべての生み出す力と創造性に関係する。性的な機能を自分から切り離そうとすることは、自分の持つ生み出す力、創造力をも切り捨ててしまうことにつながる。

反対に愛していない相手と見境なく性的関係を結ぶ行動は、自己のハートをセクシャリティから切り離す。性的に放縦な女性はしばしば無意識に、男性と性的関係を結ぶことで自分の価値を感じようとしている。しかし代償を求めて愛のない性的関係を持ち続けることは魂を傷つけ、永続的な自己価値の感覚にはつながらない。

セクシャリティと精神性は切り離されるものではなく、どちらも自己の全体的な一部だ。そしてハートの愛とセクシャリティをつなぐ形でのセックスは、高い精神的な経験にもなりうる。

イースターリリーのエッセンスは、性器や性的機能を含めた自分の体は本来、神聖なものであることを思い出させ、自己のセクシャリティと精神性の間のつながりを理解し、そこにバランスをもたらすことを助ける。

なお性的なことに対する強い拒絶や嫌悪がある場合には、過去の性的な虐待経験が無意識に抑圧されている場合もある。性的な葛藤を抱えるクライアントと向かいあう場合には、そのアプローチはゆっくりかつ慎重でなければならない。

インディアンペイントブラッシュ　ハマウツボ科 カスティレア属

FES　インディアンペイントブラッシュ　*Castilleja miniata*（赤）

属名はスペインの植物学者ドミンゴ・カスティレーホにちなむ。この属の仲間はすべて英語でインディアンペイントブラッシュ（インディアンの絵筆）、またはプレイリーファイヤー（平原の炎）と呼ばれる。

FESのインディアンペイントブラッシュは種小名「朱色の」。一般名はジャイアント・インディアンペイントブラッシュ。

アメリカ西部原産の多年草。野原や草地、森の中の開けた場所、山の川べりなど、日当たりがよく湿った土壌に見られる。高さは30～90センチで、インディアンペイントブラッシュの中でも背が高くすらりとしている。

他の植物の根から養分をとる半寄生植物で、セージブラッシュ、ガンバグラス（メリケンカルカヤ）やペンステモンなどのそばに生えるのを好む。根を伸ばして他の植物の根に接触し、栄養分の一部をもらう。他の植物との間に入り組んだ根のネットワークを作るので移植はできない。

花期は春の終わりから秋の初め。赤からオレンジ色の色鮮やかな花に見えるのは実は萼（がく）で、萼の内側に小さなつぼみのような花が隠れている。茎の上部や花に近い葉も赤みを帯びる。

オレンジと黒の模様が美しいヒョウモンモドキ蝶の幼虫が葉を食べる。

アメリカ先住部族は花を野菜として食用にし、染料も作る。

オジブエ族は「グランドマザーの髪」と呼んで髪の手入れに用いたり、リウマチの治療に用いた。

土壌からセレニウムを吸収して蓄積する性質があり、根や葉、茎などを大量に食べるとセレニウム中毒になる可能性があるが、花の部分だけを適量食べることで免疫力を高める。

ブラックフット族の伝承では、敵の部族の若者に恋をして駆け落ちをした女性が、故郷をもう一度だけ見たいと舞い戻った際に足を傷つけ、流れた血から生まれたとされる。

赤やオレンジ、黄色の絵の具で染められた筆のようなインディアンペイントブラッシュのエッセンスは、肉体の生命エネルギーと創造的な活動をつなぎ、バランスさせる。とくに創作活動やアートの仕事や活動にうちこむ人にとって助けになるレメディだ。

創造的な活動を生き生きと行い、また長く続けていくためには、大地にしっかりと足をつけ（グラウンディングし）、そのエネルギーを肉体に汲み上げることが必要だ。そうやって得られた活力が、高い世界のヴィジョンを地上に形をとらせるために役立つ。

自分の肉体を通して大地のエネルギーを汲み上げることなしには、創造的な活動を長期に安定して維持することは難しい。やがて肉体の活力が低下し、慢性的な疲労や体の不調につながることもある。

自分自身の生命エネルギーを吐き出して活動に注ぎこみ、その後は消耗して疲労困ぱいしたり、エネルギーが枯れてしまったりする。足腰が弱り、腰痛などにつながることもある。活動自体が止まってしまったり、作品やパフォーマンスが精彩を欠くものになることもある。

そのような場合にインディアンペイントブラッシュのエッセンスは、1チャクラの機能を活性化し、大地とのつながりをとり戻させ、両足から大地のエネルギーを汲み上げることを教えてくれる。

また過剰に広がりすぎた頭部のチャクラ（頭頂の7チャクラや額の6チャクラ）を、バランスのとれた状態に引き戻す。これによって、安定した形で創造活動や自己表現を続けることを支える。

インディアンペイントブラッシュは、高い世界につながるためには、大地から自分を切り離したり足を浮かせるのではなく、しっかりと大地に足をつけたまま、高い世界に手を伸ばすことの大切さを思い出させる。

このエッセンスはまた、自分自身のクリエイティブな面を表現するのを難しく感じる人にとっても助けになり、自分の内側にある創造性を外的な表現へとつなげるのを助けてくれる。

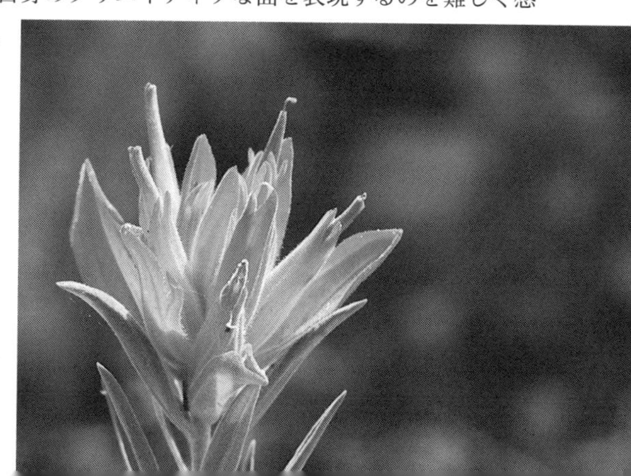

インディアンペイントブラッシュ

インペイシェンス　ツリフネソウ科 ツリフネソウ属

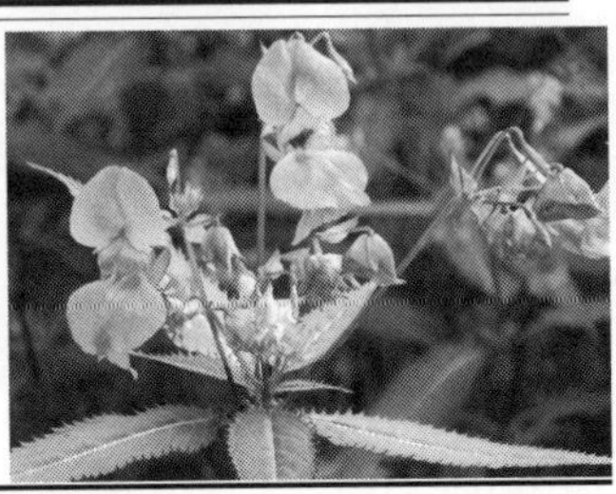

FES-EE　**インペイシェンス**
Impatiens glandulifera（ピンク・薄紫）
HH　**インペイシェンス**
Impatiens glandulifera（ピンク・薄紫）
日本で見られる近縁種　ツリフネソウ
Impatiens textori

属名は「我慢のない」。ツリフネソウの仲間は熟した種子がはじけて飛ぶので、気が短かい印象がある。この属の仲間はすべてインペイシェンスと呼ばれる。

バックのインペイシェンスは種小名「小さな分泌腺がある」。葉のつけ根の腺からペタペタした蜜を出すことから。

ヒマラヤ原産の１年草。ヨーロッパに導入されて野生化し、現在では北半球全体に広がっている。高さは１～２メートル。赤みのある茎は柔らかくしなり、根はひげ根で浅い。葉は縁に細かいぎざぎざがあり、潰すと独特の匂いがする。葉のつけ根の分泌腺からはペタペタした甘い匂いの蜜が出る。

花期は６月から10月。色はピンクから紫ピンク。花弁は３枚または５枚で、下のほうが袋状になり、フードのような独特の形を作る。種の入ったさやは熟すと、くるんと縦に裂けてはじけ、数メートル先まで種子をはね飛ばす。

イギリスの植物の中では、たくさんの蜜を作る花として蜂に好まれる。豊富な蜜で受粉者を集め、大量の種子を作り、さらに種子をアグレッシブに飛ばして広がるので、地元の植物に競争で勝ってあたりを埋め尽くす。

インペイシェンスの若い葉や芽、緑のさや、種子などは食用になり、花はジャムにされる。

バックはインペイシェンスを「孤独さ」のレメディに分類している。「思考や行動が速く、すべてのことがためらいや遅れなしにされることを望む。病気のときには早く回復したくて落ち着かない。もたもたするのは間違っており、時間のむだだと思っているので、そうした人に対して忍耐力を持つのが非常に難しく、その人がもっと早く動くようになるよう、あらゆる手段を尽くす。すべてのことを自分のペースでできるように、一人で働いたり考えるのを好む」。

物質世界ですべてのものに共有される客観的な時間には、一定の流れ方があり、誰にも変えることはできない。他方でそれぞれの個人が経験する内的な時間（主観的な時間）は、自分の内的な経験によって変化する。内的な時間はそのときどきに変化し、また人生の段階によって流れ方が変わる。

インペイシェンスのタイプは、実際に流れる時間よりも早く前に進みたい。そして自分が考える「こうあるべき姿」に、一刻も早く近づかなければいけないと感じている。そのために自分自身も早く考え、判断し、動き、働く。だから仕事は速いし有能だ。しかし他人に対しても自分と同じペースで動くことを求め、他人がそのペースについてこれないと苛立つ。

実際ほとんどの人は、このタイプの期待に沿うような早さで何かを決めたり、動くことはできない。それを知っているインペイシェンスのタイプは、自分一人で動いたり、働いたりすることを選ぶ。他の人と歩調を合わせる必要があるとフラストレーションを感じ、それが苛立ちやかんしゃく、怒りになってぶつけられることもある。

人間が嫌いなのではないが、相手や物事が自分が考える早さで動かないことに我慢できない。いつも前のめりで落ち着きがなく、神経が緊張して交感神経優位モードにある。代謝も早いので、気をつけて肉体の手入れをしないと老化も進みやすい。

本人は自分のペースが当たり前だと思っており、実際に仕事もできるので自分を変えたいとは思わない。ただつねに神経を緊張させて生き急ぐパターンは体と心に大きな負担をかける。人生を十分に味わったり楽しむこともできない。

そして深いレベルでは、人生のタイミングや重要な機会を逃してしまうことを恐れている。「急がないと逃してしまう」「大切なことに間に合わない」という不安が背後にある。自分の内的なタイミングと、人生の流れの大きなタイミングが一致するということを信じることができない。

インペイシェンスのエッセンスは、このタイプに対して、大きな時間の流れ、そして自分を含むこの世界の流れに対する信頼感をとり戻すのを助けてくれる。インペイシェンスの花のメッセージに耳を傾けると、自分がこれまで当たり前だと思っていた時間の感覚が、実際には自分の能力と物質世界の時間の流れへの「信頼できない」という感覚でゆがめられていたことに気づく。

それに気づくことで、人生と大きな力を信頼し、それに少しずつ身を任せることを学んでいくことができる。

それができればこのタイプは、インペイシェンスの持つ素早い頭の働きと行動力を使いこなしながら、人生を楽しむ時間と余裕を持つことができるようになる。そして自分に対して時間を与えられるようになることで、他の人たちに対しても寛容になり、そのペースを尊重し、一緒に活動したり、ともに楽しむことができるようになる。

ヴァイオレット
(ニオイスミレ、オオバタチツボスミレ)

スミレ科
スミレ属

FES　ヴァイオレット　*Viola odorata*（青紫）
和 名　ニオイスミレ
日本で見られる近縁種　スミレ　*Viola mandshurica*
AFEP　アラスカンヴァイオレット　*Viola Langsdorfii*（青紫）
和 名　オオバタチツボスミレ
日本で見られる近縁種　オオバタチツボスミレ（*Viola langsdorfii subsp. sachalinensis*、*同一種の亜種*）

属名はラテン語で「スミレ」。この属の植物はどれもヴァイオレットと呼ばれる。FESのヴァイオレットは種小名「香りのある」。一般名はスイート（甘い）ヴァイオレット、コモン（普通の）ヴァイオレット。

ヨーロッパとアジア原産の多年草。寒さに強く暑さに弱い。森の日だまりや林の縁、道、芝生や庭の縁などの日当たりのいい場所でよく見られる。高さ15センチまで。根もとから地面を抱くようにハート型の葉が伸び、種子や匍匐茎（ほふくけい）で広がる。

花期は冬の終わりから春先。色はヴァイオレット（スミレ色）と呼ばれる明るい青紫。花弁は5枚。スミレの中でもこのニオイスミレは、とてもはっきりとした甘い香りがある。古代ギリシャで好まれた花で、都市アテネの花、また女神アフロディーテの花とされた。ローマでは香水、シロップ、ハーブティー、ワイン、お菓子の香りづけに用いた。

古代から薬草として栽培され、解熱、発汗、炎症や粘液の生成を抑えたり、鎮痛や鎮静作用が知られていた。現在でも咳止めや喘息に使われ、また気持ちを静めるハーブティーとして用いられる。なお種子や根にはヴィオリンなどの神経毒を含むので、薬草には花だけを用いる。

カルペパーはヴァイオレットを「金星が司る穏やかで好ましい性質の植物。新鮮で緑のうちは冷たく湿った性質で、体の内部でも外部でも、炎症や熱のある腫れや熱をとり去るのに用いる。また睡眠不足から来る頭痛にもよい」としている。

薬草魔術では、幸運や恋の成就をもたらすとされる。また「スミレの花を身につけていると悪霊から身を守る」「スミレの葉を緑の小さな袋に入れて身につけると、傷の治りを早める」といった伝承がある。

ヴァイオレットをタイプレメディとする人は、非常に繊細で、そのために引きこもりがち。スピリチュアルなことに強い興味があることも多いが、それを人と話したりすることはない。

「よそよそしい」「お高く止まっている」という印象を与えるが、これはプライドが高いというよりも人間関係が苦手で、とくに集団の中にいるのが居心地が悪いため。繊細で押しが弱く、バウンダリ（自己の境界）の維持がへたで、そのため集団の中にいると、自分の精細さやスペースが踏みにじられると感じる。

内心ではまわりの人と親しくなりたいが、過去に集団の中で傷ついた経験があり、人に近づくための一歩を踏み出せず、引きこもりがち。

体質的には血行が悪く手足が冷たい。これは人と接触しないといけない場合にひどくなり、手に冷や汗をかくこともある。性格構造でいうスキツォイド性の表現で、エネルギーを自己の内側に引っ込め、手足に循環させないことからくる。

ニオイスミレの花は背が低く、地面に非常に近いところで咲く。太陽が高くなり、大地や空気が温まった頃に、ようやくその甘い香りが、人に届くほどに立ち上り始める。同じように、ヴァイオレットのタイプが自分をまわりと分かち合うためには、まず穏やかに温められることが必要だ。

このタイプが自分からグループに交わっていくのには、少し勇気がいる。ヴァイオレットのエッセンスは、このタイプのハートを優しく温め、本来のシャイな性質から一歩踏み出して他の人間と関わる勇気を与える。ヴァイオレットのエッセンスは、このタイプが内にもっている繊細な精神性や感受性の豊かさ、美的な才能など豊かな内面生活を、他者と分かち合うのを助けてくれる。

AFEP のヴァイオレットの種小名はドイツの博物学者フォン・ラングルドルフにちなむ。アラスカや日本の北海道、本州では亜高山の低温環境で林の中、湿った草地や湿原に生える。高さ 30 ～ 40 センチ。細い茎がまっすぐに伸びて大きな花を支え、ニオイスミレに比べ、凛（りん）とした雰囲気がある。

基本的な定義はヴァイオレット（ニオイスミレ）のエッセンスと共通する。グラウンディングが弱く、内気で臆病なタイプが、自分の中に静かな空間を確保し、この人生でのライフワークへの熱意を守り育てるのを助けてくれる。それによって集団や雑多な環境の中でも自分自身を保ち、まわりと適切な関係性を見つけることを可能にする。

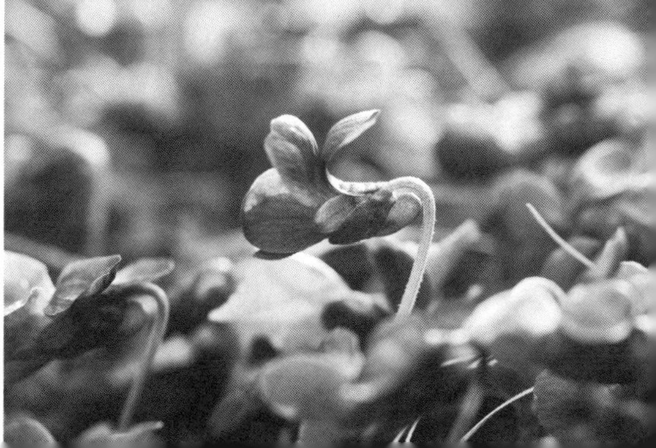

ヴァイオレット

ヴァーヴェイン（クマツヅラ）

クマツヅラ科
クマツヅラ属

FES-EE　ヴァーヴェイン　*Verbena officinalis*（淡いピンク紫）
HH　ヴァーヴェイン　*Verbena officinalis*（淡いピンク紫）
和名　クマツヅラ
日本で見られる近縁種　クマツヅラ　（同一種、自生）

属名はラテン語で「ヴェルベナ」。ローマ時代にヴァーヴェインやオリーヴ、ローレルなど、神聖な植物の葉や枝を指した名称。この属の仲間は英語ですべてヴァーヴェインと呼ばれる。多くがアジアやアメリカ大陸原産だが、バックのヴァーヴェインはヨーロッパ原産。種小名は薬草として用いられた歴史から。

地中海原産の多年草。日当たりを好み、暑さや乾燥に強く丈夫。荒れ地や道端など他の草が生えない場所によく生える。高さは70センチまで。緑のロゼットで冬を越し、春にまっすぐな細くてかたい茎が伸びて、上のほうで枝分かれする。茎は四角く木質。葉は羽のように分かれる。

花期は夏から秋。茎のてっぺんに小さなつぼみがぎっしりと穂のように集まり、下から上に花が開く。色はピンク紫。花弁は上唇と下唇があり、上が２つ、下が３つに分かれる。種子からも地下茎からも増える。

古代から神聖な薬草とされ、エジプトでは「イシスの涙」、ギリシャでは巨人族の女神の植物とされた。ローマでは「ユーノーの涙」と呼ばれ、またヴィーナスとディアナの植物とされるなど、女神とのつながりが深い。

ローマではヴァーヴェインの枝を束ねたものを祭壇を浄めるのに用いた。ケルトのドルイド（祭司）も儀式や場所の浄めに用い、また予言の力をもたらすとした。

キリスト教の伝承では、イエスの体が十字架から降ろされたときに傷をふさぐのに使ったとされ、「神聖な薬草」「十字架の薬草」とも呼ばれる。中世には病気を引き起こす悪魔を負い出す力があるとされた。

ヨーロッパからアメリカに持ち込まれて野生化してからは、先住部族のパウニー族が神聖な植物としてとり入れ、儀式や夢占いに使うようになっている。

薬草魔術では魔よけに使われ、枝を身につけたり、お香にしたり、枝をつけた水を家のまわりにまく。夢のお告げやインスピレーションを得るためにも用いる。

カルペパーは「金星の支配する植物で、子宮を強くして温め、子宮の冷えから来

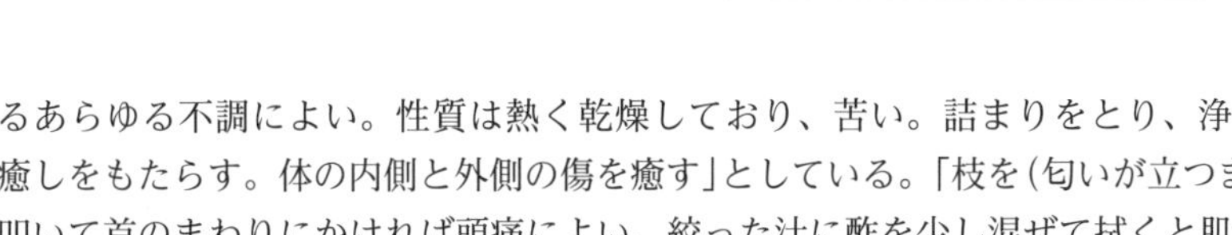

るあらゆる不調によい。性質は熱く乾燥しており、苦い。詰まりをとり、浄化し、癒しをもたらす。体の内側と外側の傷を癒す」としている。「枝を（匂いが立つまで）叩いて首のまわりにかければ頭痛によい。絞った汁に酢を少し混ぜて拭くと肌がきれいになる。葉を蒸留した水を薄めずそのまま目にさせば、視力を暗くする目の膜や曇りをとり去り、目の神経を強くする」など多くの効能を挙げている。

現在でも薬草として、お乳の出が悪い場合や月経困難症、頭痛、うつや不安症などに用いる。またリラックス効果があり、気分を落ち着け、不眠症によいハーブティーとしても用いる。

バックはヴァーヴェインを「他者の幸せを心配しすぎる」タイプのレメディに分類している。「自分自身のかたい原則と理想があり、それは正しいと確信しており、めったに変えることがない。自分の人生の見方を、まわりの人々すべてに受け入れさせようという、非常な望みを持っている。自分が達成したいことに確信がある場合には、強い意志と勇気を発揮する。病気になったときにも、多くの人が自分の役割をあきらめてしまうような状態を過ぎても、奮闘し続ける」。

ヴァーヴェインがタイプレメディとなる人は、自分なりの強い理想や考えがあり、意志が強く熱意にあふれるなど、火の要素が強い。いろいろなことについて「こうあるべき」というはっきりとした考えがあり、それを言明したり、他の人に押しつけることにためらいがない。

自分の理想や考え方を変えることはなく融通は利かない。しかし自分が信じる理想や大義のためには、自己を投げ出して打ち込み、他の人を動かしたり教えたりすることにも熱意がある。その意味では、言葉と行動の両方で人を動かすタイプ。

問題があるとすれば、「いきすぎる、やりすぎる」こと。中庸やバランス、ほどほどといった言葉はこのタイプの辞書にない。そして本人の理想と、まわりの人々の考えの間にかい離が生まれ、現実から浮いてしまうこともある。そうなるとこのタイプは、いっそう強く自分の思う方向に人を動かそうとし、そこから寛容さのない、時には熱狂的を通り過ぎて狂信的な言動につながることもある。

頭や体をよく使い活動的だが、つねに交感神経がオンでアドレナリンが出ているような状態で、そのために神経疲労や燃えつき状態になりやすい。

ヴァーヴェインのエッセンスは、このタイプの火の性質を生かしながらバランスされた形で発揮するのを助ける。たわめられない火の性質の無意識の表現が、意識的で成熟したものに成長するとき、このタイプはリーダーや教師としての才能を発揮し、またその情熱を社会やコミュニティへの奉仕に向けて大きく貢献できる。

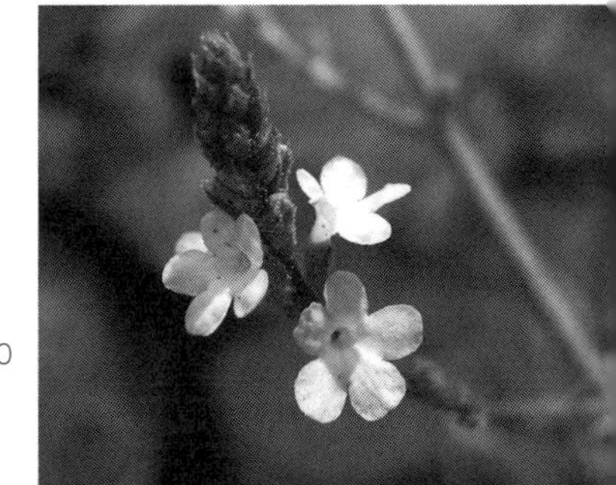

ヴァーヴェイン（クマツヅラ）
Photo: Denis Barthel ©2010/CC BY-SA 3.0

ヴァーヴェイン（ヤナギハナガサ）　クマツヅラ科 クマツヅラ属

GHF　*Verbena bonariensis*（紫ピンク）
和 名　ヤナギハナガサ
日本で見られる近縁種　ヤナギハナガサ（同一種、帰化）

ヴァーヴェインの全体的な説明は「ヴァーヴェイン（クマツヅラ）」の項を参照。

GHF のヴァーヴェインは種小名「ブエノスアイレスの」。南米原産のヴァーヴェインで、アルゼンティニアン（アルゼンチンの）ヴァーヴェイン、パープルトップ（紫の冠の）ヴァーヴェインと呼ばれる。

高さは 1.8 メートルまでになり、ひょろりと伸びる細い茎は枝分かれして、その先に薄紫からピンク紫の小さな花がみっしりと固まって咲く。花期は夏の半ばから霜が降りるまで。

同じクマツヅラ属だが、GHF のヴァーヴェイン（ヤナギハナガサ）は濃いピンク紫の花で、バックのヴァーヴェイン（クマツヅラ）に比べて感情性のニュアンスが強い。

クマツヅラはうす紫の花がすらりとした穂になるが、ヤナギハナガサは、ピンクの花が密に集まって傘を作る。このピンク色の傘には、ピンクヤロウを思わせる雰囲気もある。

基本的な定義はイギリスのヴァーヴェインと重なるが、とくに健全なバウンダリ（自己の境界）の維持と、不適切な人間関係から自由になることがテーマに強調される。

責任感が強いために他者のことに関わってしまい、もめ事や感情のドラマに巻き込まれがちなタイプで、このエッセンスはそのような状況から落ち着いて自分を引き離し、自己のバウンダリを確保することを助ける。

また責任感が強いと同時に他者に対する感情のバウンダリが薄いため、自分のまわりで起きる不和やもめ事が自分のせいであるかのように、何もしないことに罪悪感を覚える傾向がある。

また相手に問題があって別れた関係なのに、罪悪感を感じて、過去の不健康な人間関係に引き戻されがちなパターンもある。

そのような場合にこのエッセンスは、不適切な責任感や罪悪感を手放し、入り組んだ関係や状況から自分を持ち上げて、自己のバランスと健全なバウンダリをとり戻すのを助ける。

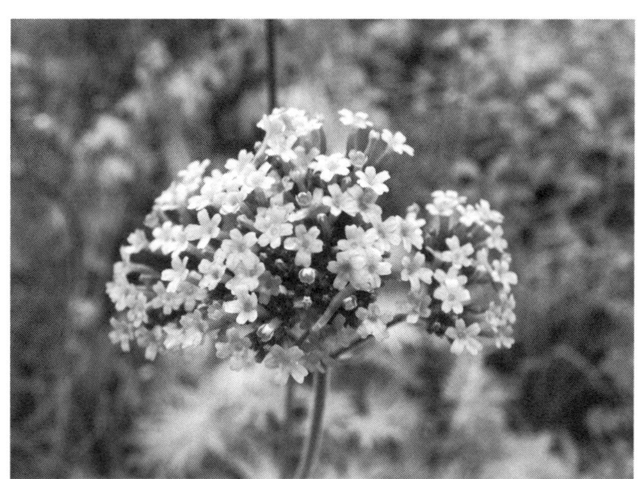
ヴァーヴェイン（ヤナギハナガサ）

ヴァイン　ブドウ科 ブドウ属

FES-EE　ヴァイン　*Vitis vinifera*（緑）
HH　ヴァイン　*Vitis vinifera*（緑）
和名　ヨーロッパブドウ（ヴィニフェラ種）
日本で見られる近縁種　栽培されているブドウはすべて同一種か同属の近縁種

属名は「つる」、種小名は「ワインを作る」。フラワーエッセンスでは「ヴァイン」と呼ばれるが、ワイン作りに使うブドウ。地中海から中央ヨーロッパ原産。人間との関係が深く、世界各地で栽培されている。

つる植物で長さは30メートルを越す。放っておくとどんどん伸びて広がるので、栽培では毎年、切り株まで切りつめる。それでもすぐに新しい芽が出てどんどん伸びるほど生命力が強い。根はよく発達してたくましく、接ぎ木もできる。

野生では湿り気のある森や川べりに自生する。花期は初夏。花弁はなく、中心の軸からつんとした緑の雌しべが出て、そのまわりに5本の雄しべが出る。これがたくさん房状にまとまってつく。

6000年前から栽培が始まり、エジプトやメソポタミアですでにワインを醸造していた。ワイン作りはギリシャからエトルリアや地中海の植民地に伝わり、ローマに受け継がれた。

ヨーロッパの伝統医学では葉は止血、外傷の痛みや炎症止めに。実は薬として扱われ、青い実はのどの腫れや痛み、熟した実は皮膚や目の感染症、腎臓や肝臓の病気に。乾燥したレーズンは結核や便秘によいとされた。

カルペパーはヴァイン（ブドウ）を「太陽の司る木であり、人間の肉体とたいへんよく調和する」と書いているが、薬草魔術研究家のカニンガムは「対応する惑星は月、元素は水」とし、薬草魔術家のロスは「果実は土星（冷やし、固め、安定させる）、つるは木星（伸び広がる）」としている。

カルペパーが太陽としたのは、もともと地中海沿岸など温かい気候の植物で、太陽を好むところからと思われる。月は「冷やし、湿らせ、感情に影響する」。土星は「冷やし、固め、安定させる」。つるを木星とするのは「伸び広がる」性質から。このように研究者によって見方が異なるのは、ブドウという植物が多様な要素を持ち、見る角度によってそれが異なることを示している。

ヴァインは、エドワード・バックが自分の手で作ったのではない2つのエッセンスの1つ。ヴァインはスイス、オリーヴはイタリアの知人に依頼しているが、これはどちらも温かい気候の植物のためと思われる。植物が適した環境でのびのびと育っているかどうかは、作られるエッセンスの質に反映されるからだ。

バックはヴァインを「他者の幸せを心配しすぎる」ことへのレメディに分類している。「非常に有能な人々で、自分の能力と成功に確信がある。そのために相手が自分と同じやり方をするように、あるいは自分が正しいと思うやり方をするように説得しようとし、それが相手のためだと考える。病気であっても、自分の看護をする人に指示を与えようとする。緊急時には非常に役立つ人々である」。

ヴァインの象徴性は、切っても切っても伸びるたくましい生命力、意志の力とからみつくつるの強さ。ヴァインのタイプは、意志の強さ、自分の主張を他者に押しつけるのをためらわない点などで、ヴァーヴェインと似て見えるが、ヴァーヴェインの質が火で、熱意や情熱で他者を動かすのに対し、ヴァインは土の性質が強く、目標に向けて他者を巻き込みつつ粘る持久力がある。ヴァーヴェインは時に自分の理想に夢中で大地から足が浮くことがあるが、ヴァインの足というか根は大地にしっかり降りて現実から離れない。そしてその現実の中心にはつねに自分がある。

それがこのタイプの強さでもあり、難しさでもある。自分の判断はつねに正しいと確信し、まわりに命令し、指示を与え、力で組織を引っ張っていく。ゴールや目的が正しいものであれば、まわりにとって非常に頼れるリーダー。他人に頼って安心したい人たちが、このタイプのまわりにはたくさん集まる。

しかし本人に高いヴィジョンや精神的な価値観がないと、容赦のない支配者、時には暴君、パワハラのかたまりのような存在になる。目的のためにはルールを曲げ、他者を操り、自分にとって都合がよいように動かすのは当たり前。

ヴァインのエッセンスは、このようなタイプのハートに染み込んでうるおし、そこに異なる価値観が入るための隙間を作る。異なる価値観とは多くの場合、「この世界には物質的な価値を超える何かがある」「自分だけでなく、他の人の幸せも大切だ」といった考え方。そういった価値観を受け入れるようになるためには、大きな挫折や、これまでの生き方が揺すぶられるような経験が必要かもしれない。

しかしヴァインの助けを受け入れ、ハートを広げて異なる価値観に自分を開くことができたとき、このタイプは、単に力と意志と粘りでまわりを動かし、引っぱるあり方から、より大きな視野と他者への配慮を身につけた、本当のリーダーへと生まれ変わることができる。

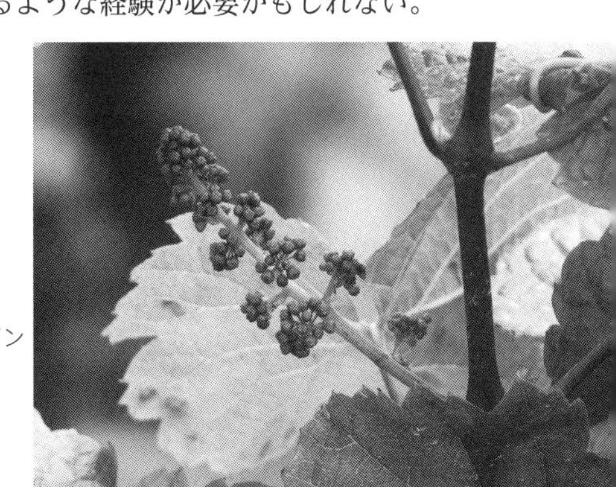
ヴァイン

ウイロウ、ゴールデン

ヤナギ科
ヤナギ属

FES-EE **ウイロウ** *Salix alba var. vitellina*（緑）
セイヨウシロヤナギ Salix alba の栽培種
HH **ウイロウ** *Salix alba var. vitellina*（緑）
セイヨウシロヤナギ Salix alba の栽培種
和名 ゴールデンウイロウ
日本で見られる近縁種 シダレヤナギ *Salix babylonica*、その他のヤナギ属

属名はラテン語で「ヤナギ」。バックが用いたのはホワイトウイロウの栽培種のゴールデンウイロウ。学名はホワイトウイロウの種小名「白い」に、「卵の黄身色」という変種名がついている。ヨーロッパから中央アジア原産の落葉樹。

水分の多い土壌を好み、川岸や湿地に生える。ゴールデンウイロウの若枝は濃い黄色だが、時間が経つと茶色くなり、園芸では2、3年ごとに枝を切って生え変わらせる。何度切られてもまた枝を生やす。折れた枝を地面に指しておくと根が出るなど、一見ひ弱そうだが意外な強さがある。

高さは30メートルまで。樹冠は不規則で、全体の姿がしばしば傾いている。枝はしなやかでよく曲がる。繊維状の根を大きく広げ、水を吸い上げる。葉は細かい白い毛がありほかのウイロウより色が薄い。

雌雄異株で、春に猫のしっぽのような雌花と雄花が咲く。どちらも小さな花が集まった穂で、個々の花に花弁はなく、雌しべ、雄しべのみ。花が枯れるときには穂全体がぽろりと落ちる。虫媒花でおもに蜂が受粉する。実の中にはたくさんの小さな綿毛のある種子ができ、夏に熟し、風に乗って飛ぶ。

ヤナギの鎮痛と抗炎症作用はギリシャ時代から知られ、医師のヒポクラテスは熱や痛みにはヤナギの樹皮を、お産の痛みには葉を用いるとした。18世紀にはイギリスでマラリア熱の治療に使われ、その成分からアスピリンが作られた。

カルペパーは「月が支配する木」とし、「冷やす性質があり、熱病にかかった者の寝室にこの枝を置くとよい。花には体の湿ったエネルギーを乾かす作用がある。白ワインで煮て適量のむ。樹皮も同じ使い方ができる。花が咲いている間に樹皮をはがして集めた水は、目に粘液性のエネルギーが流れ込むのを止め、充血やかすみに効く。頭から肺に流れ込んで肺病をもたらす熱い塩性のエネルギーを抑える。葉や種をすりつぶし、ワインで煮て飲み続けると性欲の熱を抑える」とする。性欲を止めるというのも、冷やして乾かす性質の作用と考えられる。

水の近くや湿った土壌に生え、枝や葉の流れるようなジェスチャーからも、ウイロウ（ヤナギ）は水の元素とのつながりが強い。

薬草魔術では守護に用いられ、枝を身につけたり庭にウイロウの木を植える。また癒しの力があるとし、ヨーロッパの伝承ではウイロウの木の精は薬草の知識を持っていると言う。伝承研究家のテッド・アンドリュースによれば「ウイロウの木の精は、夜に木を離れて、旅人を見かけると話しかける。夜に耳を澄ませると、ウイロウの精の語りかけが聞こえる」と書いている。

ウイロウを特徴づけるのはその生命力と、しなる枝に表現される柔軟さだ。

バックはウイロウを「落胆と絶望」へのレメディに分類している。「逆境や不幸に遭い、不満や憤りを持たずには受け入れ難いと感じる人たちに。このタイプは人生の価値をもっぱら、自分にどれだけの成功を与えられたかで判断する。自分はこんな試練に値しないと思い、それを不当だと感じ、苦々しく思う。しばしば、以前は楽しんでいた人生のいろいろなことに興味を失い、あまり活動しなくなる」。

ウイロウのエッセンスは「人生は不公平でアンフェアで、とくに自分に対して冷たい」とつねに感じている人の助けになる。不満や恨みを手放せず、人生やまわりの人々、とくに幸運な人や成功した人に対して憤り、苦々しさを感じる。

名誉や成功にこだわりがあり、「自分が成功できないのはまわりのせい」だと思っているので、余計に自分の状況について受け入れられない。不満と苦々しさが溜まっていく中で、エネルギーが内向し、停滞して、自己のあらゆる部分がかたくなっていく。

ウイロウのタイプは感情エネルギーを苦々しさとともにせき止め、自由に動かせるはずの関節や結合組織がかたくなったり、慢性の痛みにつながることがある。

ウイロウの樹皮にはアスピリンの前駆体が含まれ、アスピリンはリウマチや関節炎など、かたさと炎症を伴う症状に処方される薬だ。ウイロウのエッセンスは、ヤナギの成分が肉体に対して与える作用を、心とエネルギーのレベルでもたらす。

ウイロウのエッセンスは、内面にくすぶる恨みがましさや苦々しさといった、感情の炎症や痛みを鎮め、穏やかに自分の人生をふり返り、その流れを見ることを助ける。自分を目詰まらせ、かたくし、苦しめているものを、自分自身のために手放すように促す。不要になったものを手放し、ウイロウの枝のようにしなやかに風に吹かれ、水ともに流れることを受け入れれば、人生はずっと楽なものになるし、過去に楽しんだいろいろなことを、再び楽しむこともできるようになる。

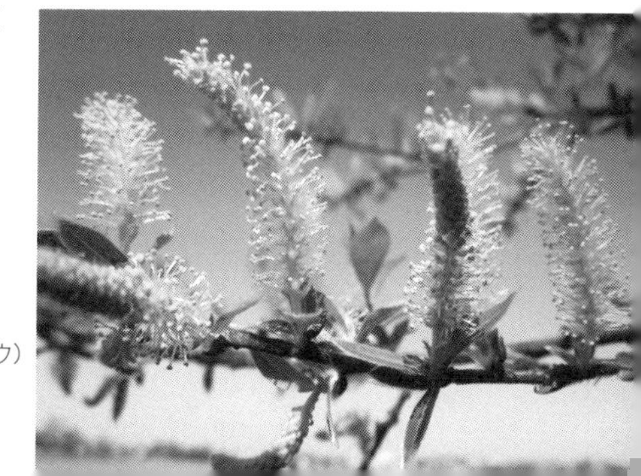

ウイロウ、ゴールデン
（写真はホワイトウイロウ）

ウイロウ、ビーク

ヤナギ科
ヤナギ属

AFEP　ウイロウ　*Salix bebbiana*（緑）
日本で見られる近縁種　シダレヤナギ　*Salix babylonica*、その他のヤナギ属

ウイロウの全体的な説明は「ウイロウ、ゴールデン」の項を参照。

AFEP のウイロウは、アラスカからカナダ原産の寒い地方に生えるヤナギ。種小名はアメリカの植物学者マイケル・ベッブにちなむ。一般名はビーク（くちばしの）ウイロウ、ベッブのウイロウ。アメリカ先住部族はレッド（赤い）ウイロウとも呼ぶ。

高さは１～８メートル。日当たりを好み、環境によって素早く伸びて背が高くなる場合と、小型で密な薮を形成する場合がある。濡れた土壌を好み、川の土手や湖のそば、湿地、沼地などに生える。岩の多い土壌や粘土質の土壌に耐え、適応力に優れ丈夫。開けて湿った場所に素早く広がるが、寿命が短いのでじきに他の種に競争を譲る。

葉は青緑で、日本でイメージするヤナギよりも幅と厚みがある。葉や枝は味がよいので、野生の鹿に好まれる。多くの蝶など 300 種類以上の昆虫にとっての住みかにもなる。

虫媒花。雌雄異株で、春に緑色のややまばらな猫のしっぽのような雌花と雄花が咲く。種子には綿毛があり、風で飛ぶ。種子以外でも増えるが、根元から出る芽や根の切れはしからも増え、クローンのコロニーを形成する。まわりにある他のヤナギと容易に交雑する。

アメリカ先住部族にとって重要な木で、枝でかごを編んだり、弓矢を作ったりした。また薬草として用いられ、根や樹皮の内側の部分で作った湿布を傷や骨折に用いた。また女性はお産のあとに枝を煮た汁を飲んで、血液の循環をよくした。

エッセンスとしての基本的な定義はイギリスのウイロウ（ゴールデンウイロウ）と重なる。

精神的な受容性、柔軟性と弾力性をもたらし、抵抗を手放して、「自分が自分の

人生を作り出している」ということを受け入れるのを助ける。

ヤナギ科にはイングリッシュ・エッセンスのアスペンとウイロウがいる。アスペンは宙に響き、ヤナギは風に流れるようにしなる。どちらも風の元素との関係性が強い。また湿った土壌を好み、水との親和性もある。

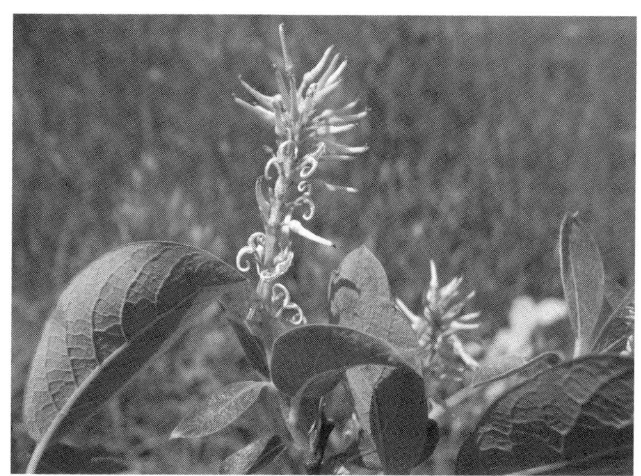

ウイロウ、ビーク　Photo: Matt Lavin ©2012/CC BY-SA 2.0

ウォーターヴァイオレット

サクラソウ科
ホットニア属

FES-EE　ウォーターヴァイオレット *Hottonia palustris*（白、中心部に濃い黄色）
HH　ウォーターヴァイオレット *Hottonia palustris*（白、中心部に濃い黄色）

属名はオランダの植物学者ホウトゥインにちなむ。種小名は「沼の」。英語ではフェザーフォイル（薄い羽）とも呼ばれる。ヨーロッパから北アジアに自生する水生植物で、流れの少ない澄んだ水を好み、水の元素とのつながりが非常に深い。

茎は80センチまでになるが、水没していることが多い。根の中心部は泥に埋まり、そこから細い根が出て水中に浮かぶ。葉は水の下に隠れ、花期に花だけが水面に出る。葉は非常に細かく羽根のように分かれる。匍匐茎で広がり、水中で折れた枝からも根が出てそのまま育つ。冬は泥の中に潜って過ごす。

花期は5月から6月。まっすぐな茎が水の上に出て、上部に複数の花をつける。花弁は5枚。色は白か、花弁の縁にわずかにピンクがかかり、中心部に黄色い斑。清楚で美しい印象。つぼみが開かないまま受粉して実をつける閉鎖花受粉をする。

バックはこれを明らかに特定の魂のタイプに当てはめて考えていた。ジュリアン・バーナードは「特定の個人を想定していたようだ」と指摘している。バックの分類では「孤独さ」のレメディとされ、「健康でも病気でも一人でいるのを好む。非常に静かで、音をたてずに動き、寡黙で、しゃべるときにも静かにしゃべる。非常に有能で、自立している。他の人々についての意見をもっていない。超然としており、人に構わず自分の道を歩く。しばしば頭がよく才能がある。その平安と落ち着きはまわりの人々にとっての幸いだ」。

別の記述では「心の非常に美しい人たちであり、しばしば見た目も美しい。優しく物静かで、非常に洗練されており、教養があり、かつ自分の運命を支配しており、静かな決意と確実さをもって自分の人生を生きている。最も親しい人々とさえも強い感情の絆を結ばない。この人生における自分の仕事を知っており、それを静かに確かな意志をもってこなす」。

この記述だけからすると非の打ちどころがなく、エッセンスなど必要ない感じすらする。しかし実際のウォーターヴァイオレットのタイプは、よそよそしく人を寄せつけない雰囲気があり、時にはプライドが高く傲慢に映ることもある。才能や能力があっても、それをまわりと分かち合うことに興味がない。ある意味、自己完結しており、まわりからも「あの人は大丈夫」と放っておかれることが多い。
「孤独のレメディ」と言われるが、すべての孤独な人に当てはまるわけではない。ウォーターヴァイオレットのタイプは孤独を悩んではいない。本人は好んで独りでいるので、それ自体はこのタイプにとって解決したい問題ではない。

物静かではあるが、気は小さくないし、恥ずかしがりでもない。ウォーターヴァイオレットの問題はむしろ、あまりに自立して自己完結的な状態に自分を置き、普通の人々や人間らしい生き方との間にガラスの壁を作っていることだ。それは植物としてのウォーターヴァイオレットが水の中に自分を隠し、自分にとっての安全圏で安らぎを守っているのと似ている。

性格構造論で言えばリジッド構造によく対応する。プライドの高さも、自分をまわりから切り離す姿勢も、過剰な自立性や自己完結性も、その防衛の一端だ。プライドの高さから、必要なときにも他者に助けを求めない。壁を作っているのは自分なのだが、人生は無味乾燥で喜びがないと感じている。あるいは自分の能力や才能が十分に評価されないと感じている。

バックは「このタイプはしばしば見た目も美しい」と書いているが、リジッド構造も５つの性格構造の中では、もっとも見た目のバランスのとれた、整った体つきや顔だちをしている。

そのようなタイプに対し、ウォーターヴァイオレットのエッセンスは、水の中からすっくりと立ち上がって咲く白い花のように自分自身を保ちながら、他者ともつながりをもち、影響力を通して働きかけることを学べと教える。

アルケミーにおける水の元素の本質は、切り離すものではなく、つなぐもの、媒介するものだ。このタイプのプライドは、自己を人生の流れから切り離す。それに対してウォーターヴァイオレットは、謙譲な視点から、また感謝の気持ちをもって、まわりの人々を見ることを教える。壁をはずすことで、自己を切り離すための防衛として使われた水が、他者へのはたらきかけを可能にする媒体になる。自分の才能を他者のために分かち合ったり、人間関係にも意味を見いだすことができるようになる。

そうして初めて、自分を他者から隔てていたときには経験することのできなかった、人間としてのハートが満たされる経験をすることができる。それは実はこのタイプが自己の深いところで、ひっそりと望んでいたものであり、この人生でさらに自らを進化させるための鍵となる。

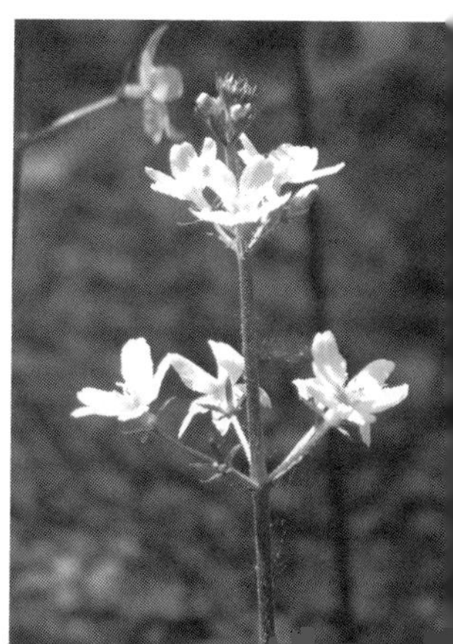

ウォーターヴァイオレット
Photo: Steve Law ©2011/CC BY-SA 2.0

ウォールナット　クルミ科 クルミ属

FES-EE　**ウォールナット**　*Juglans regia*（黄緑）
HH　**ウォールナット**　*Juglans regia*（黄緑）
和名　ペルシャグルミ
日本で見られる近縁種　カシグルミ　*Juglans regia L. var. Orientis*（同種の変種）、*Juglans regia var. Orientis*（同種の変種）

属名はラテン語で「クルミ」、種小名は「王様の」。アメリカではイングリッシュ・ウォールナット（イギリスのクルミ）、英国ではコモン（普通の）ウォールナットと呼ばれる。ヨーロッパとアジア大陸に自生するクルミで、南ヨーロッパ、中東、中国、ヒマラヤのそれぞれで最期の氷河期を生き延びた。

紀元前４世紀にアレクサンダー大王がペルシアからギリシャに持ち帰り、ローマ時代に南ヨーロッパやアフリカに広がった。現在はヨーロッパ中で広く栽培されている。なおアメリカにはアメリカ原産のブラックウォールナット（アメリカクログルミ）が自生している。

大型の落葉樹で高さは 25 ~ 35 メートル。寿命は 200 年まで。肥えた土壌、長い夏と直射日光を好み、成長にはたっぷりの日差しを必要とする。

幹は短く、樹冠は大きく広がる。ただし森の中に自生して他の植物と競争があるときには、樹冠は狭く密になる。落ち葉にはジュグロンという天然の除草成分が含まれ、この木の下には他の植物が育たない。

雄花は垂れ下がる猫のしっぽのような黄緑色の穂。雌花は枝の先につき、２つ～５つのかたまりで咲く。ころんとした薄緑の子房から、ひらひらとした２枚の薄緑の羽のような柱頭（雌しべの先端）が２つ出て可愛らしい。

実は秋に熟し、外の皮が割れて地面に落ちる。野ネズミは野生のクルミの実を集めて地面に埋め、クルミが広がるのを助ける。実は非常に栄養価が高い。

カルペパーは「これは太陽の木である。かたい殻ができる前の緑の実がもっとも薬効がある。樹皮も葉も、固めて乾かす性質がある。葉は古くなると温め、乾かす作用を持ち、胃を温めるが、熱い体には頭痛を起こさせる。実から絞った油は胆汁質を助け、（四大元素の）風の影響を減らす」としている。

アルケミーでは太陽の植物は体を温めてリラックスさせ、心臓を強めると考え、薬草魔術でも心臓（ハート）を強くするためにクルミの実を身につける。

ヨーロッパの伝承では、ウォールナットの木には妖精の世界への扉があり、またクルミの実を妖精が集めに来るともいう。

ウォールナットの象徴性は、実を守るしっかりとした殻だ。よく使われるたとえだが、くるみの実は人間の脳の形をして、それを頭蓋骨のようなかたい殻がしっかり守っている。

ウォールナットのエッセンスは、当てはまる特定のタイプがあるというよりも、すべての人にとって、人生の段階や状況で使える汎用レメディだ。

バックは「他者の影響や考えに過敏 」なことへのレメディに分類している。「はっきりとした人生の理想や大志があり、それを果たす途上にあるが、時に他者の熱意、信念、強い意見などによって自分の理想、ゴールや仕事から引き離されそうになる。このレメディは外部からの影響に対して恒常性と保護を与える」。

ウォールナットは人生の中で、自分に大きな影響を与えるような変化を通過している時期に非常に助けになる。

人間は成長の過程で、それまでの過去を自分に統合し、あるいは過去を手放して、より大きな自分へと成長することが必要になる。それは子どもから大人になる段階。あるいは女性が閉経期を迎え、自分の役割を家庭の中からコミュニティへとシフトさせるという、伝統文化の参入儀礼にあたる時期であることもある。あるいは卒業、就職や離職、結婚や離婚といった人生の岐路にあたることもある。

しかし家族や配偶者、会社や組織、そして社会は、個人の変化を押しとどめ、過去からの枠組みの中に留めようとする。グループの安定性を維持するためには、個人が変化したり、自立し独立していくことは好ましくないからだ。そういった圧力に負けて、個人としての自分を見つけ、自分自身の人生を確立することをあきらめる人も、とくに日本には多い。

しかしそれは人間あるいは魂としての成長の機会を奪われることだ。また魂が自分自身を探り、なりたい自分に向かって成長していく自由を奪われることだ。

そういった状況でウォールナットは、魂のまわりにしっかりとした殻を作り、まわりの影響から守られる状態を作り出す。それによって自己の成長と変化の段階を、自分のために通過するのを助けてくれる。

またそういった大きな岐路でなくとも、日常的に何かを決めたり選択するのに、まわりの人の考えや影響から自由になる空間を確保したいときにも、ウォールナットの助けを借りることができる。

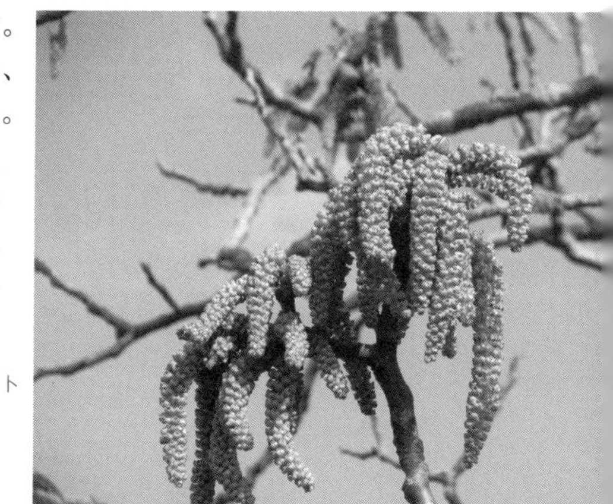

ウォールナット

エケネイシャ キク科 ムラサキバレンギク属

FES　エケネイシャ　*Echinacea purpurea*（ピンク紫）
和名　ムラサキバレンギク

属名はギリシャ語で「ハリネズミ、ウニ」。英語での一般名はコーンフラワーで、この属の仲間はすべてコーンフラワーと呼ばれる。コーンは円錐のことで、花の中心部が丸く盛り上がっていることから。FES のエケネイシャは種小名「紫の」。一般名はパープル（紫の）コーンフラワー。

北アメリカ原産で、おもに東部に自生する多年草。FES ではテラフローラの敷地内でも育てている。日当たりを好み、森や林の開けた部分、草原や荒れ地などに生える。一度根を張れば乾燥にも強く、日照りにも耐える。挿し木でも株分けでも、種からでも増える。高さは 1.2 メートルまで。茎はかたく強く、まっすぐに立ち、その先端に大きめの花が 1 つ咲く。花期は夏から秋。中央の盛り上がった部分はたくさんの筒状花からなり、深いオレンジ色。この筒状花はひとつひとつが両性で雄しべと雌しべがある。そのまわりをピンク紫の花びらのように見える舌状花がとり囲む。舌状花は、肩を下げるように地面に向けて下がるジェスチャーが特徴的。蝶や蜂が受粉する。

アメリカ先住部族（ネイティブアメリカン）の伝統的な薬草で、痛み、咳、風邪、のどの腫れなどに用いる。また煮出した汁で傷、火傷、ヘビのかみ傷を洗う。

シャイアン族は根を煮出した液を関節炎、リュウマチ、はしか、耳下腺炎の治療に使い、ダコタ族やスー族は風邪の際に根を噛んでその汁を飲む。

アメリカでは、風邪にはまずエケネイシャのハーブティーというぐらい、免疫を高める薬草として有名。免疫力の向上や抗ウイルス性の作用が認められている。

薬草魔術家のハロルド・ロスは「火星の質の病気やけがを癒すことから、金星の質の植物」としている。

全草がかたく形がはっきりしているところは、大地の元素とのつながりも感じられる。茎も葉もかたい毛があり、ごわごわとしている。繊維がかたいので、鹿は食べない。

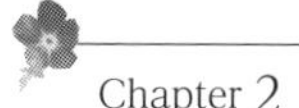

花の中心部の筒状花は、つまようじを集めたみたいにつくつくとしてかたい。下に垂れ下がってはかなげな風情のある紫の舌状花も、厚みがあってしっかりしている。へろっと垂れているのではなく、肩を下げるように意図的に下ろしている。この見た目の繊細さと、触ったときのかたくしっかりとした手触りが、この花の性質を特徴的に表している。

エケネイシャのエッセンスは自己の統合性に関係する。それはこの花の存在感からも汲みとることができる。

このエッセンスが助けになるのは、過去にひどい虐待経験や感情のトラウマがあり、打撃を受けて打ちのめされたまま、回復できない状態にある人。本来であれば自己の中心にある「自分」というものの感覚が打ち砕かれてしまい、ばらばらになってしまった感覚がある。

自分では気づかないが、身近な人からは、存在がひとつにまとまらない感じや、分裂した感じ、言動のちぐはぐさが感じられることもある。

そのような状態に対してエケネイシャのエッセンスは、しっかりとまとまった自己の感覚と統合性をとり戻すのを助ける。

エケネイシャのあらゆる部分のかたさ、強さは、確たる自己の感覚、自己の統合性を守るための譲らないバウンダリ（自己の境界）の象徴だ。

外部からの侵入に対して確固とバウンダリを維持する姿勢は、免疫を強める薬草としての性質にも反映されている。免疫とは、明確な自己アイデンティティを保っている体が、外部から侵入する有害なものを見分けて排除する力だからだ。

エケネイシャのエッセンスは性格構造論のスキツォイド構造によく対応する。ミムルス、シューティングスターなどと並んで、スキツォイド構造のタイプレメディといってもいい。

スキツォイド・タイプも、人生の非常に早期にトラウマで自己の感覚がばらばらになる経験をしている。そしてそれぞれの部分がつながらず、自分がひとつにまとまらない感覚を抱えて生きている。エケネイシャは、ばらばらになった人格のパーツの、その奥にある自己の本質の記憶を刺激する。そして「自分」というものを、全体として有機的な、一体性のあるものとして経験するのを助けてくれる。

スキツォイドのタイプは、幼い頃に両親を含む人間に傷つけられたり、恐ろしい思いをした経験から対人恐怖があり、動物や植物との関係に救いを求めることが多く、フラワーエッセンスに興味をもつ人も多い。対人恐怖を解決するために、まず植物との関係を通して自己を癒すというのは、自然との関係に安らぎを覚えるスキツォイド・タイプにとってのよいアプローチだ。

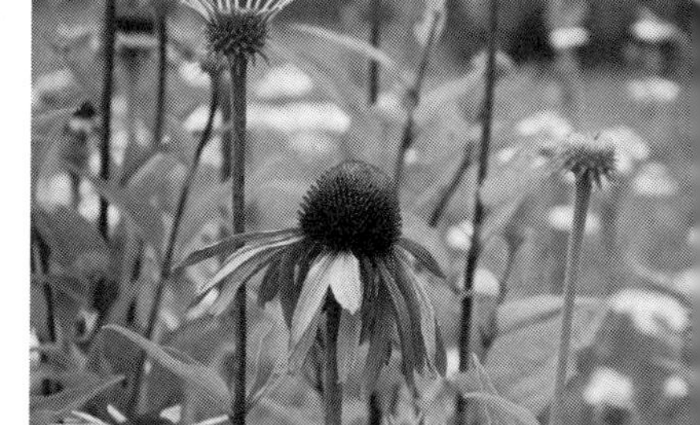
エケネイシャ

エルム ニレ科 ニレ属

FES-EE　**エルム**　*Ulmus minor 'Atinia'*、シノニム　*Ulmus procera*（ピンク・茶色）
HH　**エルム**　*Ulmus minor 'Atinia'*、シノニム　*Ulmus procera*（ピンク・茶色）
和名　オウシュウニレ
日本で見られる近縁種　ハルニレ　*Ulmus davidiana var. japonica*、
アキニレ　*Ulmus parvifolia*
オヒョウ　*Ulmus laciniata*

イングリッシュ・エッセンスのエルムの学名は U. procera とされることが多いが、これは現在では U. minor 'Atinia' のシノニムということになっている。属名はインドヨーロッパ祖語で「エルム」。種小名は「小ぶりな」。英語ではこの属の仲間はすべてエルムと呼ばれるが、バックが使ったエルムはフィールド（野原の）エルムまたはイングリッシュ・エルムと呼ばれる。

ヨーロッパでもっとも背の高い落葉樹。成長が早く移植が容易なのと、鮮やかな新緑や紅葉が好まれ、イングランド南部でもっとも一般的なエルムで、イギリスの田舎の風景の一部だった。しかし近年ニレ立枯病で多くの古木が枯れ、森や田舎の風景が様変わりしてしまっている。現在は病気耐性のある栽培種が作られ、エルムを再び森に戻す努力が続いている。

イングリッシュ・エルムはしばしば高さ 40 メートル以上になる。幹はしっかりとして強く、低いところから幹を分岐させ、枝は左右にジグザグに伸びる。上のほうの枝は扇型に広がり、木の立ち姿はこの種に典型的な 8 の字の形になる。

春はじめに、たくさんの小さな赤紫の花が花枝に集まって咲く。風媒花。小さな花の赤い部分が雄花で、花粉を放出したあとは黒っぽくなる。イギリス内のイングリッシュエルムは不稔（ふねん）で、種はできても発芽しない。

エルムの木材は曲げても割れずによくしなるため、昔から船の竜骨や弓に使われる。水に浸されても腐らないので、幹をくりぬいて水道管にも用いられた。

エルムの木は、ギリシャ時代から繰り返し神話や物語に出てくる。木の精霊ハマドリュアデスの一人、プテレアーはエルムの精。田園詩にも「エルムの木陰は涼しく平和な場所」「ニュムペーの泉の神聖な水が流れる場所」とうたわれる。

ローマ人はエルムをブドウ畑に植えた。3 メートルほど育ったところで幹を切り倒してひこばえ（萌芽）を出させ、ブドウのつるをからませた。ここからエルムとブドウ（ヴァイン）の関係は理想の愛のたとえになっている。

カルペパーは、エルムは土星が司る植物とする。土星の植物には冷やし、乾かし、固め、安定させる性質がある。効能としては「樹皮を水で煎じた汁は火傷に効く。葉をもんで傷に当て、その上に樹皮をおいて包帯をしておくと傷を治す。骨折には葉や樹皮、根を煎じた汁に骨折した箇所を浸す。根の皮を煎じた汁で湿布をすると、腱の萎縮をやわらげる。樹皮を塩水とともにすりつぶし、湿布にすると通風の痛みがやわらぐ」としている。

伝承研究家のテッド・アンドリュースによれば「エルムの周囲では多くのエルフが集まって活発に活動し、注意をしないと意識をつれていかれてしまう」と書いている。

バックはエルムを「落胆と絶望」へのレメディに分類している。「よい仕事をしており、自己の人生からの招命に従って、何か重要な仕事をしようと望んでいる。それはしばしば、人類全体のためになるようなことだ。しかし時に、自分が背負った仕事はあまりに難しすぎ、人間の力で可能なことではないと感じて憂鬱になる時期がある」。

エルムがタイプレメディとなる人は、自分自身がこの人生で何か大切な仕事をしなければならないと感じている。人によっては自分の人生の目的をはっきり意識し、それを果たすために日々努力している。

しかし現代社会や人々のあり方が、高い世界観や価値観からかけ離れており、自分が目指す理想との間のあまりに大きなギャップを埋めることは不可能だと感じられることがある。これは高いヴィジョンや理想を持ち、かつ現実の世界から目をそらさずに活動をする人が感じるジレンマであり、疲れであり、孤独だ。時には献身し、奉仕し、働き過ぎることで、疲労や無力感に圧倒されることもある。

このようなとき、エルムのエッセンスは、高い空に目を上げ、もう一度自分自身の立つ場所、自分自身を動かす動機を見つめるように促す。そして空から引き上げられるように自分をまっすぐに伸ばし、すでに自分が成し遂げてきた多くのことを数えて、感謝とともに受け入れること。自分自身の力と同時に、自分を支えてくれるもの、またこの人生から与えられた恵みを思い出すよう促す。

そうすることで、エルムのタイプはその本来のリーダーシップを発揮し、また明るい気持ちで自分自身の仕事に向かい続けることができる。

より一般的な使い方では、やらなければいけないことがあるのに無理だと感じて圧倒されてしまうような場合にも、エルムのエッセンス助けになる。

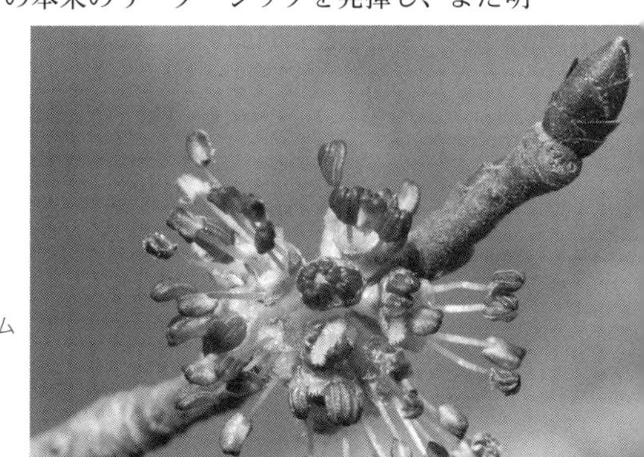

エルム

エンジェルズトランペット（コダチチョウセンアサガオ）

ナス科
キダチチョウセンアサガオ属

FES　**エンジェルズトランペット**　*Brugmansia x candida*
（旧名 *Datura candida*）（白）
和名　コダチチョウセンアサガオ
LE　**キダチチョウセンアサガオ**　*Brugmansia suaveolens*（白）（日本）
日本で見られる近縁種　キダチチョウセンアサガオ　*Brugmansia suaveolens*（帰化）

英語ではベラドンナ科だが日本ではナス科と訳される。魔術で用いるマンドラゴラも同じ科。ナス科には強いアルカロイドを含むものが多い。アルカロイドは植物が身を守るために合成する化学成分で、動物には有毒。少量で強い生理学的な反応を引き起こすので、医薬品の成分にもなる。

幻覚作用のあるものもあり、ケシ（アヘン、モルヒネ、コデイン）、コカ（コカイン）など向精神作用のある植物の多くがアルカロイドを含む。カフェイン、ニコチンもアルカロイド。これらの成分には薬と毒の両面があり、本来、正しいコンテクストで少量を薬として使われるべきものだが、それを娯楽目的などで常用すると、体に有害な作用や依存性が起きる。

キダチチョウセンアサガオ属の植物はチョウセンアサガオ属（ダチュラ属）に含められていたが、現在はキダチチョウセンアサガオ属（ブルグマンシア属）として独立。その名残りから両属はよく混同される。チョウセンアサガオ属は一年草または多年草で、上向きに花をつける。キダチチョウセンアサガオ属は木または藪になり、花が下向きに垂れ下がる。

FES のエンジェルズトランペットはキダチチョウセンアサガオ属。属名は「穏やかにする」、種小名は「白く輝く」。南アメリカ原産。現在は多くの国で栽培され、熱帯地域で野生化している。水はけのよい湿った土壌で、やや日陰の場所を好む。幹は枝分かれしながら育ち、高さは最大 10 メートルになる。

花期は春から秋だが、温かい地域では冬でも花が咲く。下向きに垂れ下がる大きな花は雪のように白い。花弁は先が５つに分かれて反り返る。花はよい香りがあり、とくに夜に匂いが強くなる。これは受粉を担当する蛾をひきつけるため。

ベラドンナと同じアルカロイドを含み、非常に有毒。

アマゾン流域、ペルー、コロンビアなどの先住文化では、シャーマンが目に見えない世界とコンタクトしたり、予言やヒーリングを行う際に用いる。ただし３日ほど昏睡状態になるので、本当に重要な場合にしか使われない。

薬草としては湿布や塗り薬にしたり、葉を患部に当てて成分を経皮吸収させる。痛みや炎症、関節炎、リウマチ、頭痛などの治療に用いられる。

最近ではペルーやコロンビアで、ヴィジョンを与える神聖な植物アヤワスカを求めてきた観光客をだまして、エンジェルズトランペットを飲ませるケースが報告されている。用量を間違えると死ぬことがあるのでたいへん危険。

医学誌の報告では、エンジェルズトランペットによる幻覚は楽しいよりも恐ろしいものが多く、強いトランス状態と同時に激しく不快な身体作用と一時的な精神錯乱を伴う。

毒性が強いので、フラワーエッセンスを作る場合も、マザーエッセンスの段階で飲んではいけないものの１つ。

薬草としてのエンジェルズトランペットには非常に強い向精神作用があり、伝統的に魂を肉体から一時的に切り離して、向こう側の世界を経験させるために用いられる。エッセンスとしての作用は、そのパワフルな肉体への作用を、エネルギーと意識のレベルで反映する。

向こう側の世界に意識を開き、意識的に肉体や物質世界との関わりを手放して、こちら側と向こう側の幻の壁を乗り越えるのを助ける。また目に見えない世界に意識を開くことで、スピリットガイドや、先に亡くなって向こう側で待っている人たちの存在に気づくのを助ける。このエッセンスは、病気の終末期にあって、あるいはホスピスで、意識的に人生の終わりを経験しようとしている人が死と向かい合い、肉体の死に対する恐れを手放すのを助ける。

LE では自生のキダチチョウセンアサガオからエッセンスを作っているが、ブラインド（参加者が何の花か知らない状態でエッセンスを試す）テストでは、多くの参加者から「ものすごくまぶしい」「突然、光が降ってきて目が覚めたような感じ」「強い光が神経を上から下にざーっと流れて、神経のブロックが押し流されていく感じ」といった経験が報告され、非常に強い６チャクラと視覚への働きと、７チャクラと神経系の活性化が観察された。

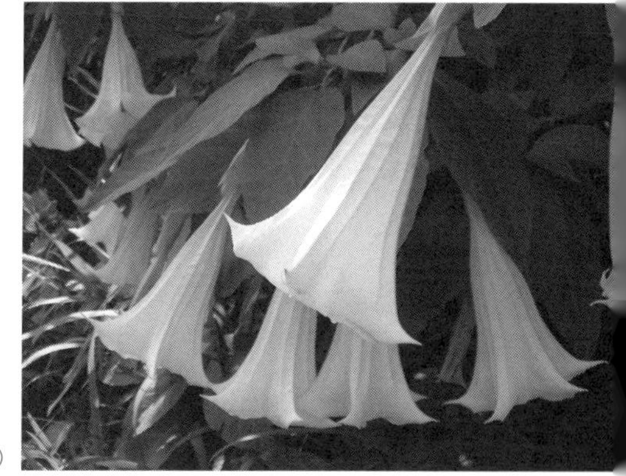

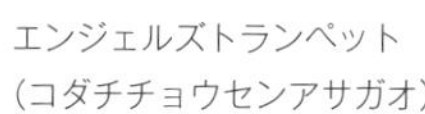
エンジェルズトランペット
（コダチチョウセンアサガオ）

エンジェルズトランペット（ケチョウセンアサガオ）

ナス科
チョウセンアサガオ属

GHF　**エンジェルズトランペットまたはサンライトダチューラ**　*Datura inoxia*
（白）（旧名 *Datura meteloides*）
和名　ケチョウセンアサガオ
日本で見られる近縁種　チョウセンアサガオ　*Datura metel*（帰化）

エンジェルズトランペットの全体的な説明は「エンジェルズトランペット（コダチチョウセンアサガオ）」の項を参照。

GHF のエンジェルズトランペットは、チョウセンアサガオ属のケチョウセンアサガオを使っている。

属名はヒンズー語で「白いサンザシ」、種小名は「害のない」。英語での別名はムーンフラワー（月の花）、セイクレッド（神聖な）ダチュラ。

アメリカ南西部から中南米原産の１年性の低木。現在はアフリカやアジア、オーストラリアにも移入されている。

高さは 1.5 メートルまで。茎や葉は柔らかい灰白色の毛で覆われ、全体として銀色がかかって見える。葉や茎を潰すと、古くなったピーナッツバターのような匂いがする。

花期は夏のはじめから秋の終わり。夜になると、非常にいい香りのする白い大きな花を開く。トランペット型の花は上向きに咲き、時間が経つと少しずつ頭を下げる。実には細かなトゲがたくさんあり、熟すと割れて種を散らす。トゲトゲで動物の毛にくっついて遠く移動することもある。種は土の中で何年も眠って芽を出すことができる。

種を含む植物全体が有毒なアルカロイドを含み、鎮痛作用と強い幻覚作用がある。先住部族は疼痛の緩和や通過儀礼の儀式に用いてきた。

GHF ではこの花から、太陽の光で作った「サンライト・ダチュラ」と、満月の光で作った「ムーンライト・ダチュラ」の２種類のエッセンスを作っている。

太陽の光で作ったものは、自分の人生の状況について、高い場所から強い光を当て、はっきりと見るのを助ける。６、７のチャクラに強い刺激を与え、物事を見通したり洞察を得る能力を強める。

満月の光で作ったものは、月の力と女性の心と体を調和させるのを助ける。ホルモンバランスの乱れにともなう不調がある場合、とくに生理中に服用して、月の周期と自分の体の周期を調和をさせるのを助ける。

月の光は静かで内省的な質を人間の中に目覚めさせるが、その力を借りて、自己の内側にある神聖な場所を見つけ、そこで自分自身と対話するとり組みにも役立つ。

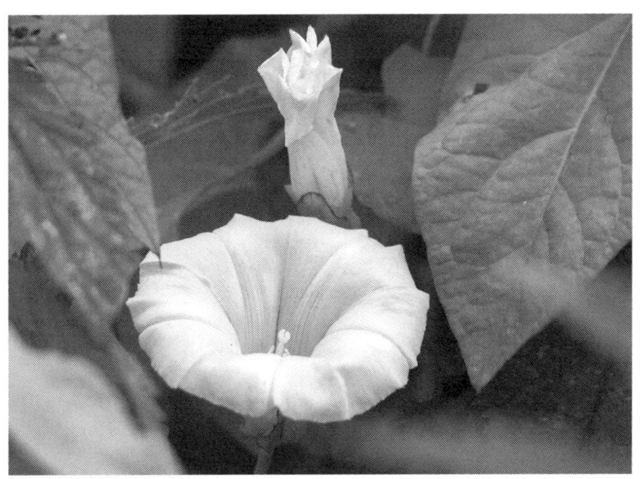

エンジェルズトランペット（ケチョウセンアサガオ）

オーク ブナ科 コナラ属

FES-EE **オーク** *Quercus robur*（雌花は赤、雄花は黄緑）
HH **オーク** *Quercus robur*（雌花は赤、雄花は黄緑）
和名 ヨーロッパナラ
日本で見られる近縁種 クヌギ *Quercus actissima*、ミズナラ *Quercus crispula*、カシワ *Quercus dentata*、コナラ *Quercus serrata*

属名はラテン語で「オーク」。英語ではこの属の木はまとめてオークと呼ばれる。バックのオークは種小名「強い、盛んな、かたい」で、コモン（普通の）オーク、イングリッシュ・オークと呼ばれる。コーカサスより西のヨーロッパ全土に自生し、中国や北アメリカでも帰化して野生化している。

大型の落葉樹で高さは25～40メートル。大陸性の気候であれば土壌の質にはうるさくない。ごつごつした枝を大きく伸ばし、広い樹冠を作る。オークの樹冠はビーチと違い光を完全に遮らないので、その下で他の植物が生えて成長できる。

最初に主根をまっすぐ下に伸ばし、次に枝や葉が広がり、それから水平方向に根を広げていく。この緊密な根のネットワークは樹冠の4～7倍の面積がある。自然でも数世紀生きるが、枝打ちなどの手入れをされればさらに長生きし、ヨーロッパでは1500歳に達した個体も知られる。

花季は春。同じ木に雌花と雄花がつく風媒花。雌花は枝の上の葉の脇につく、赤くぽちっとしたもの。雄花は枝からぶら下がる形で、長い軸にたくさんの小さな黄緑の花がつき、大量の花粉を放つ。

実はおなじみのどんぐりで、はかまをはいた実が秋の半ばに熟す。1本の木が非常に大量のどんぐりを実らせ、その大半は虫や鳥、動物の食糧になる。昆虫や野生動物にとって家というか町のような存在で、非常にたくさんの昆虫が住む。老齢になって折れたり朽ちたりしながらも新しい芽を出し、時に花を咲かせ、最後までまわりの生き物に与え続けるオークの姿には、非常に胸をうつものがある。

ヨーロッパでは古代からゴール族やケルト族により神聖な樹木とされてきた。避雷針のように雷を受けてまわりを守ることから、雷神の木としての伝承が多い。

カルペパーによれば「オークは木星が司る樹木で、葉、樹皮、ドングリのはかまは、固定して乾かす性質が非常に強く、体の内外の出血を止める」。効能としては「どんぐりとオークの樹皮をミルクで煎じて飲むと、有毒な植物や薬を中和する。葉が開く前の芽を煮て作った蒸留水は体の内と外の炎症を抑え、出血など不要な流れを止め、感染症に抵抗する力をつける」としている。

寛容で恵み深い性質からも木星の質が感じられる。

中世には呪いや悪意のあるまじないから守る力があるとされ、オークの枝を十字に組み合わせて赤いひもで縛ったものが魔よけに使われた。

バックはオークを「失望または絶望」へのレメディに分類している。「健康を回復するために苦闘し、全力で戦っている人たちに。また、そういった人たちの毎日の生活の出来事に関連して。このタイプは、たとえ回復の望みがないように見えても次々と別のことを試し、戦い続ける。病気のせいで責任が果たせなかったり、他の人を助けられないと、自分に非常な不満を感じる。勇敢な人々であり、希望を失ったり、努力を投げ出したりすることなく、大きな困難に対して立ち向かう」。

オークのタイプの人は責任感がきわめて強く、社会の中での自分の役割をつねに考えている。自分の足で立ち、重い荷を背負うことのできる人々で、自分でも自分の強さを知っている。それはオークの木が自然環境の中での自分の役割をとても大切にして、まわりの生命を支え、与えようとしている姿そのままだ。

寿命が長く、強く、嵐や洪水にも耐える。大量のどんぐりを豊かに実らせ、その大部分を気前よく動物や昆虫、鳥たちに与える。落雷は自分で受けて、まわりに被害を与えないようにする。そして生命力の限界まで、折れたり朽ちたりしても立ち続け、なお可能であれば他のものに与え続けようとする。このようなオークのアーキタイプを共有する人が、この人生で学ぶこととは何だろう。

人間としてよく生きるには、自分個人の幸せや健康と、まわりへの奉仕をバランスさせることが必要だ。行き過ぎたオークは自分個人の幸せや健康を、社会や家族のために犠牲にする。自分の強さに頼るあまり、倒れるまで責任を背負い続ける。このようなあり方は、この人生を責任を果たすための苦闘の場にする。しかし自分自身と自分の楽しみのために、生きる時間とエネルギーを使うことは、人生をバランスさせるためにも、豊かな人生経験を通して自分の魂を育むためにも必要だ。

オークのエッセンスは意志の力に頼る生き方を緩め、人生における次の段階へと成熟することを教える。それは自己の限界を受け入れ、適切に自分の役割や責任を果たし、適切にそれを手放せるあり方だ。そして責任や役割を譲ることで、他の人々が自ら成長する機会を作り出すこと。自分をバランスさせることを知ったオークは、調和のとれた強さの理想の姿となる。

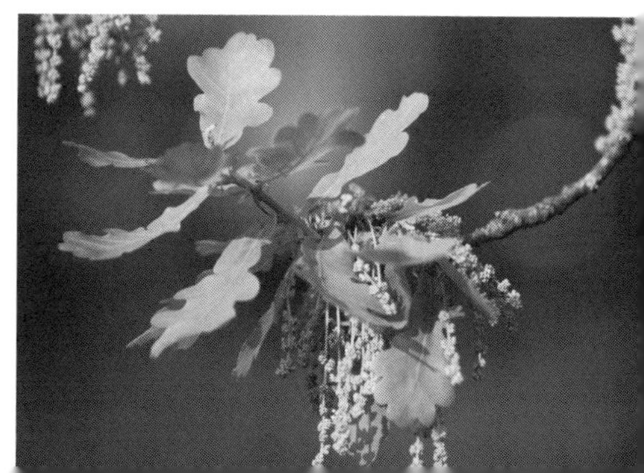

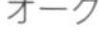
オーク
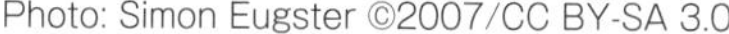
Photo: Simon Eugster ©2007/CC BY-SA 3.0

オリーヴ モクセイ科 オリーヴ属

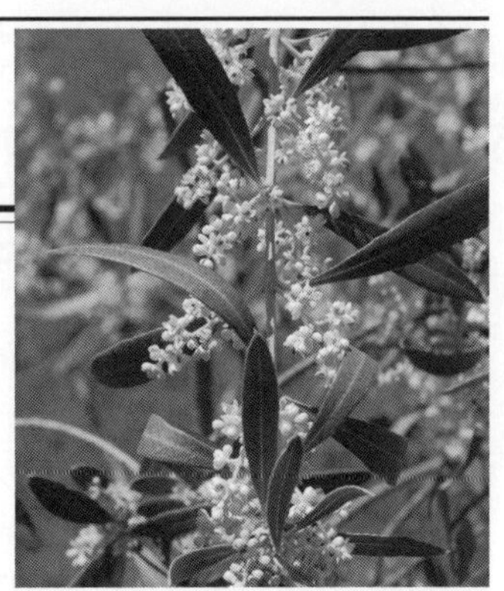

FES-EE **オリーヴ** *Olea europaea*（白）
H H **オリーヴ** *Olea europaea*（白）
和名 オリーブ
日本で見られる近縁種
オリーヴ *Olea europaea*（同一種、栽培）

属名は「オリーブ」、種小名は「ヨーロッパの」。地中海原産の常緑樹でヨーロッパに広く自生。古い時代に栽培種が確立され、現在は世界中の温暖な気候で栽培されている。気温の高い海岸性の気候、直射日光と石灰質の土壌を好み、石灰岩の斜面でよく育つ。肥えすぎた土壌ではむしろ育ちが悪く、油の質も悪いことが、ローマの博物学者プリニウスによってすでに指摘されていた。

背が低く、幹は曲がったりねじれたりしながら横に広がり、高さは８～15メートルを越えない。日照りに耐え、病気や火事にも強く、根はたくましく、地上部が破壊されても切り株から匍匐枝を出して再生する。成長はゆっくりで時間がかかるが寿命は数百年以上。適切に剪定されれば年をとってからも実をつけ続ける。

花期は４月から５月。前の年に伸びた枝に、小さな花がたくさん集まって咲く。花弁は４枚。色は白からクリーム色で、甘い香りがある。風媒花。

7000年前に地中海で栽培が始まり、古代ギリシャ文明の富と国力の源泉となった。女神アテナの木とされ、またアポローンとキュレネーの息子が銀梅花のニュムペーたちから、蜂の飼い方やオリーブの栽培を学び、人間に教えたとされる。

オリーブの枝は豊かさ、栄光、平和の象徴で、葉のついた枝を神殿で神々に捧げげ、枝で作った冠は戦いや試合の勝者に与えられた。

古代ギリシャの博物学者テオプラストゥスは「オリーブの栽培は挿し木で増やす」と書いている。これは種をまくと一種の先祖返りを起こして、トゲのある野生種の性質を持ったオリーブが育つためで、オリーヴの「原点に帰ろうとする力の強さ」を示して興味深い。

地中海周辺には数百歳の木が多くあり、アテネにはプラトンのアカデミアの森の一部だったオリーブが生き残っており、推定2400歳。エルサレムのゲッセマネの園に生えているオリーブの木は、ナザレのイエスの頃にさかのぼるとされる。

カルペパーは栽培種と野生種を挙げ、「どちらも熱い国にしか育たず、寒い環境では実を結ばないし冬を越さない」「栽培されているものは金星の木であり、穏やかな性質であるが、野生のものは冷やし固める性質がある」としている。

ロスは木そのものを木星、オイルを金星の質としている。オイルは伝統的にエジプトからヨーロッパにかけて儀式や魔術、治療やヒーリングに用いられる。

イングリッシュ・エッセンスの中で、バックが自分の手で作ったのではない２つのエッセンスの１つ。オリーブはイタリア、ヴァインはスイスの知人に作らせている。これはどちらの植物も温かい気候を好み、イギリスが理想の成育環境ではなかったためと思われる。バックがオリーブからエッセンスを作ろうと考えたのは、キューガーデンのオリーブの木を見てではないかと推察されている。

バックはオリーヴのエッセンスを「自分の現在の状況に十分な興味が持てない」ことへのレメディに分類している。「精神的あるいは肉体的に非常に苦しみ、疲労困ぱいしてうんざりしており、自分にはこれ以上の努力をする力が残っていないと感じる。毎日の生活はたいへんなばかりで、喜びのない仕事だと感じる」。

オリーブの木の寿命の長さ、耐久力、再生力、年を経ても実をつけ続ける生命力は、まさにこのような状態へのレメディだ。

オリーブのエッセンスには「長期の苦闘」「疲労困ぱい」といった定義がよく用いられるが、これはごつごつと曲がりくねった幹や枝の印象があるかもしれない。またバックが見たのはおそらくイギリスという寒く湿った、オリーヴにとっては合わない環境で育てられていた木だと思われる。ギリシャやイタリア南部、あるいはカリフォルニアなどの地中海性気候で、豊かな太陽を浴びてのびのびと育つ木を見ていたら、印象は少し違っていたかもしれない。

たとえばギリシャのデルポイの、アルテミス神殿の周辺などにはオリーブがたくさん自生しているが、これらの木々はオリーヴの気高く神聖な質を感じさせる。そういった観察からは、オリーブのエッセンスはもっと定義を広げることができると感じられる。オリーヴの持つ、長く続く苦闘や慢性の疲労状態で肉体の強さを引き出す力は、単に肉体のエネルギーを賦活するというより、精神の宿る神聖な宮居としての肉体を、自己の本質とのつながりを目覚めさせることで強め、それによってもう一度、本来の活力ある状態をとり戻すことを可能にするのだ。

オリーヴの木のアーキタイプには、スイートチェスナット同様、古代から人類と結びつき、集合意識の古い層と結びついている樹木独特の深さが感じられる。それはひととおりの理解で終わらせてしまうことのできない、深く大きなアーキタイプだ。

日常的な使い方では、長い間がんばり過ぎ、アドレナリンを使いきって疲労の極に達しているようなときに、もう一息がんばるための後押しを与えてくれる。

オレゴングレープ メギ科 メギ属

FES　オレゴングレープ　*Mahonia aquifolium*（旧名 *Berberis aquifolium*）（黄色）
和 名　ヒイラギメギ
日本で見られる近縁種　ヒイラギナンテン　*Mahonia japonica*（シノニム　Berberis japonica）

属名はアメリカの園芸家バーナード・マクマホンにちなむ。種小名はラテン語で「とがった葉っぱの」。この種小名はホーリーと同じ。英語名はオレゴングレープだが、ブドウとは全く関係ない。混乱を避けるため、オレゴングレープホーリーと呼ばれることもあるが、しかしホーリーの仲間でもない。

アメリカ西部原産の常緑の低木。シエラ山脈、カスケイド山脈などの低木の森やダグラスファー（ベイマツ）の森の下生えとしてよく見られる。半日陰を好み、水はけがよければ貧しい土壌でもよく育つ。寒さにも強い。

高さは１～２メートル。葉はつやつやで皮のようにかたく、とげとげしている。これはいかにも「触るな」というジェスチャー。

花期は春。黄色の小さな花が密なかたまりになって咲く。個々の小さな花は明るい黄色の萼が６枚、同じ色の花弁が６枚。アップで見るととても可愛らしい顔だちをしている。虫媒花。

濃い青黒色のベリーがブドウの房のように集まって実る。味は非常に酸っぱく、大きな種があるが､鳥が食べる｡アメリカ西部の先住部族はこれをツツジ科のサラールや他の甘い果物と混ぜて食べる。また霜が降りたあとには実が柔らかくなり、酸味が丸くなるので、そのまま生で食べることもできる。

成熟した木の根は黄金色で、根のエキスには解毒や血液浄化の作用がある。先住部族は根を食欲不振、熱、関節炎、黄疸（おうだん）の治療に使う。

現在の薬草学では、免疫を向上させる薬草ゴールデンシールの代用として用いられることが多い。

オレゴングレープのエッセンスは、まわりの世界や相手から敵意や悪意を予期し、そのために相手を近づけずに距離を置いたり、自分から敵意を示したりして相手が近づいてこないようにする防衛パターンがある場合に、他者への信頼を回復をするの助ける。

オレゴングレープが当てはまる人は、子ども時代にまわりから善意や好意をもって扱われた経験があまりない。冷たく、邪険にされ、時にはあからさまな悪意や敵意をもって扱われ、自分で自分を守らなければならないことが多かった。そのためにまわりの世界やすべての他人が、自分に敵意や害意をもっていると思い込んでいる。

これは必ずしも現実ではないが、本人の中に強い思い込みがあるので、何気ない他人の態度や、場合によっては相手が親切のつもりでやったこともゆがめて解釈し、それを拒絶したり、そこから逃げたりする。

つねに他人から距離をとっているので、他人と親しく接する機会がない。他者との関係を経験する機会がないため、内面の思い込みはますます強くなり、時にはまわりのすべての存在が自分に敵意を持っていると感じるようなパラノイア的な状態になる。

このような防衛パターンに対して、オレゴングレープのエッセンスは、その明るく穏やかな光で魂を照らし、世の中には善意や人間の優しさが存在する可能性、そして自分もまた受け入れてもらうことができるという可能性を思い出せる。またハートに灯を灯すように、他者の善意や好意に気づいたり、防衛の隙間を通してそれを感じるのを助けてくれる。

人を信じられないパターンを変えていくには時間が必要だが、少しずつ、まわりの優しさや好意を受け入れていく勇気を持つことで、それは可能だ。

少しずつ他者との距離を縮めていくことで、過去の経験に基づく思い込みではなく、今の自分にとって現実の形で他の人々との関係を経験し、過去を癒していくことが可能になる。そして他者を信頼することで、その善意や愛情を受けとることができるようになる。

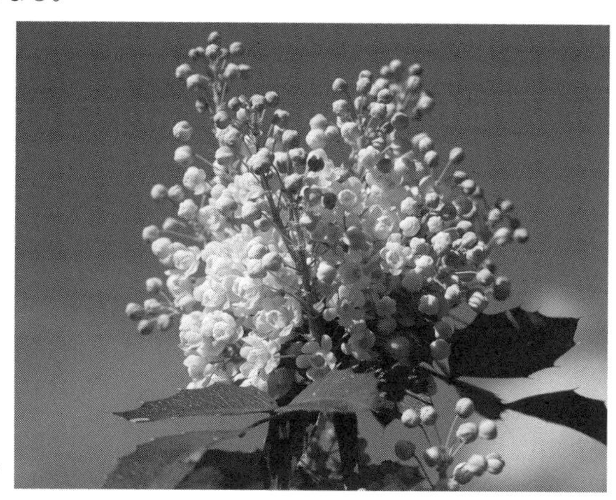

オレゴングレープ

カイエンヌ ナス科 トウガラシ属

FES　カイエンヌ　*Capsicum annuum*（白）
和名　トウガラシ

属名はラテン語で「箱」。実が中空なことから。種小名は「1年性の」。この種の中にトウガラシからピーマン、カイエンヌ、パプリカまでが含まれる。FESのエッセンスに用いられているのはトウガラシの花。

中央アメリカ原産で、温かく乾燥した環境を好む。本来は一年草ではなく、冬に霜が降りない地方では何年も生きて低木になる。高さは60センチまで。

茎は盛んに枝分かれし、7月から9月頃、非常にたくさんの小さな白い花をつける。花の基本色は白だが、わずかに緑や紫を帯びることもある。花弁は5枚が基本だが、6枚や8枚のものも見られる。自家受粉できるが、昆虫が来ると実の大きさや実が熟すスピードが速くなる。ただし昆虫が花粉をとるためには、マルハナバチなどがやるバズ受粉（花に捕まって、羽を動かす筋肉を細かく動かし、花を振動させること）が必要。

花が終わったあとに緑色の実が上向きにつき、熟すと赤くなる。これがトウガラシ。香辛料として有名だが、薬として使われることもある。湿布剤にしたり、抽出液を外用にして筋肉痛、凍傷、養毛などに用いる。基本は刺激する作用。防虫効果もある。

カイエンヌの質は、トウガラシの辛さが象徴する刺激の強さと熱で、火の要素が非常に強い。対応する惑星は火星となる。

トウガラシを食べると口の中がひりひりして、代謝が上がって体温が上がり、汗が出る。また刺激で眠気が飛んで目が覚める。これと同じことを、カイエンヌのエッセンスはエネルギーのレベルで行う。

カイエンヌのエッセンスが役立つのは、内的な熱が足りず、エネルギーが停滞しているとき。これは日常的な生活でも、また人生の長期的な道すじでも起きる。無気力だったり、だらだらした状態で先に進めず、やらなければならないことも先延ばしにする。前に進むことへの心理的な抵抗があることもある。

そのような状態にあるときにカイエンヌは、火の力で刺激し、エネルギーを勢いよく流れさせる。それによって停滞した状態から抜け出て、やる気が出たり、新しい経験を求める衝動が湧いてくる。

これは特定のタイプというより、状況に応じて誰もが使える汎用レメディ。

なお慢性的に停滞や抵抗のパターンがある場合には、深いところに抑圧された心的トラウマなどの理由が別にあることもあり、その場合にはほかのレメディを考えることが必要になり、またおそらく時間をかけて深いレベルでのとり組みが必要になる。

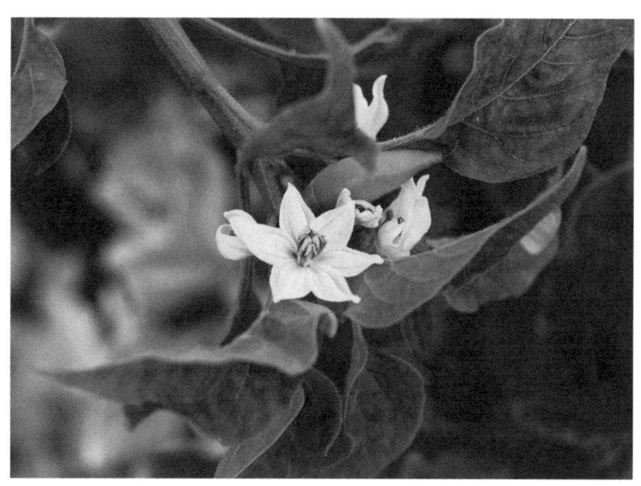

カイエンヌ

ガーリック ヒガンバナ科 ネギ属

FES ガーリック *Alium sativum*（薄紫）
和名 ニンニク

属名はラテン語でニンニクやリーキのこと。種小名は「植えられた、栽培種の」。中央アジア原産の多年草。ただし野生種は見つかっておらず、現在あるのは古くからの栽培種。数千年以上前から、古代エジプトはじめ世界中で薬草や食材として使われてきた。

非常に丈夫で病気にも強く、適応力もあり、条件がよければアラスカでも育つ。球根の鱗茎で増え、1つの球根に10～20個の鱗茎がつく。葉は平たく細く長く、先がとがっている。花茎はすらりとして長くしっかりとしており、高さ1メートルくらいまで。

花期は7月から9月。色はピンクから紫で、茎の先端に小さな花がたくさん集まり、ボールのような球状になる。個々の小さな花は花弁が6枚。真ん中に雌しべがあり、それを6本の雄しべが囲む。蜂や蝶が受粉を行う。

ネギ属の中でもアリシンを多く含み、強い匂いがある。この匂いは鳥や動物、昆虫などから身を守るためと考えられ、ウサギやモグラも嫌う。

昔から滋養強壮効果が知られ、メソポタミアの楔形（くさびがた）文字の記録にも頻繁に出てくる。紀元前3000年にはエジプトでも栽培されており、ピラミッド建設の際、労働者にはニンニクやタマネギが配給された。

古代ギリシャでも兵士の食糧とされ、プリニウスはローマの兵士や船乗り、農民などが体力をつけるために食べると書き、ガレヌスは「田舎の万能薬」と呼んだ（匂いのため都市部の人は食べなかったらしい）。

11世紀の中東の医師アヴィケンナ（イヴン・シーナー）は、『医学典範』に関節炎、寄生虫、慢性の咳、感染症などによいと書いている。殺菌作用があり、第一次、第二次大戦では、負傷者の壊疽（えそ）を防ぐのに用いられた。

各種の酵素やサポニン、フラボノイドやアリシンを豊富に含み、また強力な酸化還元作用や殺菌力もある。ただしタマネギと同様、イヌやネコなどの動物が食べると血液中の赤血球が破壊され、血尿、下痢、嘔吐、発熱を引き起こすことがある。

古代ギリシャでは冥府の女神ヘカテーの供物として十字路に供えられた。

中世のヨーロッパでは悪霊や疫病から守るとされ、ひもに結んで首にかけた。とくに中央ヨーロッパでは悪魔、狼男、吸血鬼を遠ざけるとされ、窓にかけたり、煙突や鍵穴に汁を塗ったり、首にかけたりした。兵士や船乗りもお守りとして身につけるなど、昔から強い守護の力があるとされる。

カルペパーは「火星が支配する薬草で、非常に熱く乾いた性質がある」とした。「内服しても外用に用いても、貧しいものの万能薬であるが、刺激が強く、脳に熱性のエネルギーを送り、気の短い者にはかんしゃくを起こさせる。憂鬱質の者がとるとエネルギーが薄められて、奇妙な夢や幻覚を見る」とも書いている。

ガーリックとセントジョンズワートのエッセンスは、どちらもアストラル体（アストラルフィールド、４番目のエネルギーフィールド）を保護をする力がある。アストラルには、人間のエネルギーフィールドに侵入したり、寄生してエネルギーを吸いとったりするいろいろな存在がいる。

ガーリックのエッセンスがとくに役立つのは、神経質で、精神活動は活発だがグラウンディングが弱く、生命エネルギーが不足して顔色が青白かったり手足が冷たかったりするタイプ。

このようなタイプはアストラル体のバウンダリが広がって散りやすく、アストラル・レベルの侵入を受けやすい。また肉体面での免疫力も低く、細菌やウイルスに感染しやすい。

ガーリックのエッセンスはグラウンディングを強め、エネルギーの循環をよくし、アストラル体のバウンダリを強め、外部の存在を侵入しにくくする。

このエッセンスは服用以外にミストを作ってもよく、合わせて食事にニンニクをとり入れるとよい。食材としてのニンニクの体力増強作用と体を温める作用は、エッセンスと相乗的に働く。

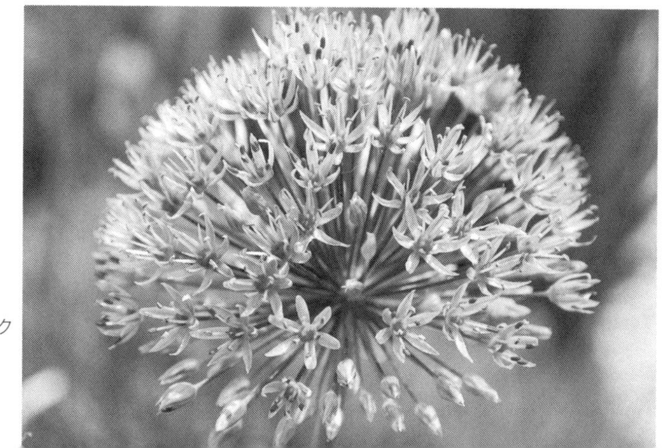

ガーリック

カリフォルニアピッチャープラント

サラセニア科
ダーリングトニア属

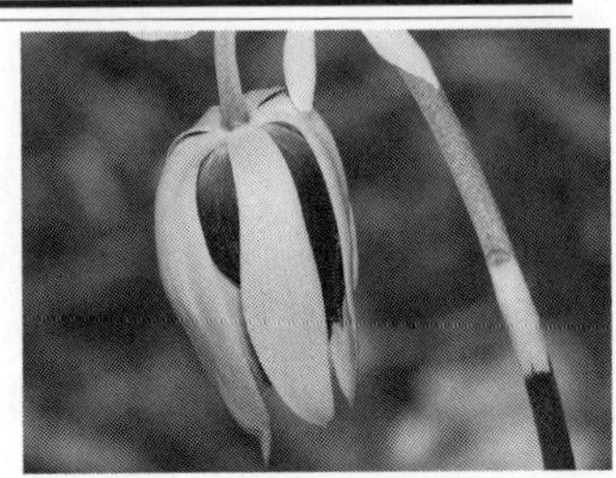

FES　**カリフォルニアピッチャープラント**
Darlingtonia californica（緑・紫）
和名　ランチュウソウ

属名はアメリカの植物学者ウイリアム・ダーリントンにちなむ。種小名は「カリフォルニアの」。ダーリングトニア属にはこの１種のみ。和名のランチュウソウは、頭がむくっと丸くなった筒状の葉と、その先端からひれのようなパーツがたれ下がっているのが、金魚のランチュウに似ているところから。英語では筒状の部分を蛇の頭と胴体、たれさがっているパーツを蛇の舌と見て、コブラリリー、コブラプラントと呼ぶ。

フラワーエッセンスとしての性質を考えるとき、一番目立つ特性は食虫植物であること。葉の先端が膨らんだピッチャー（水を注ぐ器）のような部分に、虫を捕らえて消化する液が入っている。

アメリカ西海岸の北部に生える固有種。生える環境が非常に特殊で、この地域でしか見られず、栽培も非常に難しい。最初にカリフォルニアのシャスタ山で発見されたが、あまり見かけられない非常に珍しい植物。多年草。

栄養の乏しい蛇紋岩土壌や苦鉄質鉱物の岩土壌で、冷たい水の湧き出る斜面や、冷たい水の流れ込む湿原などに群落を作る。日中は涼しく、夜は冷え込む気温を好み、根のまわりの温度が 18 度を越えないことが必要。 長く生きるためには成長を止めて冬眠できる寒い冬が必要。

冬でも葉はつけたままだが、零下になると地上部は枯れて根茎で冬眠する。匍匐茎を出して広がる。根さえ冷たく保たれていれば、火事に遭って上部が焼かれても再生できる。

貧しい土壌に生える植物はしばしば必要な窒素を補うのに菌類と共生するが、カリフォルニアピッチャープラントは昆虫を捕らえ、そのたんぱく質から窒素を得る。

葉はよじれるように立ち上がり、筒状になって、先端がバルーンのように丸く膨らむ。この部分が昆虫をとらえるピッチャー。その下の罠の部分には液が入っており、たんぱく質分解酵素が含まれている。ピッチャーの下側にはぽっかりとあいた入り口があり、多くの蜜腺があって、昆虫が引きよせられて入り込む。ピッチャーの天井部分は壁が薄くなって透かしのように光が入る。中に入った昆虫は、それを出口と間違えそこから出ようとするが出られない。内壁は湿ってつるつるとすべる上に下向きの毛があり登りにくく、昆虫はそのうち体力を消耗して液の中に落ちる。

この罠は非常に効率的で、ピッチャーの中には多くの昆虫が捕らえられている。個体が若い時期には小型の捕虫葉を地上に這わせ、アリなどを捕らえる。春になるとまず花を咲かせ、その数週間後にピッチャーを作り、夏の間中、虫を捕る。

１本の花茎がまっすぐ伸び、その先に花が１つ、うつむくようにつく。色は暗い赤から紫赤で、花弁は５枚。長い緑色の５枚の萼がそれを包む。開花しても花弁がくっつきあい、雌しべと雄しべを包み込む。昆虫は花弁同士の間の小さな隙間から出入りする。構造からは閉鎖受粉をすると考えられているが、確認されていない。やや不快な匂いがあるので、それに引き寄せられてくるハエか夜行性の昆虫がいると考えられている。

花茎をぐっと曲げて下を向くジェスチャーや、花の赤黒い色などは大地とのつながりを感じさせる。

フラワーエッセンスとしての性質は、食虫植物としての特性とわかりやすく結びついている。このエッセンスは食欲を含む、自己の本能的な面とのつながりを強め、自分が必要とするものをとり入れ、消化する力を育てる。自分の肉体の本能的な面を低いものと見なし、それから自分を切り離している人にとって助けになる。

生命の維持に必要な本能の表現、とくに食べることを卑しい行為と見なし、そのために肉体が必要とする滋養を受けとり、吸収する力が弱い。

１チャクラと２チャクラの機能が弱く、生きることへの意志が阻害されており、自分の欲求や肉体のニーズを受け入れることを拒む。また３チャクラの機能である消化力も弱い。１・２・３のチャクラの機能が低いため、体力が低く活力に乏しい。性的機能も弱いことが多い。

カリフォルニアピッチャープラントは沼や湿地に生える食虫植物で、植物でありながら昆虫を捕まえ、それを消化吸収して自分自身の栄養にする強さをもっている。自分に必要な滋養を手に入れ、自分の生命を支えることにためらいがない。そのエッセンスは、1チャクラが司る本能的な機能と生きることへの意志を強め、また２チャクラと３チャクラの消化吸収能力を強める。それによって肉体の中に住む魂が、物質世界で肉体を維持し、強く生きることを助ける。

カリフォルニアペオニー

ボタン科
ボタン属

FES　カリフォルニアペオニー　*Paeonia californica*（深い赤）
日本で見られる近縁種　ボタン属のうち草本であるシャクヤクが近縁になる

属名はギリシャ語で「医者」。種小名は「カリフォルニアの」。英語での別名はワイルドペオニー（野生のボタン）で、アメリカ原産のボタン。カリフォルニア原産の多年草。カリフォルニア中部以南の沿岸で乾いた山の斜面、セージで覆われた野原や丘の斜面、オークの森、シャパラルなどに下層植物として生える。

高さは35～70センチ。根は太くしっかりとした根茎になり、地上部の見た目から想像するよりずっとよく発達している。夏には葉を落として地上部は姿を消し、冬に雨が降り始めるとまた顔を出す。湿り気を嫌い、夏に雨が多い場所では育たない。薄緑の葉は7～12枚の小さな葉が複合したもので、細かく裂け、先がとがっている。

花期は1月から3月。茎の先端に真ん丸の黒赤いつぼみがつき、下を向きながら開いて、徐々に赤い色が目立ち始める姿に独特の雰囲気がある。

小さな下向きのカップ型の花が、頭を垂れて下を向く。色は暗い赤または紫赤から黒のグラデーションで、非常にたくさんの黄色の雄しべがぎっしりつまっている。大きさは2センチ前後で、日本でイメージするボタンからすると非常に小さい。1つの花に2つ～5つの黒い豆のような実がつく。

カリフォルニアペオニーは大地との関係が深い。また日照りに強く、山火事のあとに勢いがよくなるなど、火の元素との親和性も強い。

この花の最初の印象は、独特の深み。そして静かに惹きつけるようなカリスマ性。

1チャクラや2のチャクラの機能不全から、官能性やセクシャリティが抑圧されている場合に、これらのチャクラを賦活して機能の回復を助ける。また1チャクラの物質世界との関係にも対応し、お金や力との関係が自己の影になっている場合に、それに気づかせ、バランスをとり戻すのを助ける。

お金や力との関係が自己の影になる場合には、ふたつの表れ方がある。一方の極では、お金や権力を際限のない欲望の対象として手に入れようとする。反対の極では、自分がそれを必要とすることを認めるのを拒み、あるいはお金や権力と関わること自体を拒絶する。

これはどちらもバランスの乱れた状態で、ゆがんだ行動化につながる。たとえばお金や権力に異常に執着したり、それを乱用する。逆に自分の金銭的なニーズを否認して、貧しく苦しい生活を自分や家族に強いるなど。

しかしバランスがとれた状態でのこの花の本質は、静かだがパワフルなカリスマ性にある。表立って目立つようなきらきら系のカリスマではなく、深みのある、そして落ち着いた形で、他の人やものに影響を与え、また自分が望むものを手にする力。

このエッセンスは、特定の状態に対して使うこともできるが、明らかにこのエッセンスに対応するタイプもある。そのようなタイプが、静かなカリスマ性を内に持っていながら、それが物質世界に働きかける力として十分に発達していないような場合に、その力を引き出して育てるのを助ける。またそういう内的なカリスマ性がゆがんだ形や過剰な形で表現されている場合に、それをバランスさせる。

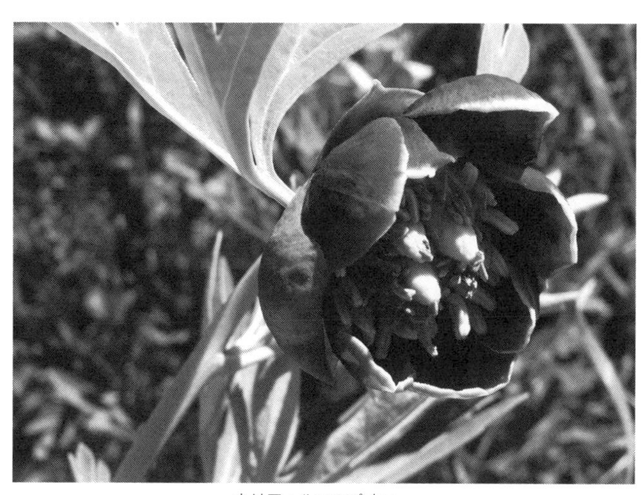

カリフォルニアペオニー

カリフォルニアポピー　ケシ科 ハナビシソウ属

FES　カリフォルニアポピー　*Eschscholzia californica*（オレンジ）
和名　ハナビシソウ

属名はドイツの植物学者ヨハン・フリードリッヒ・フォン・エシュショルツにちなむ。種小名は「カリフォルニアの」。別名はゴールデンポピー、カリフォルニア・サンライト（カリフォルニアの陽光）、カップオブゴールド（金の杯）。

アメリカ西部原産で、日射を好み、日照りに強い。カリフォルニアでは花の季節になると野原や丘一面を明るいオレンジ色で覆う。カリフォルニアの州花。

環境により一年草または多年草。原産地のカリフォルニアなど冬が穏やかなところでは冬を越すが、寒いところでは完全に枯れる。高さは60センチまで。茎は根元からひょろりと出て、その先に花が１つだけつく。葉は細かく分かれて小さな羽のように広がる。

花期は春から秋。花の色は濃いオレンジ黄色（英語ではゴールド）で、上を向いたカップ型。花弁は４枚。夜や寒い日、風が強いときには花が閉じて、翌朝また開く。虫媒花だが蜜はあまり作らず、代わりに大量の花粉を作る。

大量の細かい種子を作って落とし、同じ場所に咲き続ける。

カリフォルニアの先住部族は、花や葉を、気持ちを落ち着けて眠りを助ける、また鎮痛作用のある薬草として用いる。薬草学では中枢神経の働きをスローダウンさせ、体をリラックスさせ、穏やかに気分を高揚させる作用などが知られる。

上向きに開く杯型の花は、「受けとる」ジェスチャーを持っている。カリフォルニアポピーの鮮やかなオレンジの花は、太陽の光を受け止めて自分を満たそうとしているようだ。

また花の季節に群生して、広い野原の一面をオレンジに塗りつぶす様子は、社会性も表している。

カリフォルニアポピーのエッセンスは、本物の精神的な光と、見かけだけで人を魅惑するような偽りの光を見分ける力を刺激する。ケシ科の植物が持つ「中毒性と依存性」のテーマを、スピリチュアルな分野に投げかけるものともいえる。

精神性やスピリチュアルな分野に興味がある人の中には、自分の内面に目を向け、地道な自己の癒しや成長にとり組む人もある。他方で自分の外にばかり目を向け、表面的に目を引く経験やスピ系のセレブを追い求める人もある。

このエッセンスが助けになるのはその後者の場合だ。「努力しなくていい、誰にでもすぐできる」系のセミナーにも集まり、「幸運をもたらす」「すてきな出会いがある」等と宣伝されるスピ系グッズにもはまりやすい。スピ系以外の分野でも、ステータス、流行、華やかで人目を引くもの、きらきら系のセレブなどに目がくらむ。

しかしそれは経験の外面ばかりを追い求め、自分自身の内面に目を向けることをおろそかにして、本物の光ではなく、光のように見えるものに目をくらまされ、それを追いかけている状態だ。

精神的な救いをつねに自分の外に求め、逃避や依存の傾向も強い。そうなると、スピリチュアルな分野に入り浸りながら、本当の意味での精神的な成長は進まない。

カリフォルニアポピーは、その明るい金色の光で、このタイプの魂を内側から照らし、「もっとも重要で本質的な光は自己の内側にある」ということを思い出させる。精神的な道のりで本当に大切なのは、自分の中の光を育てることだ。

そして一見、地味な内面の癒しと成長を通してこそ、自己の内側の光を強めることができ、それによって本物の光とつながり、それを経験することができる。カリフォルニアポピーは内面と外面の光の関係性に関する、現代の精神性分野にとくに必要とされるレメディだ。

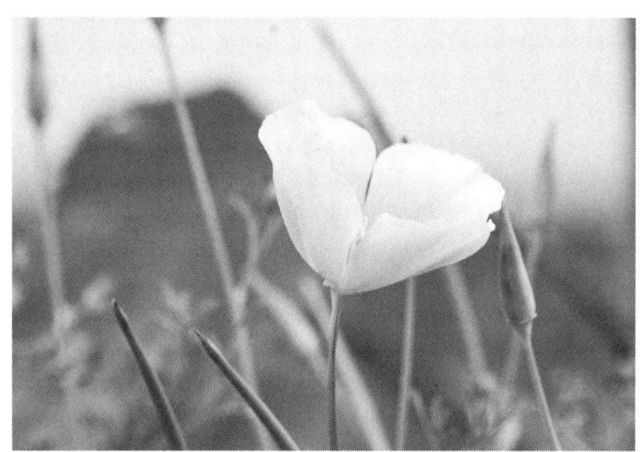

カリフォルニアポピー

カレンデュラ キク科 キンセンカ属

FES　カレンデュラ　*Calendula officinalis*（オレンジ）
GHF　カレンデュラ　*Calendula officinalis*（オレンジ）
和 名　キンセンカ
日本で見られる近縁種　キンセンカ（同一種、栽培）

属名は「小さな暦、時計」。種小名は薬草として使われたことを示す。この属の仲間はどれもカレンデュラと呼ばれる。またマリゴールドはコウオウソウ属のまったく別の花だが、カレンデュラをマリゴールドと呼ぶこともある。

原産地は地中海沿岸で、そこからヨーロッパ全体に広がり野生化した。多年草で高さは80センチまで。まっすぐな茎の先端に、濃いオレンジ色の小さな太陽のような花がつく。中心部の筒状花を舌状花が囲む、キク科の花らしい顔だち。筒状花は両性で舌状花は雌花。

朝に開花して、その日の内に終わる一日花。花期は春から初夏だが、条件がよければ1年中咲く。独特の強い香りがあり、精油も作られる。

日当たりがよければ栽培は容易で、古代ギリシャ、ローマ、中東、インドなどで薬草として栽培されてきた。オイルに漬けたものを肌に塗ったり、湿布にして傷の治療に用いる。花からは染料も作られる。

カレンデュラを成分にした軟膏は、傷や火傷の治療や肌の保護、スキンケアに広く使われる。抽出成分には抗炎症作用のほか、抗ウイルス、抗バクテリア、抗カビ作用がある。

花びらや花粉にはカロチンが多く含まれ、濃い黄色オレンジの色のもとになっている。花は食べられ、サラダなどに使われる。葉も、おいしくないが食べられ、β(ベータ)-カロチンなどを含み、栄養価が高い。

カルペパーはこれを「太陽の花で、香りの高い花をお茶またはスープにしてとると、心臓（ハート）とスピリットを穏やかに支える」としている。

薬草としては結膜炎、目の腫れや炎症の治療に使われる。この花を見つめると目によいという伝承もある。

薬草魔術では、カレンデュラの花は、太陽の力がもっとも強い正午に摘むと力が強いとする。守護の力があるとされ、束にしてドアや窓からつるしたり、眠る前に花びらをベッドの下にまく。
女の子が裸足でマリゴールドの花に触れると、鳥の言葉がわかるようになるという伝承もある。

カレンデュラのエッセンスは、太陽のような温かさを象徴する。
FESの定義では、これをとくにコミュニケーションの領域でとらえ、「温かい言葉のコミュニケーション」としている。人を切るような鋭い、厳しい言葉を使う傾向がある場合や、一方的に自分が話すばかりで他人に耳を傾けないタイプに対して、カレンデュラは、相手の言葉に耳を傾ける受容性をもたらす。また使う言葉を選ぶことで、コミュニケーションを温かなものにするのを助ける。
GHFの定義では、カレンデュラのエッセンスは大地とのつながりを深め、それによって植物や動物、自然の中の存在たちとのつながりを、感謝とともに理解するのを助ける。
カレンデュラの薬草としての性質と歴史を考えれば、そのエッセンスの使い方は、もっと広げることができる。
豊富なカロチンによって作り出される、強く生き生きとしたオレンジ色の花からは、2チャクラのチャージ効果が感じられる。2チャクラは免疫と感情のバウンダリを司るチャクラで、カレンデュラのエッセンスは、自己感情を強めることでバウンダリを安定させ、また免疫の働きを刺激する。
薬草としてのカレンデュラは、古代から肌に関する薬効や皮膚の保護効果が知られているが、皮膚は肉体のバウンダリ（外の世界と体の内部を分ける境界）だ。その視点から用いれば、カレンデュラのエッセンスから、エネルギーレベルでバウンダリを守る作用も引きだすことができる。
カレンデュラのエッセンスと精油を合わせてミストを作ると、穏やかなバウンダリの保護効果が得られる。

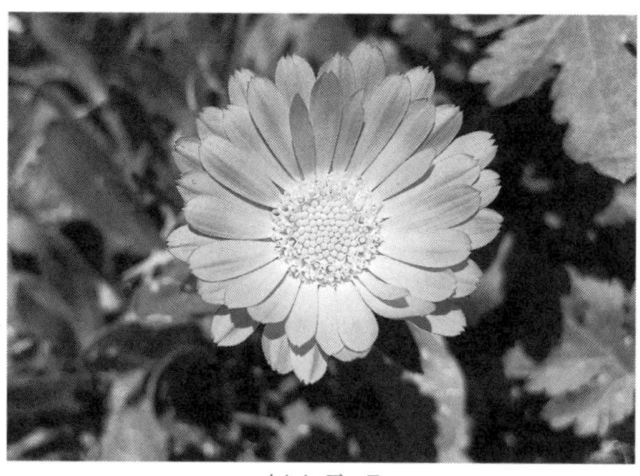
カレンデュラ

キャモミール

キク科
シカギク属

FES　**キャモミール**　*Matricaria recutita*（白・黄色）
シノニム　*Matricaria chamomilla*
GHF　**キャモミール**　*Matricaria recutita*（白・黄色）
シノニム　*Matricaria chamomilla*
和 名　カミツレ
日本で見られる近縁種　カミツレ（同一種、栽培から野生化）

属名は「母体」。種小名は「先端の短い」。シノニムの種小名はギリシャ語で「大地のリンゴ」。カモミールの花がリンゴに似た香りがすることから。英語ではイタリアン・キャモミール、ジャーマン（ドイツの）キャモミール、ブルー（青い）キャモミールとも呼ばれる。

ローマンキャモミール Chamaemelum nobilis（シノニム Anthemis nobilis）は同じキク科だが、カマエメルム属の植物。どちらもキャモミールの一般名で呼ばれ、薬草や精油として使われる。

キャモミールは耐寒性の一年草。ヨーロッパやアジアに広く自生し、道路の近くや開けた野原などでよく見られる。高さは60センチまで。茎は細いが強く、長く伸びて枝分かれする。葉は細かく別れる。

花期は夏の始めで、花はすぐにキャモミールとわかる独特の香りがある。中央の筒状花とそれをとりまく舌状花からなるキク科らしい顔だち。筒状花は黄色で円すい形に盛り上がり、舌状花は清楚な白。

属名はラテン語で「母体、子宮」を意味するが、これは薬草として昔から生理痛など女性の症状に用いられてきたことから。

ヨーロッパや中東で最も歴史の古い薬草の1つ。安眠効果やリラックス効果が知られ、胃や腸の不調、頭痛、不眠、生理痛などに用いる。気持ちを静めて寝つきをよくする作用から、寝る前に飲むハーブティーとしてもよく用いられる。

薬理学研究では抗けいれん、抗不安、抗炎症作用が認められている。

蒸留して抽出した精油は深い青色で、キャモミールブルーと呼ばれ、抗炎症成分のカマズレンを含む。

カルペパーは「エジプト人はこの植物を太陽に捧げた」とし、多くの薬効のある重要な薬草としている。効能としては「この花を漬けた油を全身に塗って眠ると、たっぷり汗をかき、粘液性のエネルギーの滞りによる症状、憂鬱や腸の炎症に効果がある。オイルや煎じた汁を塗るとその部位を温め、不要なものを分解し、全身に塗ると疲労がとれ、また傷みやけいれんをやわらげる。花をミルク、ワイン、砂糖で煮たものは発汗を促し、寒さ、うずき、痛みをとり、女性の月経を促す」などが挙げられ、温め、緩める（リラックスさせる）効果と、不要なものを流す効果があることがわかる。

薬草魔術では、太陽のように明るく光に満ちた性質から、他人にかけられた呪いを解く力があるとする。

キャモミールのぱっと見の印象は、清楚でとても優しい。だが茎は細いが強く、キク科の植物が持つ芯の強さを感じさせる。

キャモミールはその顔だちからも、体を温める薬草としての性質からも、伝統的に太陽の花とされる。フラワーエッセンスの性質もそれを反映し、温かで、穏やかで、伸び伸びとした感情性を表す。

キャモミールのエッセンスがとくに役立つのは、いつも胃のあたりに緊張があり、ぴりぴりしがちで、すぐに気分を害したり、気分が変わりやすい子ども。大人では精神の緊張を胃の辺りに溜め込み、感情のストレスを流すことができない。いろいろなことが気になって眠れず、不眠傾向がある。

そのような場合にキャモミールのエッセンスは、胃と太陽神経叢（たいようしんけいそう）、3チャクラの緊張を緩め、感情がスムーズに流れるようにして、穏やかに安定させる。ちょうど薬草としてのキャモミールが体を温め、緩め、緊張をとってリラックスさせる作用があるように、キャモミールのエッセンスは感情の緊張を緩め、ストレスから来るいらいらを穏やかに流させる。

エネルギー的には、3チャクラの絞るような緊張や凝り固まった状態を緩め、2チャクラの感情エネルギーが素直に流れるようにする。ストレスを受けると神経が緊張していらいらするタイプにとっての優れたレメディだ。

寝る前にキャモミールのお茶を入れて、このエッセンスをたらして飲む。あるいはキャモミールのエッセンスと精油を混ぜたオイルで足やお腹をマッサージすると、その効果をより相乗的に受けとることができる。

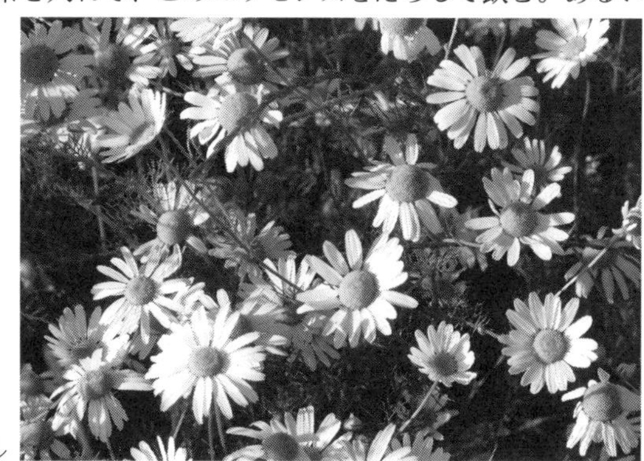
キャモミール

キャラリリー

サトイモ科
オランダカイウ属

FES　**キャラリリー**　*Zantedeschia aethiopica*（白・黄）
GHF　**キャラリリー**　*Zantedeschia aethiopica*（白・黄）
和　名　オランダカイウ
日本で見られる近縁種　オランダカイウ属の仲間は園芸名でカラーまたはカラーリリーと呼ばれる

属名はイタリアの植物学者ジョヴァンニ・ツァンテデーシにちなむ。種小名は「エチオピアの」。一般名はキャラリリー、アルムリリーと呼ばれるが、ユリとはまったく関係ない。

南アフリカ原産の多年草だが、カリフォルニア沿岸にも帰化して広がっている。小川や池、川の土手などに生える。雨と湿度が通年確保できれば常緑、乾期がある場所では落葉する。高さは60センチ～1メートルまで。根茎で増え、長い深緑の葉が根元から大量にわさわさと伸びる。

花期は春から秋。花は大きく、見栄えのする真っ白な仏炎ほうは長さ25センチまでになる。ほうはミズバショウや里芋の花と共通の構造で、白く大きななほうに包まれて黄色の肉穂花序がつき出ている。かすかに甘い香りがする。肉穂花序というのは肉厚の軸があって、それに細かい花がいっぱい並んでいる形。日本ではミズバショウ。またパイナップルやトウモロコシもこれにあたる。

葉や花にはシュウ酸カルシウムを含み、生で口に入れると唇、舌、のどに痛みを感じて腫れたり、胃痛や下痢が起きることがある。

キャラリリーのエッセンスは、自分の性別について明確に認識し、受容する力を刺激する。また自分の中の男性性と女性性を受け入れ、バランスさせるのを助ける。

このエッセンスは、自分の性別や性的アイデンティティについてあいまいに感じたり、混乱している人が、性別についての居心地の悪さや違和感と向き合い、その裏にある葛藤に光を当てるのを助ける。

現代、とくに欧米ではジェンダーという性別の概念を、肉体の性別から切り離して考えるべきだという動きが広まっている。しかしこの「性別を肉体から切り離し、自分で勝手に選べるようにする」という考え方には、古い価値観や差別に対する感情的な反動的としての面もある。

欧米で肉体の性別と心の性別を切り離す考え方を押し進める層では、思春期前の子どもに性徴の発現を抑える投薬を行ったり、性転換の手術を受けさせるといったことも行なわれている。

古い形の差別や決めつけは、もちろん変えていくべきものだ。しかし肉体の性別の意味を完全に否定する議論にも、現実から遊離した極端さがある。

古い差別的な視点と、それに対する反動的な視点の、そのどちらにおいても、個々の魂の道すじや背景、また成長の過程における性別についての混乱や葛藤について、ていねいに見つめ、性的アイデンティティの癒しにとり組むための時間とスペースが奪われている。

FESはこのエッセンスの定義について、以下のように述べている。「その魂が、過去の一連の転生で一方の性別のみを好んできたために、さらなる進化のために、それをバランスさせる必要に面していることもある。あるいは両親が、反対の性別の子どもを強く望んだ場合もある。また性についての社会的因習に自分が当てはまらないような状況に、カルマ的に生まれてきた場合もある」。

別の言い方をすれば、自分の性的アイデンティティについて混乱している人の中には、この人生の直前の人生で男性であり、そのアイデンティティの影響がこの人生に強く持ち込まれて、女性としての肉体を受け入れることに違和感を感じるケースもある（その逆もあり）。

あるいは親が強く男の子（または女の子）を望み、妊娠中や生まれてからも、その望みを子どもに投影し、子どもの魂が自分の性別について混乱するといったケースもある。

このように性別とジェンダーについて、魂の存在を含めた精神的な視点から見るなら、何よりも必要なのは、自分自身の性別についての内的な葛藤について、その深い原因を探り、魂としての自分の本当の選択を発見するための時間とスペースが与えられることだ。

キャラリリーは、このテーマにおいて、魂が自分自身の本当の方向性を見つけるための内的な空間を作り、そのプロセスを支えてくれる、ユニークで重要な役割をもったエッセンスだ。

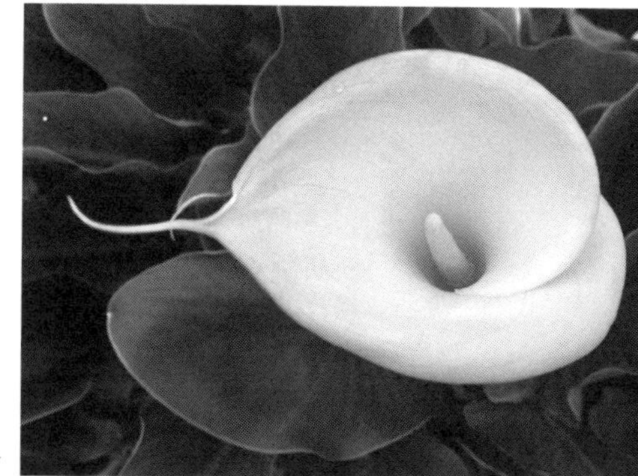
キャラリリー

クイーンアンズレース（ニンジン） セリ科 ニンジン属

FES　クイーンアンズレース　*Daucus carota*（白）
GHF　クイーンアンズレース　*Daucus carota*（白）
和名　ニンジン
日本で見られる近縁種　野菜のニンジン　*Daucus carota subsp. sativus* は同じ種の栽培種

野生種のニンジン。属名はギリシャ語起源のラテン語で「ニンジン」、種小名も「ニンジン」。クイーンアンズレースは「アン女王のレース」。ワイルドキャロット、バーズネスト（鳥の巣）とも呼ばれる。南西アジア原産だが、北アメリカやオーストラリアにも帰化して自生。

日当たりがよく、かつ涼しい気候を好む。草原、空き地、道路端など、わりとどこでもよく見られる。二年草で高さは60センチまで。根元から何本も生える茎は細くてかたく、葉は細かく切り込みが入っている。しっかりとした主根があり、土中に深くまっすぐに降りる。根は栽培種に比べれば細いが、ニンジンらしい面影がある。

花期は夏から秋。非常に小さな白い花が丸く集まり、さらにそれが水平に並んで、全体として白いレース状の平たい傘を作る。真っ白な傘の真ん中に小さな赤または赤紫の花がちょんとついて、目を引く。この赤い点のような花は、「アン女王がレースを編んでいた際に、針で指を刺してついた血」と言われる。この赤紫の色はアントシアニンによるもので、昆虫の注意を引く役割をする。

種子ができる頃には、この傘は縁からカールして縮まり、中央がへこむ。乾燥した傘は茎から落ちて、タンブルウィードと呼ばれる乾燥した丸い塊になり、風に吹かれて転がる。

光への感受性を高める化学成分を含み、葉は大量に食べると光毒性を引き起こす。人間以外に馬も影響を受ける。光過敏性のある人は、葉を肌に当ててから光に当たると、肌が葉の形に赤くなるほど。

カルペパーはこれを「水星の植物で、エネルギーが滞っている場合にそれを散らし、排尿や月経を促し、結石を排出させる。外用には葉を蜂蜜と合わせて、治りにくいおできや潰瘍に塗ると患部がきれいになる」としている。

植物としてのクイーンアンズレースには強い光毒性作用がある。これは光に対する感度を増すということで、太陽の光を受けて広がるまっ白なレースのような花からも、光との関係が感じられる。そして同時にニンジンの野生種らしく、非常にしっかりとした根を深く下ろす。

クイーンアンズレースのエッセンスが助けになるのは、性的あるいは感情面でのバランスが悪いために、精神的なヴィジョンや透視能力がゆがんでいる場合。そのために、本人は霊的な経験やスピリチュアルな経験をしていると思っているが、その内容には客観性がなく、現実から遊離していたり、本人の性的、感情的な投影が内容をゆがめている。

チャクラで言えば、2チャクラの機能（自己感情と官能性、セクシャリティ）に弱さまたはゆがみがあり、それが6チャクラの直感や「見る」能力をゆがめている。

6チャクラはすべての「見る」機能を司る。それには肉体の視力も、ヴィジョンや透視能力など肉体を超えて見る力も含むが、2チャクラのバランスの乱れは6チャクラの機能に影響する。

クイーンアンズレースのエッセンスは、土台になる2チャクラをバランスさせ、それによって6チャクラの機能のゆがみを修正する働きがある。

ニンジンは目の網膜の機能を保つのに必要な栄養素カロチンを多く含むが、野生種のニンジンであるクイーンアンズレースのエッセンスには、エネルギーのレベルで「見る」力をバランスさせる作用がある。

このエッセンスはまた、単に「見る」力のゆがみを修正するだけでなく、2チャクラの機能を安定させつつ、光に対する感受性を増すことで、肉体を超えて見る力（透視能力）をグラウンディングされた（地に足の着いた）形で育てる助けにもなる。

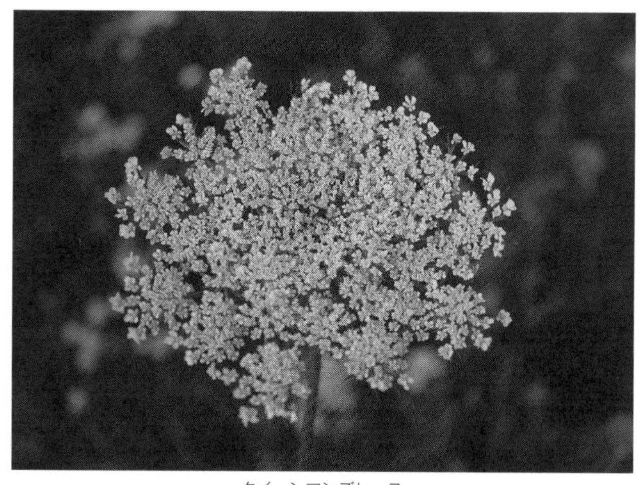

クイーンアンズレース

クインス(ボケ)　バラ科 ボケ属

FES　**クインス**　*Chaenomeles speciosa*（赤）
和名　ボケ
日本で見られる近縁種　ボケ（同一種、帰化）
クサボケ　*Chaenomeles japonica*（自生）

英語でクインスと言うとカリンを指すことが多いが、FESのクインスはボケの花。属名はギリシャ語で「口を開けたリンゴ」、種小名は「見栄えのする」。チャイニーズ・クインス、ジャパニーズ・クインスとも呼ばれ、東洋の花のイメージが強い。原産地は中国大陸で、平安時代に日本にも帰化した。

落葉性ないしは半常緑の薮で、トゲがある。光を好むが土壌は選ばず、温暖地でよく育つ。

花は３月から４月、葉よりも先に開く。赤い花が多いが、白やピンクもある。FESの花はオレンジのかかった強めのピンク。バラ科らしい五枚の花弁だが、花びらはやや厚みがあり、重なり合って豊満な感じ。さらに色が濃いのでよく目立ち、強い印象の花。同じバラ科のチェリープラムやクラブアップルの清楚な感じではなく、しっかり自分を押し出す強さを感じさせる。

果実はよい香りがするが、マルメロやカリンのようにかたく、そのままでは食べられない。

乾燥した果実は漢方の生薬として使われる。体を温め、足のむくみや関節の腫れ、痛みをとる。胃を温めて吐き気や下痢を止めるなどの作用がある。

アルケミーに基づく西洋の伝統的な薬草学では、共振作用と対極の原理の両方が用いられる。これはフラワーエッセンスの作用原理でもあり、相反する要素や対極にある要素が、変容プロセスを通してより高い状態へと統合されることが、アルケミーの方法論である。

これは心理的には、異なる２つの要素の間の葛藤と、その統合として経験される。クインスのエッセンスでは、男性性と女性性、男性的な行動力と女性的な慈愛の対立と葛藤がテーマとなっている。

「愛を表現するには女性的でなければならない。行動力を持つには男性的でなければならない」「愛は受け身で力がない。力には愛がない」という二律背反的な思い込みに縛られている状態。あるいは内面の女性性と男性性（ユング心理学でいうアニマとアニムス）を対立するものと感じ、それが内的な葛藤につながっている状態で、そのために自己の力や可能性を制限している。

このような場合にクインスのエッセンスは、自己の内面の女性性と男性性の両方を受け入れ、統合するのを助ける。自分の中の女性性と男性性がバランスされることで、「愛情と行動力、受容性と能動性は別々のものだ」という思い込みを手放し、愛情ある、かつ実行力のある形で人生を生きることを可能にする。

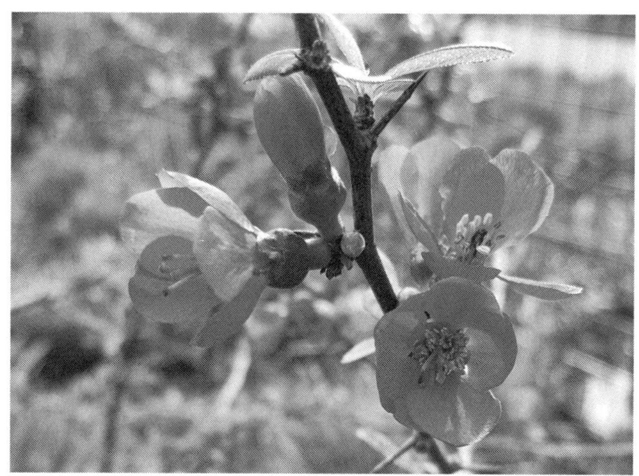
クイーンアンズレース

クエイキンググラス (コバンソウ) イネ科 コバンソウ属

FES　**クエイキンググラス**　*Briza maxima*（緑）
和 名　コバンソウ
日本で見られる近縁種　コバンソウ（同一種、帰化）

属名はスペイン語の動詞「brizar（揺する）」から。種小名は「大きな」。ラトルスネークグラス（ガラガラヘビの草）、シェルグラス（貝殻の草）などの別名がある。日本では平たい穂を小判に見立てて、コバンソウやタワラムギと呼ぶ。

南ヨーロッパ原産の一年草。イギリス、オーストラリア、アメリカ、日本などに導入されて野生化している。乾燥に強く、日当たりのいい荒れ地、道端、土手などに生え、よく群生する。茎は細く長く、高さ60センチまで。イネ科の植物らしく葉は細長く、触ると縁がざらざらしている。

花期は夏。茎の上のほうにいくつもの小さな穂がまばらに垂れ下がる。1つの穂は8～18個の小花からなり、穂の全体は小判型。最初は淡い緑色、成熟すると光沢のある黄褐色に変わる。

クエイキンググラスのエッセンスはイネ科のアーキタイプをよく表しており、また同じイネ科のワイルドオートとの関連性も感じられる。イネ科のテーマは多く、社会性や、社会と個人の関わりに関係する。

クエイキンググラスのテーマは、社会や集団の中における自己の役割とアイデンティティ。また個人の目的やゴールを、集団の目的やゴールとバランスさせること。

このエッセンスが助けになるのは、社会や集団の中でうまく動くことができない人。これには2つの極がある。

1つは個人性、つまり個人としての自己の感覚が希薄で、たやすく集団のアイデンティティに同化してしまうタイプ。そして集団の目的を自分の目的にしてしまい、深く考えることなく自己を犠牲にする。これは日本に非常に多い。

もう1つはその反対で、個人性が強すぎ、自分が属する集団の目的を受け入れたり、集団のゴールを達成するために協力して活動することができない。

このような場合にクエイキンググラスのエッセンスは、社会や集団の大きな枠組みの中に、健全な形で自己のアイデンティティを見つけるのを助ける。それは個人性を失って集団の一部となることではなく、個人としての自分を保ちつつ、同時にそれが社会、集団のどこにぴったりとはまるかを見いだすことだ。

個人としての感覚が発達している欧米人は、集団との関わりの中で、ごく自然に自分個人を優先する。日本では、多くの人で自立した個人性が未発達であるため、集団の中で、つねにまわりを見て、それに自分を合わせようとする。これは日本の稲作文化が集合意識に残した影響とも言える。

クエイキンググラスは集団の中で、個人性は保ちつつ、集団に自己を沿わせて、全体のゴールが達成されるために働くというバランスを見つけることを助ける。

ゴールデンヤロウのエッセンスとも似ているが、ゴールデンヤロウは集団の中で自己を失わないように助ける（あくまで個人を支える）のに対し、クエイキンググラスは集団のゴールや目的との意識的な調和を支える。

そのため、同じ目的やゴールを共有するグループや家族の全員で、このエッセンスをとるというようなこともできる。ただしそれを「みんなでエッセンスをとろう！」というような同調圧力にしないことが重要だ。

チャクラの視点からは、「自己の意志と高い意志の一致」をテーマとする、5チャクラとの関係を強く感じさせるエッセンス。

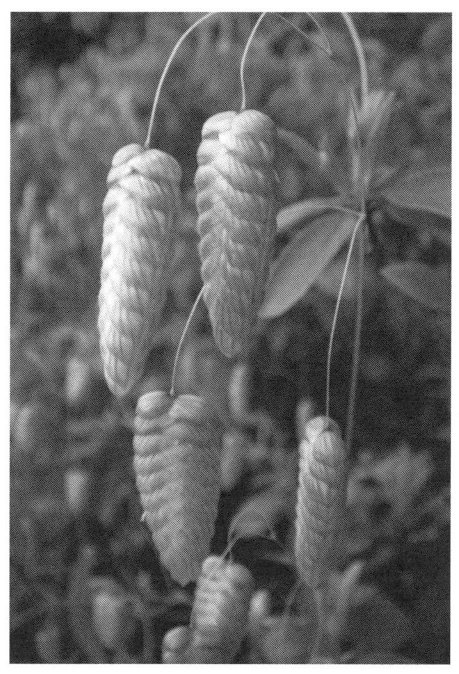
クエイキンググラス

クラブアップル バラ科 リンゴ属

FES-EE　**クラブアップル**　*Malus sylvestris*（白・ピンク）
HH　**クラブアップル**　*Malus sylvestris*（白・ピンク）
日本で見られる近縁種　ズミ　*Malus toringo*
セイヨウリンゴ　*Malus domestica*（栽培種）も同属

属名は「リンゴ」、種小名は「森の」。英語のクラブアップルは文字どおりにとれば「カニのリンゴ」だが、語源を調べていくと、イギリス先住部族であるケルト族の言葉で「クラン・ウバール（リンゴの木）」と呼ばれていたことがわかる。

リンゴ属は小型の落葉性の樹木で、そのうち食用に栽培されるセイヨウリンゴを除いて、ほかはすべてクラブアップル、ワイルドアップルと呼ばれる。

バックが使ったのはヨーロッパの自生種のクラブアップル。光を大量に必要とし、ほかの樹木との競争に弱いので、森の縁や農地の縁などの境い目的な場所に生える。

背は低く、高さは10メートルまで。樹冠は大きく広がり、枝や葉が重なって密になる。幹は曲がり、ねじれ、コケで覆われていることが多い。また宿り木もよく寄生している。樹皮はしわがあり、はがれやすい。根はバラ科の植物としては浅目で、そのため風に弱い。多くの蝶の幼虫がこの木の葉を主食にする。

早春に咲く花は清楚で美しい。花弁は5枚、色は白、ピンク、赤など。イングリッシュ・エッセンスに使われているのは非常に柔らかなピンク。果実は小さく黄色。酸っぱくて食用には向いていないが、あえて食べるならジャムにする。

アルケミーの伝統ではリンゴは金星の樹木とされ、原種のクラブアップルも同じと考えられる。ヨーロッパでは古くから魔法の力があるとされ、木は魔術に使う杖を作るのにも使われる。実を真横に切ると完璧な五芒星が現れることから、ケルト族は、これを自然の中に存在する星形として尊んだ。中世以降の薬草魔術でリンゴを使うものには、恋のまじないや占いが多いが、これにはおそらく実の甘い栽培種が使われたと考えられる。

バックはクラブアップルを「落胆と絶望」へのレメディに分類している。「これは浄化のためのレメディである。自分の中で何か、どこかがきれいでないと感じる人たちに。それはしばしば一見あまり重要に見えないことだ。別の場合には、重い病気を患っているが、本人は自分が気になっていることばかりに注意を向け、病気そのものについてはほとんど無視する。そのどちらのタイプでも、自分の頭の中で、あるひとつのものだけが自分にとって非常に重要であり、癒されるべきだと感じており、そのことを解決しようと必死である。治療がうまくいかないと、非常に落胆する。浄化のレメディとして、患者が自分の体に何か毒素が入り、それを排出しなければいけないと感じている場合に傷を浄化する」。

クラブアップルのエッセンスは、自分自身について「何かがきれいでない、どこか汚れたところがある」と感じる場合の浄化に用いる。肉体面で自分が汚染されている、汚れていると感じる場合もあり、精神面、感情面で自分は汚れている、不浄だと感じている場合もある。

多くの場合、成長過程で自分がしたこと、あるいはされたことについて、非常に恥ずかしい思いをしたことがあり、その記憶が「自分は汚れている」という感覚につながっている。それは自己価値感の低さやバウンダリのもろさにつながり、そのためさらにまわりからの侵入、侵犯、寄生などを許すという悪循環がある。

この状況に癒しをもたらすために必要なのは、「自分は汚れている」という感覚は、過去の経験に基づく内的な自己イメージだと気がつくことだ。汚れているのは自分ではない。その自己イメージは、過去に外部からの汚染や侵犯に抵抗できなかった経験から来ており、その出来事自体、すでに過ぎ去った昔のことだ。自分の内面、自己の本質はつねに清浄であり、そこには光が住んでいる。そのことを、クラブアップルは思い出させてくれる。

樹木としてのクラブアップルは、バラ科としては根が浅くて倒れやすく、その一方で太陽の光をたくさん必要とし、生存競争に弱い。実をつけるにも自家受粉ができず、昆虫に頼らざるを得ない。そして宿り木やコケに寄生され、いろいろなチョウの幼虫の食べ物にされる。体質的には決して強くなく、バウンダリ（自己の境界）も薄く、いろいろと苦労の多い木だ。

しかしそれにも関わらず、その花は、寒く暗いイギリスの冬が明けてすぐに咲き始め、そして清楚で初々しく、美しい。そこにクラブアップルの本質が見られる。繊細で、バウンダリもデリケートで、自分を守ることがへた。けれどもそういった環境からのストレスに負けることなく、自分自身の力、光を蓄えて、春がくれば、それを美しい花にして開くことができる。

あらゆる状況で活用できる浄化用のレメディで、肉体や感情、空間やエネルギーの浄化と非常に汎用性が高い。何かをきれいにしたいとき、具体的なエッセンスが思いつかない場合にまず選ぶ。浄化用のミストもこれをベースに作ることが多い。

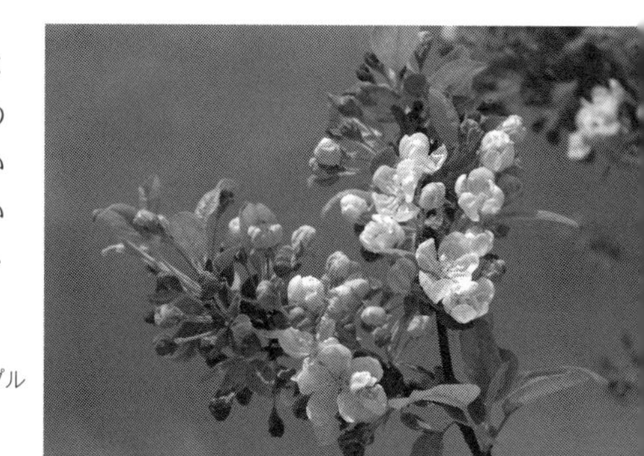

クラブアップル

クリサンセマム（イエギク）　キク科 キク属

FES　クリサンセマム　*Chrysanthemum x morifolium*（赤茶）
和名　イエギク
日本で見られる近縁種　イエギク（同一種、栽培紫）

属名はギリシャ語で「黄金の花」。種小名は「枯れた葉の」。日本で普通に見られる栽培種のキク。

多年草で、茎はまっすぐでかたく、時間を経るとしばしば木質化する。茎や葉には細かくかたい毛がある。葉をもむと独特の芳香がある。

秋に花が咲く短日性で、日照時間が14時間を割ると咲き始める。中心部に丸く筒状花がかたまり、そのまわりを舌状花が放射状に覆う、キク科の典型的な顔だち。花の手触りはかたく、独特のよい香りがする。

イエギクは1000を超える品種が作られており、花の色と形に非常にたくさんのヴァリエーションがあるが、FESではシンプルな形の、やや渋い雰囲気の赤茶色の花を使っている。ほかの華やかな色に比べて、落ち着いた、成熟した印象を与える。

キクは中国で古くから栽培され、紀元前5世紀にはすでに数百の品種があった。重陽（ちょうよう）（旧暦9月9日）をキクの節句として祝うほど親しまれている。

漢方でも最も古い薬草の1つで、血液と気（エネルギー）の流れをよくし、老化を防ぎ、寿命を延ばすとされ、仙人の使う不老不死の薬の成分ともされた。

キクの花は肝臓を浄化し、目によいハーブとしてお茶にして飲まれる。

中国、韓国、日本では、白いキクは仏様の花、死者への献花とする習慣がある。

日本には平安時代に中国から伝来。日本独特の使用方法としては花を食用にする。

クリサンセマムのエッセンスは、精神的な自己アイデンティティ（自分が誰かという感覚）をシフトさせることが必要な人生の段階で、それを助ける。

精神的な自己アイデンティティについては、この本の「アルケミーとしてのフラワーエッセンス」に書いているが、人間は、外的な人格（パーソナリティ）、その後ろにいる魂、さらにその奥にある自己の本質（エセンティア）の3つからなる。

現代の物質主義の社会で育った個人は、多くの場合、人格と肉体だけが「自分である」と思い込んで育つ。そしてそのために物質的な所有物、お金や名声、自己の外見などに執着する。それが自分の価値を示すものだと思っているからだ。

また「肉体の死後も魂は生き続ける」という考えが自分の中に確立されていないので、この世での生に執着し、死を恐れる。

このような場合にクリサンセマムのエッセンスは、「自己の本質は人格のさらに奥にある、肉体の死を経ても生き続ける存在である」ということを思い出させる。

このエッセンスは、歳をとることや死ぬことへの恐れ、そこからくる見た目の若さへの執着などがある場合。また中年期に遭遇する「自分はいったい誰なのか、人生とはいったい何なのか」という深い自己アイデンティティのクライシスの時期に助けになる。

キクは中国では仙術と結びつけられ、仙人になるための修業をしながら、薬草としてキクを服用して肉体の体を軽くし､やがて不老不死の体になるとする｡このエッセンスの作用は、その伝承を象徴的に反映している。

クリサンセマムのエッセンスとのとり組みは、「肉体･魂･本質（エセンティア)」という自己の構成要素のすべてに視野を広げ、そこから自分自身と人生を見渡すことを助けてくれる。

キク科の植物のかたく強い、まっすぐな茎は、ぶれない芯を感じさせるが、クリサンセマムでは、それが人格・魂・本質を貫き、つないでいる感じがある。日本に住む者には見慣れた花だが、そのような角度から考えてみると、キクの持つ、複数の領域を貫いてつなぐ性質に気づくことができる。

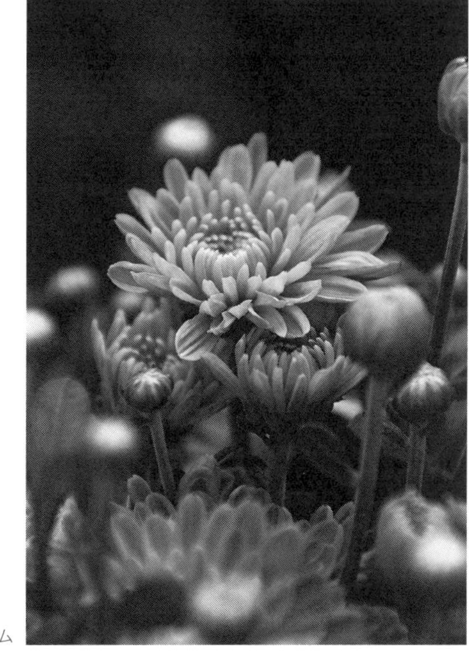
クリサンセマム

クレマティス キンポウゲ科 センニンソウ属

FES-EE　クレマティス　*Clematis vitalba*（白）
HH　クレマティス　*Clematis vitalba*（白）
日本で見られる近縁種　ボタンヅル　*Clematis apiifolia*、
センニンソウ　*Clematis terniflora*

属名はギリシャ語で「つる」、種小名は「白い」。別名はオールドマンズベアード（老人のヒゲ）、トラヴェラーズジョイ（旅人の喜び）。イギリス南部に広く自生。

湿った気候と温かい夏を好み、盛んに枝分かれして、つる性の藪を形成する。他の植物の茎や幹につかまり、光を求めてどんどん上に登っていく。背丈の低い木などは、そのまま覆われて枯れてしまうこともある。

７月から９月に非常にたくさんの花を咲かせる。花弁はなく、４枚の白い花びらのように見えるのは萼。白い十字の中心部から、たくさんの雄しべと雌しべが出て、放射する光のように見える。受粉は蜂が担当する。

実にはむちのような突起と長くふわふわした綿毛があって、灰色がかかった老人のヒゲのように見える。種子はこの綿毛で風にのって飛ぶが、わりとしっかりくっついているので、外の力でひっぱられないと外れない。そのまま冬を越すことも多く、強い風が吹いたときにいやいやながら飛んでいく感じがある。

薬草としては抗炎症作用があり、リウマチなどに用いられる。

センニンソウ属は日本を含む北半球に広く分布し、ボタンヅルやセンニンソウは同じ属の仲間。他の植物に巻きつきながら、光を求めて上へ上へとよじのぼるジェスチャーや、中心部から光を発するような花の顔だちも共通する。

綿毛で風に乗るのは風の元素との関係を示すが、種子がなかなか離れたがらないところや、他の植物にしがみつくところなどは大地の質も感じさせる。

薬草魔術家のハロルド・ロスは、土地の境界に生えたがる性質、障害物にとりついてのり越えていくジェスチャーなどから、土星の植物としている。

これは早い時期に作られたイングリッシュレメディーの１つで、バックは「現在に生きることに十分な興味がない」ことへのレメディに分類している。「夢見がち、眠たそう。完全に目が覚めていないか、人生に強い興味がない。物静かで、現在の状況に満足しておらず、現在よりも未来に生きている。自分の理想がかなう幸せな時がくるのを願いながら生きている。病気になった状態では、回復する努力をあまりしないか、まったくしない。時には死んだほうが幸せになれる、あるいは死ねば失った愛する人と一緒になれると感じ、死を待ち望む場合すらある」。

これをタイプレメディとする人は、目の前の現実に興味が薄い一方、内的な生活は豊かで、イメージを描いたり夢を見る能力が強い。

まわりの状況や他の人間に関心が薄く、自分のスペースに引きこもっているのが好き。「自分はこの地上に属していない」と感じていることもある。

向かい合っていても、しっかりとそこにいる感じがしない。本人の一部はつねにどこか別のところにいるようで、生き生きとした肉体や感情の存在感がない。

スピリチュアルなことに強い興味があるが、興味の方向や内容は現実から浮きがち。夢やヴィジョンはあるが、実行力がなく、物事を常に先延ばしにする。

自我の力が弱く、バウンダリはあいまい。肉体的にも繊細で色白であることが多く、肌とエネルギーのバウンダリが薄い。睡眠時間が長く、朝はベッドから出たくない。精神安定剤などに依存することもある。

生きることへの強い意志が感じられず、簡単にあきらめたり、時には死ぬことを待ち望んだりする。それは死への願望があるというより、物質世界に執着がないか、死というものについて夢を描いているから。

物質世界での生活を支える１～３までのチャクラが未発達で、夢とヴィジョンに関係する額の６チャクラが非常に活発。そのために大地や肉体とのつながりが薄く、自我の力も弱く、エネルギーの多くが頭から上に偏っている。

クレマティスのエッセンスはこのタイプの、体の外に出て、ふわふわと頭より上を漂いがちなエネルギーを肉体の中に引き戻す。また３チャクラを賦活して目を覚まさせ、「今ここに生きている自分」に注意を向けるよう促す。

それによって地に足をつけ、肉体と大地のつながりを回復していくことが可能になる。これが起きると、ちょうどぼやけていた画像のピントが合うように存在感がでてくる。肉体や大地との関係が十分に育つと、その豊かな内的生活、精神性やクリエイティブな才能などを具体的に表現し、他の人々とシェアしていくことができるようになる。

性格構造論ではスキツォイド構造とオーラル構造に対応する。

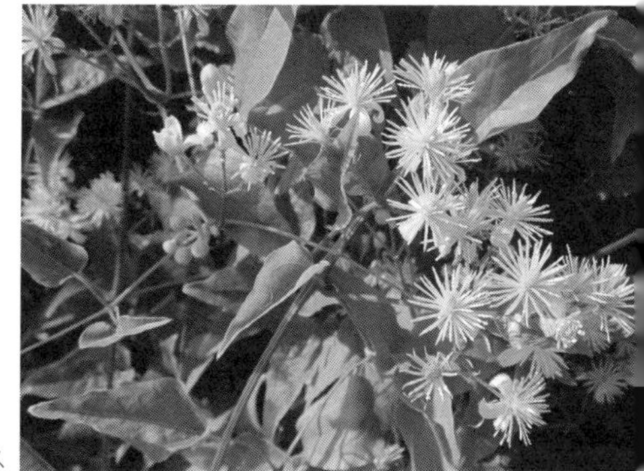
クレマティス

ゴース（ハリエニシダ） マメ科 ハリエニシダ属

FES-EE　ゴース　*Ulex europaeus*（濃い黄色）
GHF　ゴース　*Ulex europaeus*（濃い黄色）
HH　ゴース　*Ulex europaeus*（濃い黄色）
和名　ハリエニシダ
日本で見られる近縁種　ハリエニシダ（同一種、帰化）

ゴースやスコッチブルームを含むマメ科は、根粒菌やアリと共生関係にあるものが多い。根粒菌はマメ科の植物の根に住んで栄養分を提供してもらい、代わりに大気中の窒素を植物が使える形に固定する。これは自前の肥料工場をもっているようなもので、マメ科の植物は痩せた土地でもよく育つだけでなく、痩せた土壌を回復させることができる。

属名はラテン語で「ゴース」、種小名は「ヨーロッパの」。この属の仲間はまとめてゴースと呼ばれ、バックが用いたのはコモン（普通の）ゴースと呼ばれる。

西ヨーロッパ原産でイギリスにも自生。山肌の低い場所、低木林、荒地、牧草地、水路の周辺や湿地、海岸などの開けて日当たりのよい場所に生える。 常緑の低木で高さ２～３メートル。寒さにも強く、寿命は30年ほど。ほかのマメ科の植物と同じように根粒細菌と共生し、空中の窒素を固定できるので、痩せた土地でもどんどん広がる。

枝には葉が変化した長い緑色のトゲが生え、このトゲの合間からたくさんの花が咲く。おもな花期は春だが、花は１年中咲く。マメ科らしい花は大きな旗のような花弁が一枚あり、左右に翼のような花弁が広がり、下にそれを支える小さな花弁が２枚ある。全体として丸っこい蝶のような可愛い顔だち。色は強く明るい黄色で、ココナツのような甘い香りがする。

濃い紫茶色のさやは暑く乾いた天候ではじけて、黒いつやつやのかたい種子を飛ばす。アリはゴースの種子を運び、ゴースが広がるのを助ける。種子は条件がそろって芽を出すまで、土壌の中で30年ほど生きられる。

ゴースは火の元素とつながりが強く、火星の植物に分類される。山火事があると燃えやすいが、火事のあとに素早く根から再生する。火でわずかに地面が焦げたあとによく発芽する。

薬草魔術では守護の力があるとする。イギリスのウェールズ地方では、家を妖精の侵入から守るのにゴースで垣根を作る。また濃い金色の花を金貨に見立てて、お金を引き寄せるまじないに使う。

ちなみにイギリスの昔話「三匹の子豚」で、二番目の子豚の家はゴース（ハリエニシダ）で作られている。

バックはこれを「不安」へのレメディに分類している。「非常に深い絶望。自分のためにまだ何かできることがあるという希望を捨てている。説得されて、あるいは他の人を喜ばせるために新しい治療法を試すかもしれないが、同時にまわりの人間に対して、『よくなる希望はほとんどない』と言う」。

植物としてのゴースは非常に生命力が強く、日当たりさえよければ、どんな荒れた場所でも育つ。

イタリアや南フランスでは乾燥した、あたりが開けてよく日の当たる山肌や荒涼とした場所に薮を作って広がり、無数の濃い黄色の花が咲きわたるさまは、遠くからも目を引く。

ゴースのエッセンスは、人生についての視点が真っ暗になっている状態での支えになる。人が悲観的な世界観にとらわれ、暗闇の中であきらめ、絶望し、あるいは沈んだ気持ちになっているとき、ゴースのエッセンスはそこに、ほとんど激しいほどの強い光をもたらして暗闇を照らす。

通常の穏やかな光では届かない暗い気分や絶望の中に沈んでいる人、あるいは習慣的に重く沈鬱な気分に沈みがちな人に働きかける強さをゴースは持っている。

その力は変容の触媒として作用するが、その光に打たれた人は、自分の意志でそれを受け入れることが必要だ。自分自身をふり返り、自分の立っている場所がひどく偏ったもので、自分はそこから光に向かって歩き始める必要があると気づいたとき、ゴースの花の力はその人の中で発揮される。

それは時には試練とも感じられる経験になることもある。しかしその中からこそ、人が本来もっている光を求める気持ちが目覚め、光との親和性が前に引き出される。そしてそこから希望や光に満ちた視点を自分の中に確立することができるようになる。

いったんゴースのタイプが自分の中に光を受け入れることができたとき、その力は本人だけでなく、他の人たちにとっても灯台のような支えとなる。

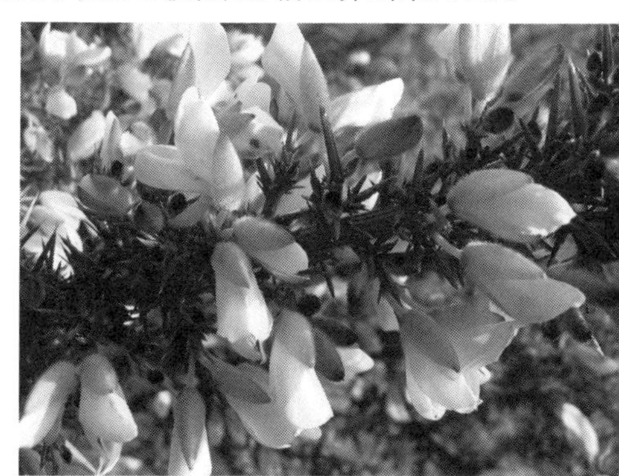
ゴース

ゴース

コスモス キク科 コスモス属

FES　**コスモス**　*Cosmos bipinnatus*（赤紫）
GHF　**コスモス**　*Cosmos bipinnatus*（赤紫）
和名　オオハルシャギク
LE　**コスモス**　*Cosmos bipinnatus*（ピンク）（日本）
日本で見られる近縁種　コスモス／オオハルシャギク（同一種、帰化）

属名はギリシャ語で「秩序」。種小名は「二重の羽のような葉」。

中南米原産。一年草だが、自己播種して同じ場所に生え続ける。水不足や寒さに弱い。高さは1.2メートルくらいまで。茎は細く、盛んに枝分かれする。葉もとても細くこまかい。強い雨や風で折れたり倒れたりする。花が咲くと頭が重くなり、しなだれるが、複数の株が枝分かれした茎や葉をからめて互いに支え合う。

短日性植物で秋に花が咲く。花はキク科の花らしく中心部の筒状花とそれをとりまく舌状花からなる。筒状花は黄色、舌状花はピンク、紫、白などがある。FES、GHFとも赤紫の花を使っている。オオカバマダラなどの蝶やミツバチ、鳥によって受粉される。

フラワーエッセンスに使われるキク科の植物には、芯が通った強さを感じさせるものが多いが、コスモスはそれに比べるとひ弱な感じがある。茎が細くまっすぐに立たず、花の時期にはその重さでしなだれるなど、頭でっかちな印象もある。

他方で細かく別れた茎や葉をからめて互いに支え合うさまは、仲間との関係を形成する社会性のジェスチャーでもあり、繊細な茎や葉が互いに密接にからみ合っている姿は神経系を思わせもする。

全体的な風情も、また神経系に作用するエッセンスの性質からも、風の元素とのつながりがよく感じられる。

原産地のメキシコやブラジルでは、マラリア治療の薬草として使われてきた。抗炎症作用と抗酸化作用があり、花はオイルにつけてマッサージにも用いる。若い葉は食べられる。

コスモスは言語機能に関わるエッセンスで、思考と言葉をつなげて、考えを明確に表現するのを助ける。

このエッセンスが役立つのは、言いたいこと、伝えたいことが多すぎて、神経と言語機能が圧倒されてしまい、それをうまく言葉にすることができない人。そのために話にまとまりがなかったり、しゃべり方が早過ぎたり、興奮して何を言っているかわかりにくかったりする。これは思考と言語機能のつながりが十分に整合されていないため。コスモスのエッセンスは、このようなタイプが自分の考えやインスピレーションを言葉にして伝える力を育てる。

またたとえば、すでに猫が飼われていて、そこに新しく犬が加わるといった場合に、異なる動物同士のコミュニケーションを助ける働きもある。人間と動物の間のコミュニケーションがうまくいかない場合にも用いられる。

GHF では、ハートなどのチャクラの機能をつなぐことで、自己表現を助けるとする。とくに自分が信じていることを正直に、明晰に言葉にするのを助ける。

LE では日本のコスモスで作ったエッセンスでブラインドテスト形式のリサーチを行っているが、使用者からは、「額のチャクラ（6チャクラ）がまぶしく感じる」「まわりが明るく見える。光をとり入れる機能が増した感じ」といった作用が多くの人から報告された。また右脳と左脳をつなぐ脳りょうのエネルギーの流れをよくする効果が観察された。

右脳と左脳のつながりがエネルギー的に刺激されることは、言語機能をスムーズにすることにつながる。6チャクラの活性化は脳に届くエネルギーを増やして明晰な思考を助け、またインスピレーションを受けとる力を強める。

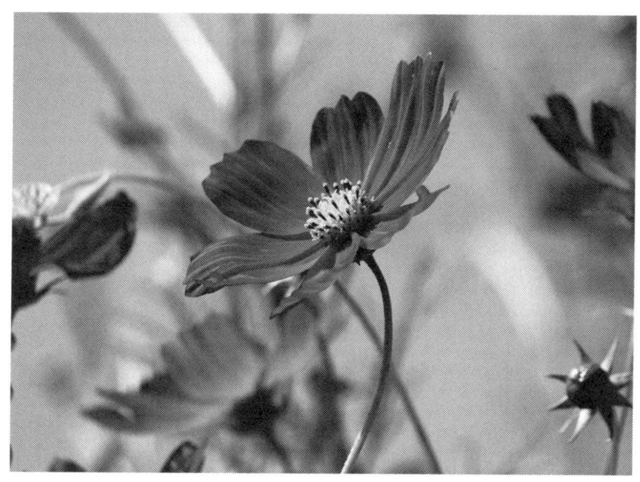

コスモス

ゴールデンイヤードロップ

ケシ科
ケマンソウ亜科
コマクサ属

FES　ゴールデンイヤードロップ　*Dicentra chrysantha*（濃い黄色）
　　シノニム　*Ehrendorferia chrysantha*
日本で見られる近縁種　コマクサ　*Dicentra peregrina*（ピンク）、
　　ハナケマンソウ　*Dicentra formosa*（ピンク、白）

属名はギリシャ語で「ふたつのとんがりのある」。種小名はギリシャ語で「金の花」。英語のイヤードロップは垂れ下がる形の耳飾りで、花の形がそう見えることから。

カリフォルニアからメキシコ西海岸原産の二年草または多年草。乾燥して低木が多く山火事の起きやすい場所に生える。やや日陰の乾いた場所を好み、砂利の上にも生える。主根は深く降りる。高さは50センチまで。

かたくしっかりとした茎を伸ばし、茎は先のほうで枝分かれしてそれぞれの枝に複数の花がつく。葉は小さくてかたく、全体的に乾いてぱさぱさした印象。

花は明るく強い黄色。外側の花弁の先がくるっとカーブして独特の形をつくる。

小さな種子を大量に作り、土に落ちるとそのまま土壌に蓄えられて、山火事の熱にさらされるか干ばつが起きるまで発芽しない。山火事のあとにはすごい勢いで芽を出し群生する。種子が土の中で眠りづづける性質はファイヤーウィードとも似て、この花のエッセンスを理解するために重要な特徴。

ゴールデンイヤードロップのエッセンスは、子ども時代の苦痛な記憶が無意識の中に抑圧されている場合に、それと向かい合うのを助ける。

ほとんどの人は子ども時代に、いろいろなつらい経験や傷つく経験をしている。時にそれは虐待や暴力など、非常に難しい経験であることもある。

そのまま受け止めることが耐えられないほどつらい経験をした場合、人間の心は防衛機能として、その経験を記憶から切り離し、無意識の中に抑圧する仕組みがある。

自我がよく発達した大人なら、耐え難い経験を合理化したり、自分なりの説明をつけて折りあっていくこともできる。しかし子どもの心はそういう力が十分に発達していない。そのために、つらい経験や、それに伴う恐怖や悲しみの感情を切り離し無意識の中に抑圧する。耐え難い経験を忘れてしまうことで、その後の日常を生きていくことができる。

しかし無意識の中に抑圧された記憶は消えてなくなるわけではなく、無意識の底から、本人の感情や行動にさまざまな影響を与える。また感情を抑圧するためには、感情のエネルギーの流れを抑圧し、エネルギーの障壁（ブロック）を作る必要があるが、それは感情を感じる能力自体を低下させる。そのために人生の楽しいことやうれしい経験に対する反応も鈍くなる。感情エネルギーの抑圧は、時に抑鬱的な状態につながることもある。

このような場合にゴールデンイヤードロップは、抑圧された経験の記憶に意識の光を当てる勇気をもたらす。このときしばしば、忘れていた経験に関する感情が涙とともに流れ出る。泣くことで凍りついていた感情がとけ始め、感情エネルギーが流れ始める。そして感情を経験する力が回復される。

このエッセンスととり組むことは、過去の記憶や感情経験の全体にアクセスする能力の回復につながる。子ども時代のつらい経験というのは誰もが持っている。しかし大人になった今、その経験を意識的に思い出すことで、それを癒し、あるいは手放すことができる。

そして逆説的だが、それによって、思い出せなくなっていた過去の幸せだった瞬間や、恵みを感じた経験なども思い出すことができるようになる。

コマクサの仲間は高い山の砂利地や、ゴールデンイヤードロップであれば乾燥した山火事の多い場所など、いかにも住みにくそうな場所に生える。それは難しい環境をあえて選び、それを克服する強さを象徴しているようにも見える。

日本のコマクサも「高山植物の女王」と呼ばれるが、それは見た目の可憐な美しさだけでなく、厳しい環境の中で美しい花を咲かせる、魂の気高さを象徴するような姿に、人の心をうつものがあるからだと感じられる。

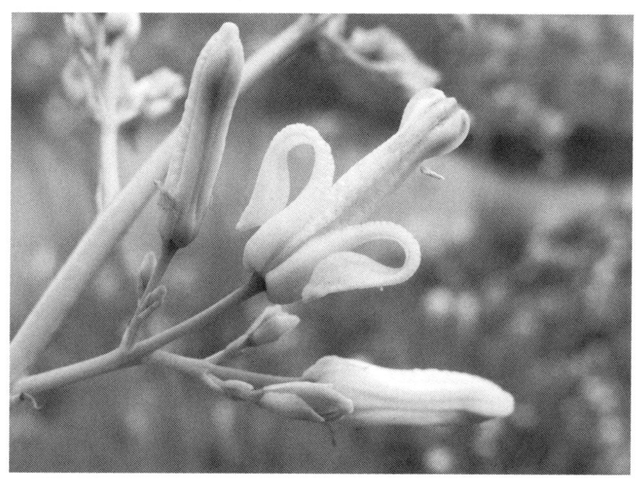

ゴールデンイヤードロップ

ゴールデンロッド　キク科 アキノキリンソウ属

FES　ゴールデンロッド　*Solidago californica*（濃い黄色）
GHF　ゴールデンロッド　*Solidago*（黄色）（種小名指定なし）
日本で見られる近縁種　アキノキリンソウ　*Solidago virgaurea subsp. asiatica*、
オオアワダチソウ　*Solidago gigantea var. leiophylla*、
セイタカアワダチソウ　*Solidago canadensis*
シノニム　*Solidago altissima*

属名は「割れたものをくっつける」。止血作用があり、昔から傷の治療に用いられてきたことから。英語名は「黄金の杖」。ウーンドウォート（傷の草）という別名もある。この属の仲間はすべてゴールデンロッドと呼ばれるので、英語ではアキノキリンソウもセイタカアワダチソウもゴールデンロッドと呼ばれる。

FESのゴールデンロッドはカリフォルニアの固有種。空き地や草原などのように開けて、かく乱の多い場所に広がる。多年草で根茎で増える。根茎からは細かい根がたくさん出て横に浅く広がる。高さは1.5メートルまで。茎はまっすぐに立ち、上のほうでふさふさと枝分かれする。枝分かれした先にたくさんの黄色い小さな花が密集して咲き、遠めには黄色い穂のように見える。

花季は夏から秋。小さな花はよく見ると筒状花と舌状花がある。筒状花がわさわさと集まり、舌状花がそれをおおざっぱにとり囲んで、大胆な強さを感じさせる。日当たりがよく水分が十分にあればたくさんの蜜を作り、ミツバチや蝶が好んで集まる。蜜は濃い琥珀色で、リコリスのような薬草っぽい香りがある。

ゴールデンロッドは虫媒花で、花粉は重くて粘り気があり、風に飛びにくく、アレルギーの原因になるような大量の花粉を風に飛ばすことはない。

止血作用があり、根を煮出した汁は外用にも内服にも用いる。抗炎症、抗けいれん、利尿作用があり、腎臓や膀胱など泌尿器の炎症に用いられる。乾燥した粉末を煮出したものには殺菌効果。花や葉、根には鎮痛作用がある。アメリカ先住部族は若い葉や種子を食用にしたり、葉を噛んでのどの痛みを止める。

カルペパーはゴールデンロッドを金星の影響下にある植物とし、スペインの医師でアルケミストのヴィラ・ノーヴァを引用して「利尿作用によって腎臓の砂や結石を体外に排出させるのに優れる」とした。また「生または乾燥した葉を煮出した汁は、傷ついた内臓に効果がある。体から流れ出るエネルギーを止め、止血作用がある。ただし止血作用は月経も止める」としている。

薬草魔術では、花の咲いたゴールデンロッドを手に持つと、なくした物や埋められている宝物のほうに頭を垂れるという。またゴールデンロッドが家の入り口のそばに生えると幸運が訪れるともいう。

ゴールデンロッドの根は互いにからまりながら広く水平に張り巡らされる。そして茎は垂直に立ち、上部に伸びやかに花を咲かせる。そこには集団との横のつながりと、垂直に伸びる個人の自立性の関係を見ることができる。

花は明るく澄んだ、しっかりとした黄色。黄色は3チャクラ（太陽神経叢のチャクラ）に対応し、自己と社会をつなぐ自我の力に対応する色でもある。

このエッセンスが助けになるのは、集団や家族のつながりから影響を受けやすい人。まわりからの同調圧力に屈したり、自分の気持ちよりも家族や社会からの期待を優先してしまう人だ。

人間としての自己の感覚は、成長していく中で他者との関りを通して形成される。その過程で欧米では個人化を重視し、子どもはできるだけ早く親への依存から脱して自立するようにという圧力がある。そこから欧米の若者は、思春期の頃から激しい反抗期を経て親離れをし、個人として自立していく。

日本では自立や個人化は重視されず、むしろ家や社会とのつながりを優先させる圧力がある。受験や仕事など競争での勝者になれという圧力はあっても、それはつねに親の期待、社会の評価、世間体といったものと結びついている。そして親の子として、社会の歯車としての役割を果たすことが期待される。

もし自分という魂にとっての価値観、あるいは自分らしい生き方を求め、それを親や社会からの期待よりも優先させようとすると、「変わり者」「自分勝手」「社会に適合できない」といったラベルを貼られる。

ゴールデンロッドのエッセンスは、個人としての自己の感覚を強め、自分という存在を大切に感じる感覚を、集団や社会の圧力から守るよう支える。家族、職場や社会からの圧力に対して背骨をまっすぐに保ち、自己に忠実にあることを助ける。そして人生の難しい状況や決断が必要な場合にも、他者から決めつけられることを恐れず、自分の道を選ぶのを助ける。現在の日本の社会では非常に重要なエッセンス。

またGHFでは、ゴールデンロッドのエッセンスは6チャクラに働きかけ、遠くを見通すことを助けるとしている。

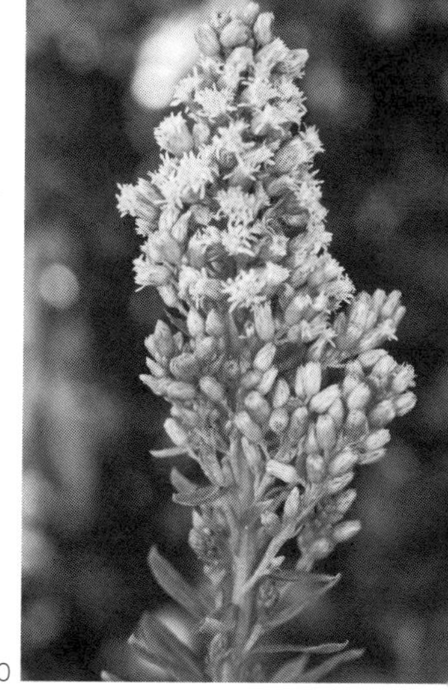

ゴールデンロッド
Photo: Franco Folini ©2011/CC BY-SA 2.0

ゴールデンロッド

コロンバイン　キンポウゲ科 オダマキ属

FES　コロンバイン　*Aquilegia formosa*（オレンジ赤）
和 名　ニシオダマキ
日本で見られる近縁種　ヤマオダマキ　*Aquilegia buergeriana*（赤紫・薄黄色）
ミヤマオダマキ　*Aquilegia flabellata var. pumila*（薄紫）

属名はラテン語で「鷲（わし）」。5つのとがったパーツが突き出た花の形が鷲の爪のようだということから。この属の仲間はどれもコロンバイン（ラテン語で「鳩のような」）と呼ばれる。FESのコロンバインはクリムゾン（紅色の）コロンバイン、ウエスタン（西部の）コロンバインと呼ばれる。種小名は「麗しい」。

アメリカ北西部原産の多年草。いろいろな環境に生えるが、とくにオークの森、混合常緑樹林、針葉樹林やシャパラルなどの湿った場所を好む。山道でもよく見かける。高さ20～80センチ。根はしっかりとした太い主根があり、そこからわしゃわしゃとたくさんのひげ根がでる。葉は3枚がセットで枝につき、それぞれの小葉がさらに3つに裂ける。

花期は4月から8月。ひょろりとした長い茎の先や、途中から枝分かれした茎の先に花が1つ、ランタンのように垂れ下がる。赤からオレンジ朱色の部分は萼で、内側の黄色がかった部分が花弁。花の後ろに5つのでっぱりがあり、萼の先端が開いて、さらに長い雄しべがたくさん突き出し、非常に目を引く形。

花は食べられ、味は甘い。ハチドリがよく訪れる。

ただし種子はジシアン配糖体を含んでおり、食べると頭痛、めまい、吐き気、頻脈、けいれん、意識消失などを引き起こし、死亡することもある。

アメリカ先住部族はコロンバイン属の植物の根や花、葉を薬草として用い、下痢や胃痛、のどの痛み、リウマチ、寄生虫などの治療に用いた。種子はシラミを駆除するのに使った。

日本のオダマキは青や青紫の花が多いが、アメリカでもコロンバイン属には青や紫系が多く、紅色はむしろ珍しい。

一般的な紫色のコロンバイン（A. vulgarisなど）は金星の植物とされ、薬草魔術では妖精が好む花とし、また恋のまじないにもよく使われる。

コロンバインの花は一目見てそれとわかる独特の形をしているが、花の後ろ側に飛び出ている部分を、シューティングスターの折り返し部分のような、地上での生活にコミットすることへのためらいのジェスチャーとも見ることができる。

このオレンジ赤のコロンバインのエッセンスが当てはまる人は、もともとアーティストのタイプだが、自分の創造性や個人性を外に向けて表現することをためらう。これは自分の創造活動に関して、それを人目につく形で表現することや社会的なリスクを冒すのを厭(いと)うため。

それに対してコロンバンは「自分の創造性は、この世界でたったひとつのかけがえのないものだ」ということを思い出させ、それを外に向かって表現する勇気を与える。

またすでに創造的な活動や自己表現に携わっている人では、高い世界のヴィジョンを地上に降ろすためのつながりを強め、活動に光とインスピレーションを与える。

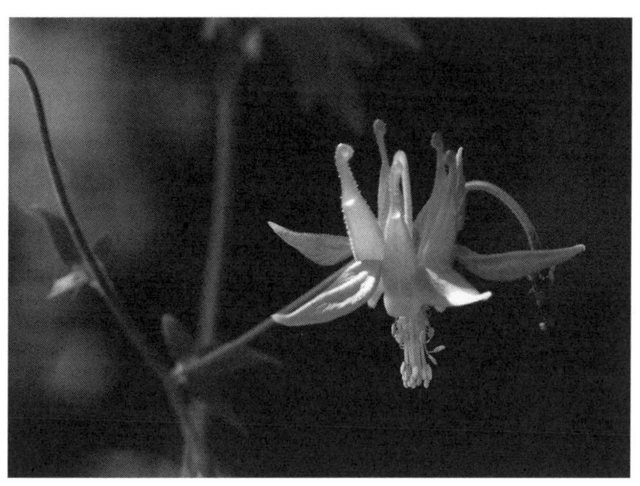

コロンバイン

コーン イネ科 トウモロコシ属

FES　コーン　*Zea mays*（雌花はクリーム色、雄花は薄黄色）
GHF　コーン　*Zea mays*（雌花はクリーム色、雄花は薄黄色）
和 名　トウモロコシ
日本で見られる近縁種　野菜として栽培されるトウモロコシ
Zea mays subsp. mays は同じ種の栽培種

属名はギリシャ語で「穀物、種子」。種小名はタイノ語からスペイン語経由で「トウモロコシ」。英語ではメイズともコーンともいう。

大型の一年性植物。日当たりがよく、高めの気温を好む。栽培種は根が浅いので干ばつに弱く、また強い風で倒れやすい。高さは３メートルまで。１本の太い茎がまっすぐに立ち、節のところから出た長い葉が茎を包む。

雌花と雄花がある風媒花。茎のてっぺんにススキの穂のような雄花が伸び、熟すと温かく乾燥した日に花粉が放出され、数メートル先まで風で運ばれる。茎の葉の脇にできる穂が雌花で、何枚もの葉に包まれ、雌しべは上から伸びる糸のようなひげ。１本が１つの雌しべで、受粉した雌しべの数だけ種子（つぶ）が実る。

ひげ（雌しべ）はカリウムが多く、利尿作用があってむくみをとり、薬草として腎炎や膀胱炎に用いられる。

１万年前に、コーンの原種のテオシントが現在のメキシコにあたる地域で栽培され始めた。以来オルメク、マヤ、アステカ、インカによって神聖な植物、また生活のすべてに浸透する主要な穀物として育てられてきた。

現在は世界中に広がり、多くの国で主食穀物になっている。

コーンのエッセンスが助けになる人は、大地や自然、あるいは地球そのものと深いつながりを感じている。しかしそのために現代的な生活や都会の生活にストレスを感じやすい。コーンのエッセンスは、自分が置かれた環境に関わらず、自然や大地とのつながりを感じる力を目覚めさせる。

大地からまっすぐに生えるコーンのように、自己の肉体の中心から、大地・自然・宇宙とのつながりを感じ、自己と自然・宇宙の調和を感じるのを助ける。この調和の感覚をとり戻すことで、都会であれ、田舎であれ、どのような環境に住んでいても、自分はいるべき場所にいるのであり、必要な仕事をすることができると感じられる。

都会環境での生活がつらく、自分の居場所について思い悩んでいる場合や、あるいは目まぐるしい都会生活からストレスを感じている場合にも、自己の中心を安定させてストレスを軽減させる。

植物としてのコーンにはまた、人間との歴史を経て形成された独特の知恵が感じられる。この知恵に敬意を払ってコーンの助けを求めるとき、宇宙・自然の秩序を思い出しながら、人類の歴史や文化を見渡し、より大きな宇宙の青写真にアクセスするのを助けてくれる。

それによって現在の自分が住む場所や働く場所について、より広く高い視点から見渡すことを可能にする。この点、コーンは5チャクラとのつながりを感じさせる植物だ。

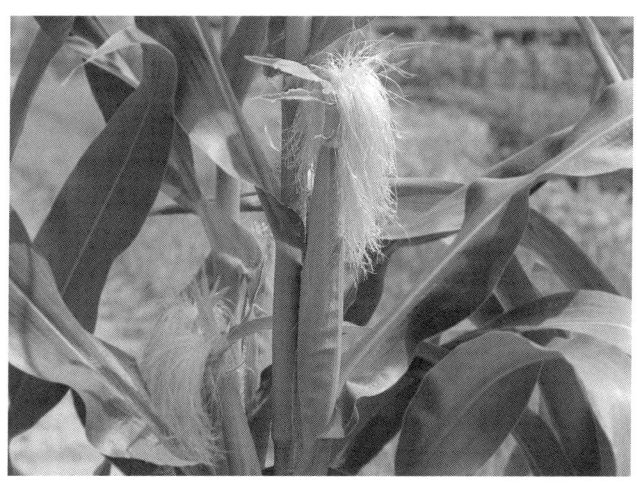

コーン

コンフリ（ヒレハリソウ）　ムラサキ科 ヒレハリソウ属

AFEP　コンフリ　*Symphytum officinale*（赤紫）
GHF　コンフリ　*Symphytum officinale*（赤紫）
和　名　ヒレハリソウ
日本で見られる近縁種　ヒレハリソウ（同一種、帰化）

属名は「ともに育つ」。この属の仲間はどれもコンフリと呼ばれる。AFEP と GHF のコンフリはもっとも一般的な種で、コモン（普通の）コンフリ、トゥルー（真の）コンフリと呼ばれる。種小名は薬草として使われてきた歴史を示す。

ヨーロッパ原産の多年草で、湿った草原などに生える。イギリスでは川の堤防や溝沿いに自生。アメリカや日本にも導入されて野生化している。

高さは1メートルまで。全体に粗い毛が生えている。葉は大きく、形はハウンズタングに似ているが、しわしわ。主根は黒いかぶのようにごつくなる。全体として非常にたくましい感じで、ほとんどふてぶてしいような強さを感じさせる。

花期は初夏。枝分かれした茎の先に、釣鐘のような形の花がいくつも垂れ下がって咲く。最初はきゅっと巻いていた先端部がほどけながら、順につぼみが開いていく。赤紫の花は筒状で、先のほうがやや膨らみ、5つに別れる。

アジアやヨーロッパでは古くから野菜および薬草として栽培されてきた。

栄養分が非常に豊富で、日本でも一時期は盛んに栽培され、葉を天ぷらなどにして食べたらしい。

古くからの別名はボーンセット（骨接ぎ草）、ニットボーン（骨編み草）で、葉と根をつぶして湿布を作り、ねんざや骨折の治療に用いた。

現代では骨関節炎の炎症と痛みを減らす効果が知られている。ホメオパシーでも骨折の治療用のレメディとされる。

ハーブティーとして内服もされるが、長期に服用または塗布すると肝臓に毒性があるため、現在は内服用には売られていない。コンフリのアルカロイドは皮膚からも吸収されるので、外用の場合も長期的に使うべきではない。

存在感は強くたくましく、しかしそのたくましい植物が咲かせる、下を向いて垂れ下がる赤紫の花は、独特の染み入るような雰囲気がある。

アルケミー的には冷やし、乾かし、固める性質と再生を促す作用から、土星が司る植物と考えられる。
薬草魔術では守護の力があるとし、安全のため旅行の際に身につけたり、持ち物に入れておく。

コンフリは体に深く染み込み、ねんざや骨折を癒す薬草として昔から知られてきた。伝統的な薬草から作られるエッセンスは、薬草としての作用をエネルギーのレベルで反映することが多いが、コンフリのエッセンスは魂の深い部分に染み込み、傷を癒す作用がある。
AFEP ではエーテル体のダメージを修復するレメディとして、過去のけがや古傷、心的トラウマが完全に癒えない場合や、原因不明のエネルギーの消耗がある場合のサポートとしている。
GHF でもエーテル体の傷を修復し、肉体とエネルギー体の癒しを促して、過去から続く問題を深い部分で解決するのを助けるレメディとする。
コンフリのエッセンスには、エーテル体レベルでの傷の修復作用があり、エーテル体の傷が修復されると、それが原因で治りの遅かった肉体の傷や古傷も癒えることができる。
また心的トラウマが、事故などによる肉体の外傷やエーテル体の損傷と結びついて、そのために回復に時間がかかるような場合にも、エーテル体を癒やすことで、トラウマからの回復を助ける。

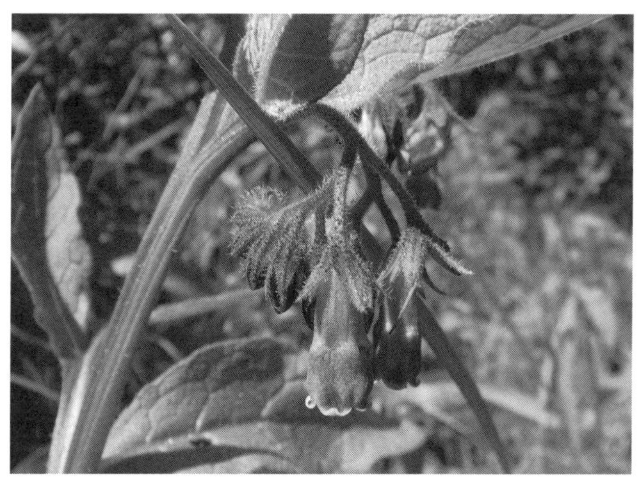
コンフリ

サグアロ（ベンケイチュウ）

サボテン科
カルネギア属

FES　**サグアロ**　*Carnegiea giganteae*（白・黄色）
和名　ベンケイチュウ

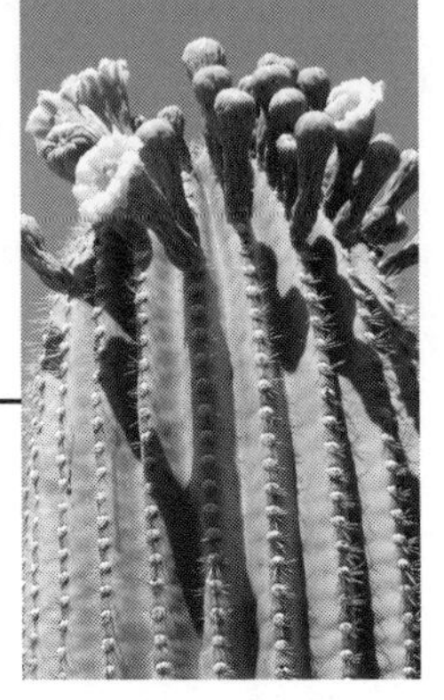
サグアロ

スペイン語の発音でサグアロ、英語ではサワーロ。属名は実業家のカーネギーにちなむ。種小名は「巨大な」。一属一種で、この属にはサグアロのみ。

アリゾナからメキシコにかけて広がるソノラ砂漠原産で、ソノラ砂漠の固有種。メキシコやアメリカ南西部の風景のイメージになっている。

高さは普通は12メートルくらいまでだが、過去には24メートルのものが見つかっている。内部にはリブ（肋骨）と呼ばれる木質の骨格のような構造がある。主根は1メートルの深さまで降りるが、そこから横に大きく広がり、根のネットワークは30メートル先まで伸びる。

胴体に大量の雨水を吸収して貯め、水を蓄えると胴体が膨らむ。長いトゲは非常に鋭く、スチールに近いかたさがあり、刺さるとひどいけがになる。

成長速度は雨の量にもよるが時間がかかり、高さ1メートルになるのに20～50年。寿命は長く150～200年ぐらい。75～100歳で最初の横の腕を伸ばす。頭や腕の先端部にぽこっとした緑のつぼみがつき、それが白い花に開く。花は頭や腕の先端にしかつかない。

花期は4月から6月。日が沈んでから花が開き、翌日の午後には閉じるので、花が咲いている時間は24時間より短い。平均1日に4つの花が咲いて、1か月ぐらい咲き続ける。中心部の雌しべを大量の雄しべがとり囲んで円形に並ぶ。その外側に白いひらひらとした花弁があり、白い太陽のように見える。

自家受粉はできず、受粉は蜂、コウモリ、ハジロバトやハチドリなどが担う。大きな実は中がルビーのような赤色で、熟した果肉は甘い。1つの果実に2000個以上の種子ができる。発芽には12～14か月かかる。パロヴェルデツリーやラグウィードなどの子守り植物がそばにあると、極端な熱さと寒さからサグアロを守り、水分の蒸発を防いで、芽を出して成長するのを助ける。

育ってからは大量の花粉や蜂蜜を作り、果実を実らせ、何百種もの砂漠の動物、鳥、昆虫に食べ物と住みかを与える。ハジロバトは食べ物の６割をサグアロに頼り、花の受粉も行ってサグアロとともに生活する。キツツキは胴体に穴をあけて巣を作り、空いた巣にはサボテンフクロウやフィンチが住む。てっぺんに白頭鷲が巣を作ることもある。種のときから枯れたあとまで、すべての段階で非常に多くのほかの生命を支える。この意味では砂漠のオークともいえる。

この地域の先住部族のピマ族やセリ族は伝統的にサグアロを利用し、今日でもすべての部分をあまさず使う。果実は生で食べたり、飲み物、ジャム、シロップ、発酵酒にする。リブの部分は建材や家具に使われる。

サグアロのエッセンスは、過去からの伝統とつながりを強め、先達や目上の存在との関係を癒す。これが助けになるのは、伝統に対して敬意を感じられない。あるいは権威や力のある指導者や先輩、年上の存在に対して、とにかく抵抗したり、その権威を否定する衝動がある場合。

そのために目上の人や先輩から学ぶことができない。また伝統にもつながりを持てず、過去の遺産につながり、それを受けとることができない。これは権威というものに対して内的な葛藤があり、自分の中の否定的な思い込みを、あらゆる目上の存在や指導者、長く続いてきた伝統に対して投影することから来る。

人間が成長していく過程では、思春期に経験する反抗期のように、自分の親を含めた目上や既存の権威に対して抵抗し、時には反抗しながら、自分の足で立つのを学ぶことが必要な時期がある。こういう時期を経験しないと、人は本当の意味で自立した大人になることはできない。

しかし反抗期に経験した親や権威への葛藤を、大人になっても持ち続ける人がいる。このような人は自分より大きなものに対して反抗することで、自分を感じようとしている。また過去から受け継がれたあらゆるものに抵抗し、ポジティブな形で伝統から学び、支えてもらうことができない。それは過去から自由になろうとしながら、実際には過去に抵抗し続けることで過去に縛りつけられている状態だ。

サグアロのエッセンスは、権威に対する関係が思春期の状態のまま停滞している人の内面の成長を促し、より懐の深い、大人の状態へ成熟するように促す。意味のなくなった反抗的な態度を手放すことで、伝統や過去からの遺産を受け入れ、それに支えてもらうことができるようになる。それを受け継ぎ、次の世代の受け渡すことも可能になる。

このエッセンスはまた、目立って反抗的な傾向がない場合でも、伝統や過去の遺産とのつながりを深め、敬意をもって受け入れることを学びたい場合にも役立つ。同じ砂漠の植物であるユッカ（ジョシュアツリー）のエッセンスと比較すると興味深い。

サンフラワー（ヒマワリ） キク科 ヒマワリ属

AFEP　サンフラワー　*Helianthus annuus*（濃い黄色）
FES　サンフラワー　*Helianthus annuus*（濃い黄色）
GHF　サンフラワー　*Helianthus annuus*（濃い黄色））
和 名　ヒマワリ
日本で見られる近縁種　ヒマワリ（同一種、栽培）

属名はギリシャ語で「太陽の花」。種小名は「1年性の」。英語名ももちろん「太陽の花」。

キク科の花は、たくさんの小さな花からできている。多くの場合、細い筒状花と、花びらのような舌状花の組み合わせで、中央に丸く筒状花が集まり、その外側を舌状花が囲む。

キク科でも、タンジーやハハコグサは筒状花だけ、タンポポは舌状花だけという変則もある。サンフラワーの顔だちは典型的なキク科の花だ。

サンフラワーはアメリカ西部原産。1年草だが、短い期間にぐんぐん生長して背も高くなる。

茎は強く太くまっすぐで､荒い毛がある。葉は大きく広くて固く､表面に毛がある。かたく太い茎､ごわごわした葉､トゲや毛などは､明確なバウンダリのジェスチャー。根は主根を下ろすが、それほど深くない。

中心部の筒状花はオレンジからオレンジ黄色で、そのまわりを濃い黄色の舌状花がとり囲む。名前のとおり、太陽のような顔だち。

サンフラワーは太陽を追って顔を動かすといわれるが、これは花茎がまだ柔らかい若い花の間だけ。若い花は夜明けには東を向き、そこから西に向けて顔を動かし、夜の間にまた東向きに戻る。

これは概日周期による現象で、実際の太陽を追っているわけではなく、曇っている日でも起きる。茎の成長が終わって花が成熟する頃には、顔は東向きに固定されて動かなくなる。

種子はおもに食用にされる。アメリカ先住部族によって4000年以上前から栽培されてきた。

アステカ族はこの花を神殿に捧げた。

アルケミー的にも太陽の植物。

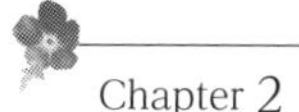

薬草魔術では、種子の多さから多産の象徴とされ、子どもが欲しい女性が種子を食べた。

また暗く沈んだ気持ちや嘆き、悲しみに抵抗する力があり、ネガティブな力から守る花とする。

サンフラワーの印象は、まず人を見下ろすような背の高さ。茎や葉の厚くて強そうなこと。そして大きな花の、輝くような自信にあふれた様子。

中央の花はオレンジがかり、それをとり囲む花びらは強い濃い黄色で、「私はすべてのものを照らす。私には影などない」と言っているようだ。

花の大きさと存在感の強さは、明るく自己を肯定する力を感じさせる。自信にあふれ、この世に強く生きることのできる花という印象。太陽のように輝くパーソナリティー（人格）と自己意識の象徴だ。

しかし自己を肯定する力はプラスのほうにふれすぎると、自我の肥大や傲慢さ。マイナスのほうにふれすぎると、自信の欠如や自己卑下に偏る。

サンフラワーのエッセンスは自我の力をバランスさせ、自己を肯定する強さと、バランスのとれた自尊心を育てるのを助ける。

チャクラで言えば、2チャクラの自己感情と3チャクラの社会性のバランス。自己についての健全な感情に支えられた自我が、本来の機能を果たすことのできる状態。

FESではサンフラワーを、自己の内面の男性性ないしは父性の象徴としてもとらえる。これは月を母性と受容性の象徴とする、ルドルフ・シュタイナーの影響があると思われる。

確かにサンフラワーは太くかたい茎で堂々と大地に立ち、全体として男性的な強さを感じさせる。

また西洋文化では太陽神アポロが男性であるなど、太陽にも男性的なイメージがある。

サンフラワーはまた、父親が傲慢で自己中心的、自分勝手だったりして、子ども時代に父親との関係が難しいものだった場合に、父親との関係性を癒すためのレメディになる。

サンフラワーの明るく強く男性的な性質が、望ましい男性性、父性のモデルとなり、それを自己の内に内在化する助けになる。

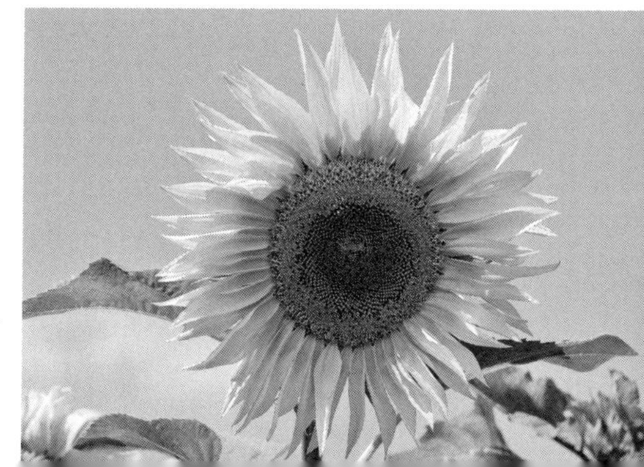

サンフラワー

ジェンティアン、オータム

リンドウ科
リンドウ属

FES-EE　ジェンティアン　*Gentiana amarella*（ピンク紫）
HH　ジェンティアン　*Gentiana amarella*（ピンク紫）
日本で見られる近縁種　フデリンドウ　*Gentiana zollingeri*（薄青）
ハルリンドウ　*Gentiana thunbergii*（青）などが
同じリンドウ属の二年草。

リンドウ科の植物には苦味のあるイリドイドを蓄積し、肝臓や胆嚢の薬草として使われるものが多い。日本の自生種として有名なのはセンブリ。フラワーエッセンスではセントーリとジェンティアンがいるが、どちらも伝統的な薬草で、やはり苦い。植物としてのジェンティアンとセントーリは互いに混同されることも多い。

属名はリンドウの薬効を発見したとされる古代ギリシャの王ゲンティウスにちなむ。リンドウ属の仲間はすべてジェンティアン（またはジェンシャン）と呼ばれる。バックが用いたジェンティアンはオータム（秋の）ジェンティアン、ノーザン（北の）ジェンティアン、オータムフェルワート（秋のセンブリ）と呼ばれる。種小名は「愛らしい」。

北ヨーロッパ全土に自生する二年草。高さは30センチまで。根は細いひげ根をたくさん出して土に深く延びる。成長はゆっくりで、最初の1年目は根を伸ばすことに使う。2年目に茎を伸ばし、茎は上のほうで枝分かれして、それぞれの先に上向きに花がつく。

花期は7月から9月。花はもとの部分で融合して筒状になり、先が5つに別れる。色は紫や青紫が一般的だが、ヒーリング・ハーブスのジェンティアンは薄紫で、輪郭のはっきりした、知恵を感じさせる顔だち。

全草が非常に苦いが、ジュリアン・バーナードは、この苦さを「人生においてがっかりさせられることへの苦々しさ」ととらえている。

カルペパーは「火星の司る重要な薬草」とし、「腐敗や毒に抵抗力があり、感染症の治療に非常に優れる。消化を助け、胃や心臓を強め、肝臓の流れをよくし、食欲を回復させる。煎じた汁はけいれんに効果があり、結石を流し、周期的に起きる悪寒や発熱、黄疸を改善する。ただし排尿と月経を促すので、妊娠中の女性はとってはいけない」としている。

薬草魔術では、お香にしたり身につけて、ネガティブな迷信やジンクスを断つのに使われる。

バックはこれを「不確かさ」さへのレメディに分類している。「たやすくくじける。病気がよくなりかけていても、あるいは日常の出来事がうまくいっていても、そこにごく小さな遅れや障害があると、疑いを持ち、すぐに落胆する」。

ジェンティアンがタイプレメディとなる人は、自分の能力に疑いがあり、つねにまわりを見て、自分のやっていることがそれでいいのかどうかを探ろうとする。まわりがどうしているか、どう反応するかによって、自分の行動を決める。

それまでうまくいっていたことでも、ちょっとした邪魔や遅れがあると、それを「やっぱりだめなサイン」と考えてあきらめてしまう。落胆や気後れ、気落ちしやすく、くじけやすい。ちょっと問題が起きたり障害に突き当たると、解決策を探すのをあきらめてしまう。

自己の中心点がしっかり定まっていないので、つねにまわりを見て、これでいいかどうかのサインや印を求めている。そのため占いなどにもだまされやすい。

ジェンティアンのエッセンスは、このタイプに、まわりや他人を見続け、自分がどうすればいいかのサインを求め続けるのを止めて、自分自身の内側に目を向けるように促す。そして結果よりも、他人の反応よりも、自分がそれをどう経験するかが大切なのだということに気づかせる。

どんなことでも、他人のようにではなく、また他人から期待されるようにでもなく、自分が望むように、自分のペースでやってよいのだと教える。いったんそのことに気づき、そう努めていくことで、ジェンティアンのタイプ本来の忍耐力。まわりの状況や流れに関わらず、自分に忠実に、こつこつと歩み続ける能力が引き出される。

ジェンティアンは特定の性格タイプに対応するタイプレメディだが、それ以外にも長い病気の療養中や、事故からのリハビリ、アルコール依存からの回復中などで、長く根気のいるとり組みが必要とされ、自分を信じてゆっくり進み続けることが必要なときにも支えを与えてくれる。

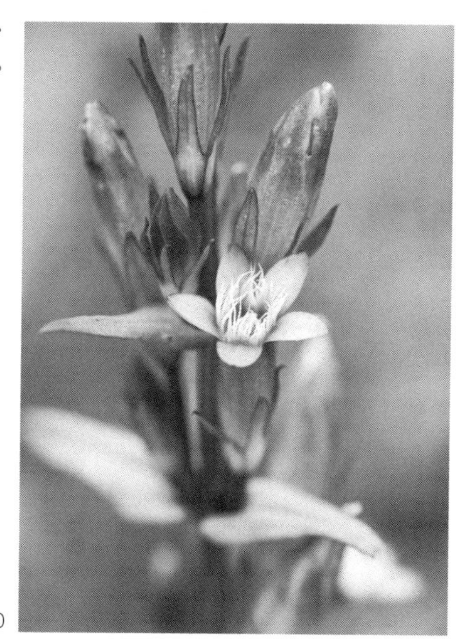

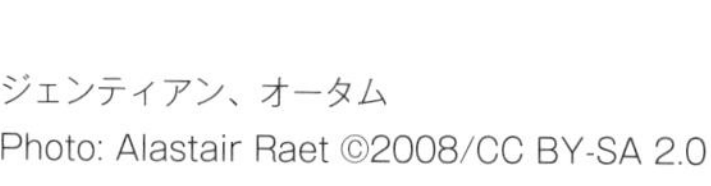
ジェンティアン、オータム
Photo: Alastair Raet ©2008/CC BY-SA 2.0

ジェンティアン、エクスプローラーズ

リンドウ科
リンドウ属

FES　エクスプローラーズジェンティアン　*Gentiana calycosa*（紫青）
日本で見られる近縁種　ミヤマリンドウ　*Gentiana nipponica*
オヤマリンドウ　*Gentiana makinoi* などが同じリンドウ属の多年草。

ジェンティアンの全体的な説明は「ジェンティアン」の項を参照。

FESでは、シエラネヴァダに自生するエクスプローラーズ（探索者の）ジェンティアンからエッセンスを作っている。種小名は「萼のある」。一般名はマウンテンボグ（山の湿地の）ジェンティアン、レイニアプリーツ（レニア山のひだのある）ジェンティアン。

アメリカ西部、シエラネヴァダからカスケイド山脈の中腹に自生する多年草。水はけがよく、かつ湿った土壌を好むので、水の流れに近い斜面などに生える。ゆるく群生することが多い。

背が高く、細い赤みのある茎を厚みのある葉がとりまき、茎の上部に複数の花がつく。イングリッシュ・エッセンスのジェンティアンよりたくましく、花もかなり大きい。

花期は7月から10月。花はつぼみのときは藍色、開くと深く味わいのある青紫。もとの部分が筒状に融合し、先が5つに別れるジェンティアンと同じ作りだが、筒の部分がしっかりとした感じで長く、ジェンティアンの可愛らしさに対して、凛としたたくましさがある。

このエッセンスが助けになるのは、人生における中年期のクライシスや、生きることへの疲れを経験し、自分の精神的な方向性や人生の目的を感じられない状態にある人。あるいは離婚や家族の死などの深い喪失の経験によって、魂の力が消耗している状態。

そのような場合にエクスプローラーズジェンティアンのエッセンスは、自分の人生の高い目的とつながりをとり戻すのを助け、精神的な道のりに再び向かい合う強さを与える。そして困難な経験をもとに、人生を新しいものに変えていくきっかけとして受けとめる視点へと導く。

はっきりとした青色の花は、精神性や高い価値観とのつながりを示すことが多いが、ピンク紫のジェンティアンと濃い青のエクスプローラーズ・ジェンティアンを比べてみると、そのニュアンスが汲みやすい。人生への苦々しさをポジティブな姿勢に変容させるジェンティアンの性質についても、ピンク紫のジェンティアンの元気づけ、穏やかさに後押しをするような質と、青いエクスプローラーズ・ジェンティアンの明晰さを比べることができる。

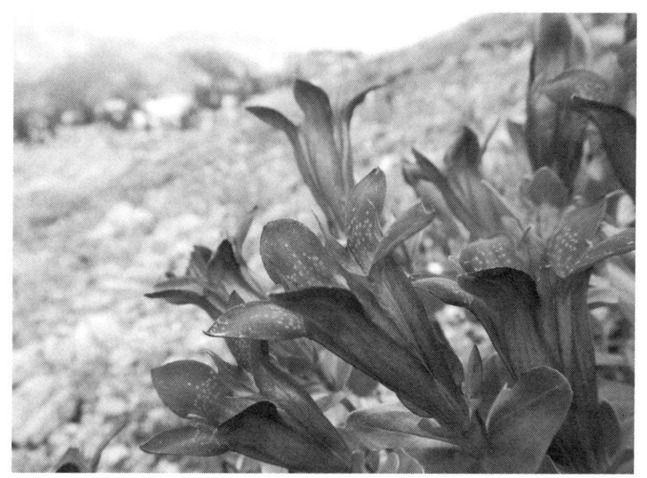

ジェンティアン、エクスプローラーズ
Photo: Matt Lavin ©2016/CC BY-SA 2.0

ジニア（ヒャクニチソウ） キク科 ヒャクニチソウ属

FES　ジニア　*Zinnia elegans*（赤）
GHF　ジニア　*Zinnia elegans*（赤）
和 名　ヒャクニチソウ
日本で見られる近縁種　ヒャクニチソウ　（同一種、栽培）

属名はドイツの植物学者ヨハン・ゴットフリート・ツィンにちなむ。種小名は「優雅な」。メキシコ原産の1年草。ヒマワリとともにアステカ族が栽培していた。現在は世界中で栽培され、各地で野生化している。直射日光と高温の環境を好み、乾燥にも強い。

背丈は野生で80センチまで。茎はかたくてしっかりとし、短い毛がある。

茎の先に大きめの花が1つつく。中心に筒状花があり、それをたくさんの舌状花がとり囲む。手触りはかため。原種では中心部の筒状花は黄色か橙色で、まわりの舌状花が赤紫からうすい紫。栽培種は紫、ピンク、オレンジなどさまざまな色がある。フラワーエッセンスに使われているのはFES、GHFとも舌状花が赤色のもの。

春に種を蒔いて、夏から秋までずっと花が咲き続ける。花は丈夫で色あせしにくく、咲いている期間が長いので百日草の和名がついた。花の寿命が長いことから浦島草や長久草の別名もある。英語ではYouth-and-old-age（若さと老年）という別名もある。

ジニアは熱を好み、生命力が強く、花の寿命も長い。とくにエッセンスに使われている真っ赤なジニアは元気にあふれ、開いた小さな黄色の筒状花が、楽しそうに踊っているように見える。人生の重荷によってたわめられない、生きることの純真な喜びを表現しているようだ。

このエッセンスが助けになるのは、自分の中の子どものような部分を抑圧して育ってきた人。そのためにユーモアや遊び心が乏しく、あらゆることをまじめに、真剣に受けとり過ぎる傾向がある。

あるいはものごとを深刻に考え過ぎて、仕事や生活が心に重くのしかかる。のびのびと笑ったり、自分やまわりの状況をユーモアをもって見る余裕がなくなっている。

ジニアのエッセンスは、そのような人が内面の子どもにコンタクトするのを助ける。子どものように素直にものごとを面白がったり、笑ったり、楽しんだりすることを思い出させてくれる。

もちろん大人として社会の中で自立していくためには、まじめに責任をもって生きる部分も必要だ。しかしそういうあり方が自分のすべてになってしまうと、生命力が枯渇し始める。

赤いジニアは心を軽くし、笑う力をとり戻させてくれるだけでなく、1チャクラからの生命力の流れを増し、体とエネルギーフィールド全体に活力を与え、元気をとり戻させる。

タイプとして当てはまる人にも、また1チャクラのエネルギーが枯渇して元気がなくなっている状態にある場合にも使える。

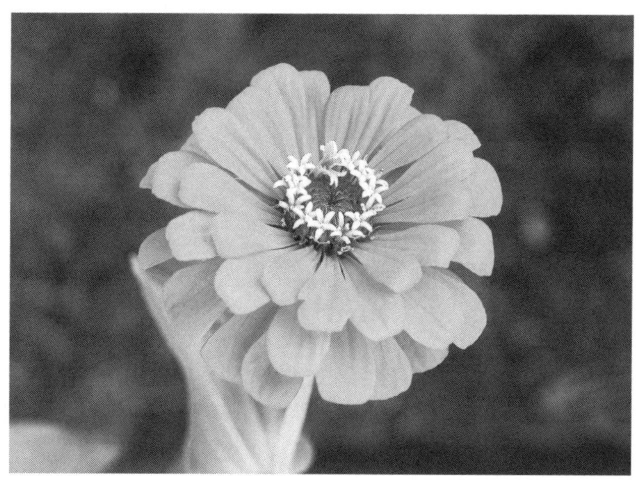

ジニア

シューティングスター　サクラソウ科 カタクリモドキ属

FES　シューティングスター　*Dodecatheon hendersonii*（ピンク紫）
日本で見られる近縁種　園芸では何種類かのカタクリモドキ属の花が、ドデカテオンの名前で栽培されている

属名はギリシャ語で「12柱の神々」。花の作りがオリンポスの十二神がテーブルのまわりに座っているようだというリンネの命名。種小名はアメリカの植物学者ルイス・ヘンダーソンにちなむ。この属の仲間はいずれもシューティングスターあるいはセイラーズキャップ（水兵の帽子）と呼ばれる。FESのシューティングスターはヘンダーソンのシューティングスターと呼ばれる。

アメリカとカナダの西部に自生。カリフォルニアでは北西部のカスケイド山脈、シエラネヴァダやサンベルナルディーノ山脈の麓や森の開けたところに生える。夏は乾燥している必要があり、夏の乾期に入って雨が止むと地上部は枯れる。丸みのある葉が根元から出て、そこからひょろっと茎が出る。長い茎の先が枝分かれして、それぞれに花がつく。

花期は春から初夏。色はピンクマジェンタで、1株に3～10個のつぼみがつく。花はぐいっと地面を向く。5枚の花弁が折れ曲がるぐらいに反り返って後ろに流れ、濃い青色の雄しべが突き出る。正面から見るときれいな五芒星。

先住部族が葉や根を食用にするが、生で食べると毒性があるので、ゆでたり、ローストしたりして食べる。アメリカ東部では同属のD. Meadiaが一般的で、これもシューティングスターと呼ばれる。香りに眠りを誘う作用があり、カシャヤ族の母親は赤ん坊のかごの上にこの花を吊るす。

薬草魔術では「結びつける、固める」性質があるとされ、エッセンスとしてのシューティングスターの「地上に結びつける」性質と合わせると興味深い。

英語でシューティングスターは流れ星のこと。このエッセンスをタイプレメディとする人は、地球や人間の世界が自分のいるべき場所だと感じることができない。「自分はここに属さない、居場所がない」という疎外感と深い孤独感を抱いている。子どもの頃から宇宙や他の星、他の世界に強い興味がある一方、人間の俗世界的な

ことには興味がなく、人ともあまり関わりを持たない。このタイプの孤独感や疎外感は、家族を含め、他の人たちから理解されない。

中には実際に地球以外の星で生活していたという記憶をとどめている人もいる。母親の胎内または誕生してすぐに深いトラウマ的経験をして、人生の非常に早期に、自分の肉体や人間としてのアイデンティティからかい離してしまっていることが多い。生まれたとき、お産が非常に難しかったり、へその緒が首のまわりに巻きついていたこともある。

この花の花びらが後ろに引っぱられるように折り返される形は、地上に生まれようとして来たのに、途中でためらって引き返そうとした魂のジェスチャーと見ることができる。

このタイプの中には「自分は間違って地球に生まれてしまったので」あるいは「ほかの精神的に進んだ星から来た魂なので」、人間としての生活や環境になじむ必要はないと思っている人もいる。

しかし実際には、魂という知恵ある存在が、地球あるいは地上に間違って生まれて来るというようなことはない。肉体をもって生まれてきた魂は、目的をもって、ここに生まれることを選んできている。しかし地上に足をつける最初の試みが非常に苦痛なものだったり、つらい経験だった場合、魂によっては「自分の選択は誤りだった」と決めて、この人生から身を引こうとする。

シューティングスターのエッセンスは何より、自分が魂として行った最初の選択、「自分はこの星で生き、学ぶために生まれることを選んできた」という記憶を刺激する。そして魂を含めたより大きな自己の視点から、この人生での自分の目的や望みを思い出すのを助ける。それによって地上で生きることにコミットし直し、人間的な生活を受け入れることを助ける。地上で生きることにコミットして初めて、魂は「ここには自分の居場所があるし、ここにいてよいのだ」と感じることができるようになる。

人間としての肉体や生活を改めて自分の意志で受け入れることで、それまで苦しいだけだと思っていた日常の生活に、喜びや楽しみを見いだすことも可能になる。そしてまわりの世界もまた自分を受け入れてくれていると感じ、まわりの世界との関係によって癒され、育まれることが可能になる。そしてまた、このタイプの持つ高い精神性や宇宙的な意識を、人間的な形で体現することが可能になる。

性格構造ではスキツォイドタイプによく対応する。

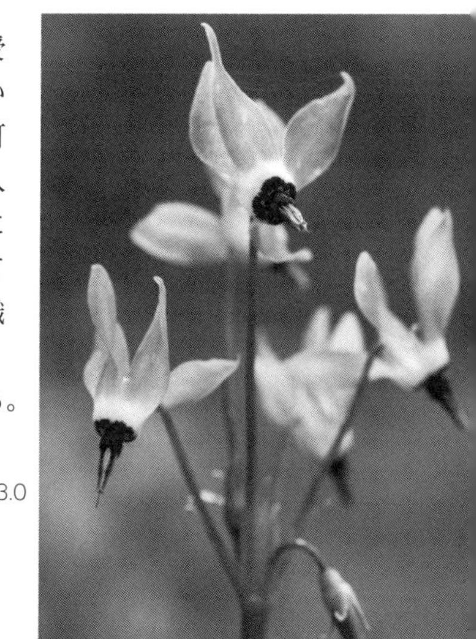
シューティングスター
Photo: Eric in SF ©2010/CC BY-SA 3.0

ジョシュアツリー（ユッカ）

キジカクシ科
ユッカ属
（イトラン属）

FES　ジョシュアツリー　*Yucca brevifolia*（色）
和名　ユッカ
日本で見られる近縁種　イトラン　*Yucca filamentosa*（栽培）

以前はリュウゼツラン科にいたものが、キジカクシ科（アスパラガス科）に移動し、スターオヴベツレヘムと同じ科になった。属名はカリブ語でキャッサヴァなどを指す「ユカ」から。種小名は「葉の短い」。

アメリカ南西部原産で、カリフォルニアやネヴァダ、アリゾナ、ユタなどの、ある程度標高が高く乾燥した山の斜面や砂漠で育つ。木ではないが、ふるまいが木のようなのでジョシュアツリー、ユッカヤシ、ユッカの木などとと呼ばれる。

ジョシュアツリーの名は、19 世紀にモハヴェ砂漠を横断したモルモン教徒がつけたとされる。その立ち姿が、旧約聖書でイスラエルの民を導き、砂漠を横断したヨシュアが、天を仰ぐ姿を思い出させたという。

高さは 15 メートルまで。幹は何千もの細かい繊維からなり、年輪はない。上のほうが重そうで一見バランスが悪く見えるが、地下 10 メートル以上の深さにまで根を張り、非常に安定している。

寿命も長く数百年に及ぶとされ、1000 歳の個体も見つかっている。

葉は常緑。深い緑色の厚みのある葉は短剣のように先が鋭くとがっており、デザートダガー（砂漠の短剣）という別名もある。

地下の根茎から新しい茎が伸び、親木のまわりに広がって増えるが、種子からも増える。

花期は２月から４月。ただし毎年咲くわけではなく、十分な雨量と、開花前の冬に気温が氷点下に下がることが条件。長い花茎を伸ばし、そのてっぺんに、もこっとした大きな乳白色の穂のように花がつく。６枚の白または緑の花被片があり、花被片は途中で融合している。雌しべと雄しべは離れていて自然には受粉できず、ユッカガという蛾が受粉する。

ユッカガは花に卵を産み、幼虫はユッカの種子を食べて育つが、ユッカが増えるのに十分なだけの種子を残す。そして大人になってユッカの受粉を手伝うという、完全な共生生活を送っている。

先住部族は花やつぼみ、根、種子を食用にする。根は大量のサポニンを含み、石鹸の代わりにもなる。

荒涼とした土地に非常に深く根を張り、木ではないが数百年以上の寿命を持つジョシュアツリーのエッセンスは、世代を超えて受け継がれるパターンに関係する。

人は自分の祖父母や過去の世代から、さまざまなエネルギーのパターンを受け継ぐ。時にはアルコール依存や家庭内暴力、女性に対する蔑視などの機能不全のパターンも受け継がれる。

過去の世代から受け継いだパターンに自分自身が縛られ、自分本来の可能性を生きることができない状態にあるとき、ジョシュアツリーのエッセンスは、無意識のレベルに存在する、そのようなパターンや条件づけに光を差し込ませる。そして親や家、あるいは社会から受け継ぎ、自分を制限してきたパターンと意識的にとり組み、手放すことを助ける。

個人としての自由をとり戻すことができたとき、自分を縛るものと感じられた親や古い世代の言動を、より共感的に見ることも可能になる。

若い世代を過去のパターンに縛りつけようとする圧力の強い現在の日本社会で、非常に重要なエッセンスの1つ。

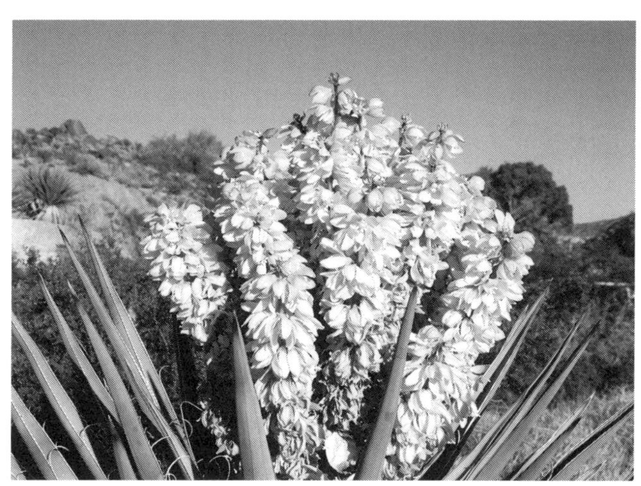

ジョシュアツリー

スイートチェスナット (ヨーロッパグリ)

ブナ科
クリ属

FES-EE　スイートチェスナット　*Castanea sativa*（雌花は緑、雄花は黄色）
H H　スイートチェスナット　*Castanea sativa*（雌花は緑、雄花は黄色）
和 名　ヨーロッパグリ
日本で見られる近縁種　クリ　*Castanea crenata*

属名はギリシャ語の「栗」から。種小名は「栽培の」。南ヨーロッパの地中海からバルカン半島原産。寿命の長い落葉樹で、高さは20～35メートル。成長に時間がかかり、種子から実がなるまでに20年かかる。野生で500年、栽培では1000年以上生きることもある。シチリアでは樹齢2000～3000年と推定されるものも見つかっている。

温かく穏やかな気候を好み、霜を嫌う。森の中で育つ分には多少の日陰でも気にしない。ぼろぼろに風化した土壌や火山性の土壌でよく育つ。根は太く、非常に深く張る。葉はつやつやした緑色で、虫に食われることがほとんどない。

花期は6月から7月。雄花の房のもとの部分に雌花がつく。雄花はクリーム色で猫のしっぽのような長い房。雌花は緑のうろこのような総苞につつまれ、総苞1つに緑を帯びた白い花が3つつく。総苞は受粉のあとにトゲができ、いがになる。

虫媒花で、たっぷり蜜を作り、昆虫がよく集まる。栗の実は古代から食用にされ、ギリシャからローマに伝わった。イギリスに入ったのはローマ時代。西ヨーロッパに栽培が広がったのは中世からで、修道院の庭などで育てられた。

クリの葉のお茶は呼吸器疾患、特に百日咳の治療に用いられる。

カルペパーは木星が支配する木とし、効能については「果実はよい血液を作り、体に望ましい栄養を与えるが、食べ過ぎると血液を濃くし、頭痛を引き起こし、肉体をかたくする。実の薄皮は、この固める作用がとくに強く、食べ過ぎると体のすべての流れを止めてしまう。実を乾燥させ皮をむいて粉に引いたものを蜂蜜と混ぜてなめると咳や吐血に効く」と書いている。

バックはスイートチェスナットを「失望または絶望」へのレメディに分類している。「人によって、時に苦悩があまりにひどく耐えきれないと感じることがあるが、そのような場合に。心や体が耐えきれる限界まで耐え、もう折れそうだと感じると

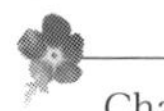

き。もう破壊と破滅に直面するしかないかと思われるとき」。

スイートチェスナットは38種のイングリッシュ・エッセンスの最後につくられたものだが、「生命の光そのものが消えかかっていると感じられるような、魂そのものが破壊されるような、魂の暗闇と呼ばれる状態」という記述は、当時のバック自身の内的状態を反映しているようだ。

「魂の暗闇」という表現は、スイートチェスナットの絶望を、他のレメディの日常的な悩みや苦しみと区別する。魂の暗闇とは単なる苦しみではなく、自分の自己アイデンティティがちりぢりに破壊され、本当にもう何も救いはないと感じるような。自分がどん底に向かってどこまで落ちるかわからずに落ちていくような経験だ。

これは精神的道のりを歩む人が、深い魂の変容のプロセスを通過する際にも経験される。それは単なる変化や成長ではない。変化や成長というのはそれまでの自分の続きだ。魂の変容プロセスとは、それまでの自分が壊され、燃やされて、その灰の中から自分という生命が新しい肉体をまとって生まれる経験だ。

それは過去の経験によって形成されてきた自我にとっては、死と同じ経験でもある。通常の困難や苦しみの場合には、高い力を信じることが希望を与えてくれる。しかしこの魂の暗闇にあるときには、そのような希望さえも、他人にはあるかもしれないが自分には関係ないものと感じられる。

このような変容プロセスに関わるとバックが考えたスイートチェスナットは、深く精神的なエッセンスだ。救いの見えない暗闇の中にいるときにも、なお自然はそこにあり続けると語りかける。スイートチェスナットは「助けてくれる、楽にしてくれる」というようりも、「ともにいてくれる。自分が変容のプロセスを通過していく間、そこにいてくれる」。それでプロセスが早く進むとか楽になるというわけではないが、自分が通過する絶望には、今はわからないが、意味があるのだと感じることができる。プロセスの苦しさ自体をとり去りはしないが、ただ少し耐えやすいものにはする。その意味でスイートチェスナットはきわめて実存的なエッセンスだ。こういう深さをもったエッセンスはほかにあまり思い当たらない。

スイートチェスナットは特定のタイプというよりも人生の状況に対応するエッセンスだが、たとえば薬物やアルコール依存で、自分がどん底にある、もう本当にだめだと感じるような状況。重い病気で余命が長くないと知ったときなどにも支えになる。またこういった状況にある人たちを心理的に支える立場にある人も、その支えを受けることができる。

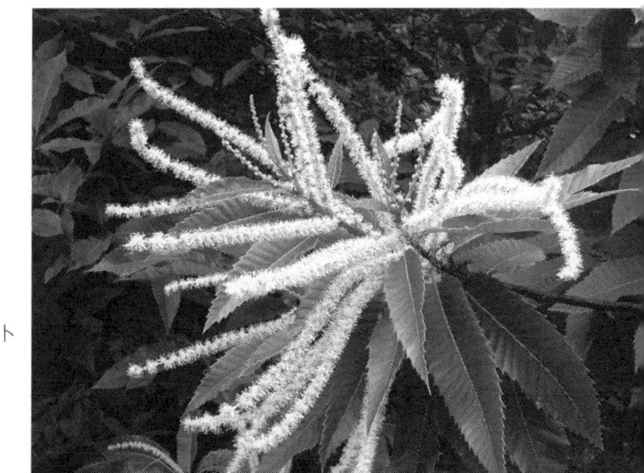

スイートチェスナット

スイートピー　マメ科 レンリソウ属

FES　スイートピー　*Lathyrus latifolius*（赤紫）
和名　ヒロハノレンリソウ
日本で見られる近縁種　ヒロハノレンリソウ（同一種、栽培から野生化）
GHF　スイートピー　*Lathyrus odoratus*（色）
和名　ジャコウエンドウ（スイートピー）
日本で見られる近縁種　ジャコウエンドウ（同一種、栽培）

属名はギリシャ語で「マメの」。一般にスイートピーというとジャコウエンドウを指すが、FES はヒロハノレンリソウを、GHF はジャコウエンドウを使っている。FESのスイートピーは種小名「葉の広い」。多年性で、花に香りはない。GHFのスイートピーは種小名「香りのある」。こちらが日本でもスイートピーと呼ばれている種で、花に甘い香りのある1年性。どちらもつる性で見た目は似ているが、立ち姿や雰囲気は微妙に違う。

FES のスイートピー(ヒロハノレンリソウ)はヨーロッパ原産。北アメリカやオーストラリアにも移入され、野生化して広がっている。

日当たりのよい場所を好み、道路端によく生えている。生命力が旺盛で霜にも耐え、寿命が長く、ゆっくりと広がる。種子以外にも主根や地下茎から増え、一度植えると蔓延してとり除くのが難しい。開けた場所では横に広がり、まわりにものがあれば巻きひげをつかって登る。群生すると互いにからみあって支え合い、スイートピーのかたまりのコミュニティーができる。

高さは2メートルまで。茎はつるつるで、枝分かれする巻きひげがある。葉は丸くつるつる。夏の終わりには葉や茎が黄色くなる。

花期は夏から秋の初め。1つの株に4～10個の花がつく。花は5弁で、上に旗、左右に翼、下に支えがあるマメ科の花らしい顔だち。色は紫ピンクで、時間とともに色があせる。雰囲気は華やかで蝶々のよう。受粉はマルハナバチが担当。蝶も来るが、蜜を飲むだけで受粉はしない。

緑の平たいさやが茶色になると、割れて開き種をこぼす。種子（豆）は食べられるが、神経毒を含むので大量に食べると危険。

スイートピー（ヒロハノレンリソウ）のエッセンスは、自分が属する土地、社会、コミュニティを見つけ、そこに根を下ろすことに関係する。

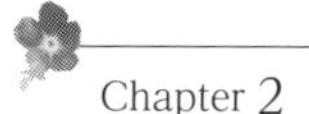

植物としてのヒロハノレンリソウは一種の人懐こさを持っている。栽培を逃れて野生化しても、決して人里遠く離れて生えることはなく、いつも道路端や人家のそばにいる。

このエッセンスが当てはまる人は、ひとつの場所から別の場所へと放浪する傾向が強く、特定の土地やコミュニティ、グループと絆を形成しない。そのため特定のグループや土地に属することで生じる責任や義務に縛られることがないが、代わりに自分が帰っていくことのできる場所を持たないという葛藤に悩む。

自由であることに価値を感じているので、とくに人生の早い時期にはこのような生き方を好み、実際にそこから多くの貴重な経験を得る。しかし人生のある時期を過ぎ、社会やコミュニティの中での自分の役割を求める気持ちが出てくると、属する場所を持たないことの葛藤は大きくなる。

スイートピーのエッセンスは、このタイプの魂に、落ち着いて根づく場所を見つけることの価値を教える。

人によっては親の転勤などで子ども時代から頻繁に引っ越しをして、ひとつの場所に根づく経験をしたことがない場合もある。そのような場合にもこのエッセンスは、自分の故郷と呼べるもの、自分が属する場所やグループを持つことへの欲求を刺激する。そしてある程度の自由を手放すことで､代わりに得ることのできるコミュニティからの支えと、自分が果たすことのできる役割に気づかせる。特定のコミュニティ、地域社会やグループに属することは、その中での役割、責任や義務も伴うが、同時にそれによってのみ可能になる人間としての成長と喜びがある。

GHF のスイートピー（ジャコウエンドウ）はシチリアからエーゲ海原産の１年草。花の美しさと強い香りが好まれ、17 世紀のイタリアで栽培が始まり、園芸種として広がった。支えがあればつるで巻きつき、高さ１、２メートルになる。花は野生では紫。栽培種ではいろいろな色がある。

このエッセンスは、内気で、人間のコミュニティに加わることが苦手なタイプが、自分なりのつながりを見つけてコミュニティに参加することを助ける。

また１日の間に経験した心配事を手放して、安らかに眠って回復するのを助ける「安眠のエッセンス」としての作用もある。とくに赤ん坊や子どもが安らかに眠るのを助ける。

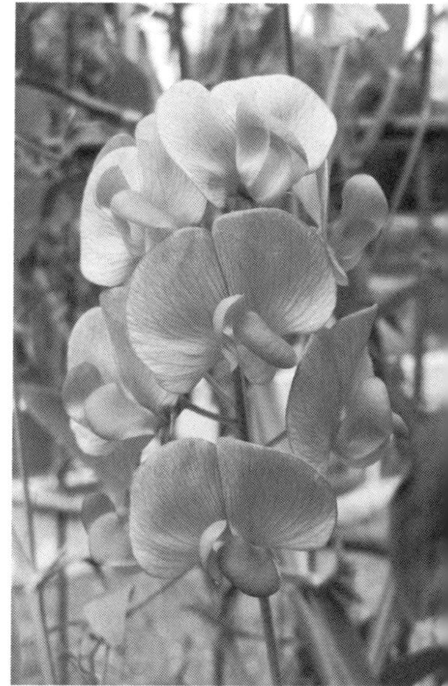

スイートピー（ヒロハノレンリソウ）

スクリランサス（シバツメクサ）

ナデシコ科
シバツメグサ属

FES-EE　**スクリランサス**　*Scleranthus annuus*（緑）
HH　**スクリランサス**　*Scleranthus annuus*（緑）
和名　シバツメクサ
日本で見られる近縁種　シバツメクサ（同一種、帰化）

属名はギリシャ語で「かたい花」、種小名は「1年性の」。英語ではジャーマンノットウィード（ドイツのイタドリ）と呼ばれることが多い。ヨーロッパ、アジア、北アメリカ原産で、日本を含む温帯地域に帰化して雑草になっている。

さまざまな環境に適応し、とくに荒れ地、かく乱された裸の土地や砂の土壌、岩場のくぼみ、砂地、農地の縁などによく見られ、時には海岸や川べりにも生える。

1年性または2年性で、根は主根があって下に降りる。地上部は丈が低く、茎は盛んに枝分かれする。葉は細く短く、先がとがっていて、もとの部分で融合する。

成育には3つのパターンがあり、あるタイプは秋に芽を出し、小さな苗の状態で冬を越す。2つ目のタイプは種子で冬を越し、春に芽吹き、その年に花を開く。3つ目のタイプは春に芽吹くが翌年まで咲かない。

いずれも花期は5月から8月の終わり。花は2つ～5つのかたまりで咲く。花弁はなく、花弁のように見えるのは緑色の萼。萼は5つに別れて、上から見ると星形をしている。

ぱっと見、目立たない植物で、小さい上にパーツが細かく、花が咲いていても、それが花なのかどうかもわからない。昆虫を集める努力をせず（花びらも蜜もなく）、ほとんど自家受粉。

現在は過去に生えていた場所で数が減り、イギリスやアイルランドの内陸ではすでに見られなくなくなっており、レッドリストに入っている。

バックはスクリランサスを「不安」へのレメディに分類している。「ふたつのものの間で、どちらかに決めることができずに非常に悩む。最初のものがよいように思えたかと思うと、次にもうひとつのほうがよいように思える。たいてい物静かで、自分の悩みを他の人と相談せずに一人で耐えている」。

スクリランサスがタイプレメディになる人は、日常的な選択から大きな決断まで、時間をかけて真面目に悩み、ふたつの選択の間を行ったり来たりしながら、非常にエネルギーを消耗する。そして最終的にどちらかに決めても、選ばなかったほうのことが気になって、選択のあとにも迷いがとれない。

この深く悩むプロセスや内的な葛藤がつらいので、選択自体を避けたり、先延ばしにしようとする傾向も強い。人生の岐路における大きな決断を先延ばしにするだけでなく、ささいな選択にもいちいち悩み、迷う。このプロセスに非常にエネルギーを消耗し、慢性的に体調がぐずぐずと優れないこともある。

このような行動を「優柔不断」と見なされることもある。しかしスクレランサスのタイプは本質的に理想主義で、この世界や自分の人生の中のすべての要素が、互いに調和され、バランスされたものであって欲しいと思っている。

そしてその中で自分が果たす役割や責任があるということも感じている。その責任を感じるからこそ、悩み、葛藤する。スクリランサスの葛藤は、現実が理想と一致しないことから来る。

スクリランサスのエッセンスは、このようなタイプに全体を見渡すことを教え、広い視野から選択を行う明晰さを引き出す。この明晰さは本来、スクリランサスのタイプの魂の中にある質だが、多くの人で奥のほうに隠されているものだ。

また「誠意を尽くして行った選択は、どのような形であっても、最終的には全体の調和に役立つ」と信じる力を与えてくれる。

スクリランサスの助けを借り、すべてのものの背後には、調和へと向かう力があると信じる力を育てることで、このタイプは人生においても日常生活でも、自分とまわりのために最良の決断することができるようになる。

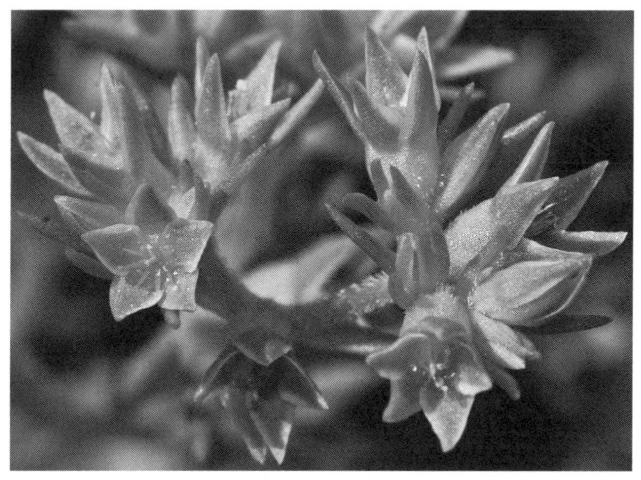

スクリランサス　Photo: Thierry Pernot ©2018/CC BY-SA 2.0

スコッチブルーム（エニシダ） マメ科 エニシダ属

FES　スコッチブルーム　*Cytisus scoparius*（黄色）
GHF　カナリーアイランドブルーム　*Cytisus canariensis*（黄色）
　　シノニム　Genista canariensis
和名　エニシダ
日本で見られる近縁種　エニシダ（同一種、園芸）

属名はギリシャ語の「クローバー」に由来。この属の仲間は昔からほうきを作るのに用いられ、いずれも「ブルーム（ほうき）」と呼ばる。

FESのスコッチブルームの種小名は「ほうき」。一般名はコモン（普通の）ブルーム。原産地は地中海沿岸。温暖な地中海性や沿岸性の気候で、日当たりのよい乾燥した砂地を好む。かく乱の多い土地や荒れ地、また道路沿いにも生える。根粒細菌の助けで土壌に窒素を固定できるので、荒れ地でもよく育つ。

多年性で落葉性の低木。高さ1～3メートル。根元から緑の細い茎がたくさん出て盛んに枝分れする。丸い葉が1枚ずつまたは三つ葉になって枝につく。ゴースに似ているが葉が針のようにならず、全体としてより穏やかな印象。春に非常にたくさんの明るい黄色の花をつける。花はマメ科らしい顔だち。夏の終わりに小さなさやができ、それが真っ黒に熟すると音を立ててはじけ、遠くへ種子を飛ばす。

心臓と神経系を抑圧するアルカロイドを複数含み、大量にとると有毒。アルカロイドの1種スパルテインは不整脈の薬として使われる。薬草としては利尿作用があり、浮腫に使われる。花から作る軟膏は通風に用いる。

スコッチブルームは盛んに枝分かれし、非常に多くの黄色い花をつけるので、ヨーロッパでは豊饒（ほうじょう）の象徴とされた。また枝からほうきを作る伝統があり、中世の伝承で魔女が空を飛ぶのに用いたとされるほうきもブルーム（エニシダ）。

カルペパーによれば「火星の植物で、木星と対立する性質からとくに肝臓に負担をかけるので、肝臓に負担をかけたくない場合は使うべきではない。若い枝を油で煮たものを塗ると、エネルギーの過剰な流入による関節の痛み、ひざの腫れに効き目がある。また関節から粘液性のエネルギーと水の質のエネルギーを抜き、むくみ、痛風、座骨神経痛、腰や関節の痛みを改善する。脇腹の痛み・脾臓の腫れをとり、腎臓と膀胱の結石を排出させ、尿を多く出して結石の再発を防ぐ」とする。

薬草魔術では物を掃き清める象徴性から、空間や場所の浄化に用いられる。浸けた水をまけば家を浄化し、枝を家に吊るせば邪悪なものを寄せつけないとされる。

フラワーエッセンスとしてのスコッチブルームは、集団レベルの不安や絶望に対するレメディ。ゴースに似ているが、ゴースが個人レベルの暗さや不安、絶望を扱うのに対し、スコッチブルームは集団や社会の深層意識にある不安と、それによって引き起こされる個人の反応を扱う。

これが役立つのは、未来についての不安や終末的な世界観が社会に広がっているときに、それに飲み込まれてしまい、悲観的になったり、不安や憂鬱、絶望を感じる場合。このような状態に陥ると、人は、「何をしてもむだだ」という無力感に陥り、明るい未来について考えたり、自分ができることをしようという気力がなくなる。

それはさらに「むだだと感じるので何もしない、何もしないから自分は無力だと感じる」というと負のスパイラルを作り出す。あるいは不安や無力感を感じるのを止めるために、自分の感覚をマヒさせたり、逃避的な行動に走ることもある。

このような場合にスコッチブルームは、太陽のように明るく温かい光を投げかけ、不安で硬直した魂に光と熱を与える。

もともと世界の未来について不安や絶望を感じる人は、世界や人々のために何かをしたい、役に立ちたいという願いを持っている。スコッチブルームはこの部分に働きかけ、無力感と無気力の悪循環から抜け出て、自分にできることを探すように促す。「自分にも何かできることはあるし、やったことは決してむだにはならない」と感じれば、人は行動をとることができる。そして最初はどれほど小さくても実際に行動をとることで、無力感は払われていく。

スコッチブルームのエッセンスは、魂の深い部分にある社会や人類への奉仕の気持ちを刺激し、肯定的な行動をとるように促し、明るい視点と希望のあるヴィジョンを見る力をとり戻すことを助ける。

GHFのカナリーアイランドブルームは種小名「カナリーの」。シノニムの属名Genistaは「ほうき」。カナリー諸島原産で温暖な沿岸性の気候を好む。丈夫な常緑の低木で高さは3メートルまで。明るい黄色の花が枝の上部に集まって咲く。

エッセンスはより直接的にエネルギーフィールドに働きかけ、頭頂の7チャクラを刺激し、ものごとを全体的に見渡す力を強める。またエネルギーフィールドの外殻（エネルギーのバウンダリ）の光を強め、外部の影響から守る。

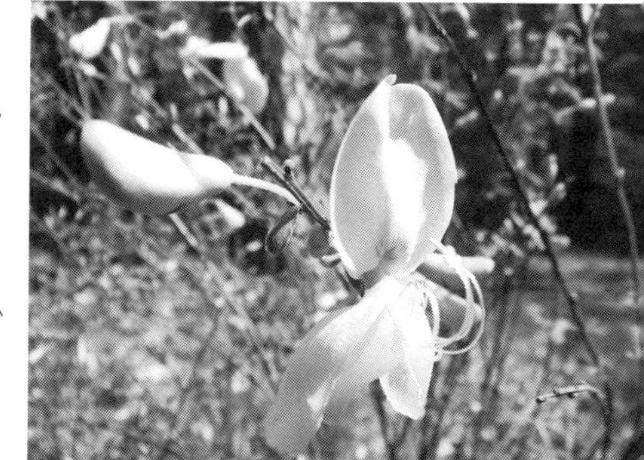

スコッチブルーム

スターオブベツレヘム（オオアマナ）

キジカクシ科
オオアマナ属

FES-EE　スターオブベツレヘム　*Ornithogalum umbellatum*（白）
GHF　スターオブベツレヘム　*Ornithogalum umbellatum*（白）
HH　スターオブベツレヘム　*Ornithogalum umbellatum*（白）
和名　オオアマナ
日本で見られる近縁種　オオアマナ（同一種、帰化）

スターオブベツレヘムは以前はユリ科に分類されていたが、分子系統学による最新の分類でキジカクシ科に移されている。スターオブベツレヘムはユリの遠縁ではなく、アスパラガスの遠縁だったということになる。エッセンスの定義も、過去にはユリ科の植物として解釈されてきた。

しかしスターオブベツレヘムは清楚で美しいが、ユリ科にしては地面と親し過ぎのような、また顔だちは優しいが意外と強く、ちょっと原始的なところもありそうな印象で、キジカクシ科への再分類はむしろ納得がいく。

スターオブベツレヘムがトラウマ経験を包み込む安定感は、ユリ科のデリケートで高く精神的な質としてよりも、アスパラガスのように広く根を張って地面に広がる、古い大地の植物の安定感と考えると、むしろこのエッセンスの奥行きが見えてくる。

属名はギリシャ語で「鳥のミルク」。純白の花の色から。種小名は「傘のような」。英語名のスターオブベツレヘム（ベツレヘムの星）は、ナザレのイエスの誕生時にペルシャのマギ（賢者、魔術師）をベツレヘムに導いた星が、その後に大地に落ちてこなごなに散り、この花になったとする伝承から。ほかにもグラスリリー（草ユリ）、ナップアットヌーン（午後の昼寝）、スターフラワー（星の花）などの別名がある。

ヨーロッパの中部から南部、北アフリカ、中東のシリアやパレスチナに自生。アメリカでも栽培されていたものが逃げ出し、野生化している。庭や農地などに一度広がると排除するのが難しいというたくましさも、ユリ科らしくない。

多年草で背は低く、横にどんどん広がる。寒さに強く、性質は丈夫。日照量の少なさに耐え、土壌の質にもうるさくない。湿り気を好み、川沿い、小川の近く、牧草地の低い湿ったところなどによく生える。鱗茎で盛んに増える。花は昆虫によっても受粉され、自家受粉も可能で、種子でも増える。

春先に葉が出て、春の遅くに花が咲くが、春の成長が始まる前に寒い冬が必要。４月から５月に花茎が伸び、白い星のような花をたくさん咲かせる。花被片は６枚で、外側は緑色。花は光周性があり、昼近くから咲き始め、夜に閉じる。

花のあとは葉が枯れるが、11 月頃にまた細い葉をたくさん広げ、そのまま越冬する。

スズランと同じコンバラトキシンなどの強心配糖体を含み、舌や唇の腫れ、嘔吐、呼吸困難などを引き起こし、大量にとると心停止や心不全を起こす。強い毒性があるが薬草としても用いられ、食用にする文化もある。

聖書にはサマリアで大飢饉が起きたときに人々が食べたという記述がある。おそらくヒガンバナのように、鱗茎を水にさらして澱粉をとったと想像される。

この花からエッセンスを作る場合には、マザーエッセンスを直接飲んではいけない。

スターオブベツレヘムは、イングリッシュ・エッセンスの中でもっともよく名前を知られているエッセンス。ファイブフラワー（レスキュー）レメディに使われる５つの花の１つでもあり、ショック状態にある場合や、激しく苦しむ人に慰めをもたらす花として知られる。

バックはこれを「落胆と絶望」へのレメディに分類している。「深刻な知らせによるショック、親しいものの死、事故のあとの恐怖など。慰められることを拒む者に、慰めをもたらす」。

スターオブベツレヘムのエッセンスは、トラウマ的な経験に巻き込まれてショック状態にある場合に、精神のバランスと落ち着きをもたらす。精神的な打撃やトラウマ経験から回復できないでいる人を、穏やかに優しく包み込んで癒しへと導く。

スターオブベツレヘムは汎用性の高いレメディで、事故やけが、ひどいショックを受けた状況で、何を選んだらわからないときにまず用いることができる。

花は六枚の花被片が放射対称になり、きれいな六芒星を抱いている。アルケミーの伝統で知られているように、六芒星は「天と地をつなぐ」という象徴性を持つ。

スターオブベツレヘムは、天の花のような純白の花を豊かに咲かせながら、決して大地から離れることのない、堅固で強い存在感をもっている。大地を覆うたくましさと再生力。そして光を愛する性質。寒い冬を経て初めて花を咲かせるというところも、困難を経てこそ光を輝かせる強さの表現ととらえることができる。

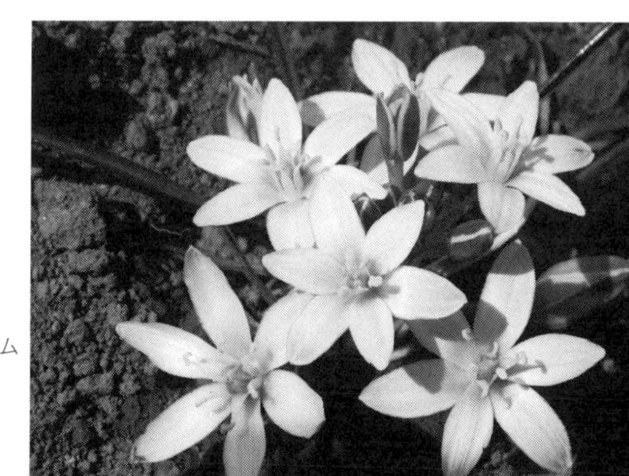

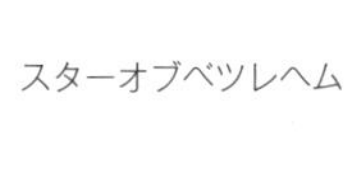
スターオブベツレヘム

スターチッスル（イガヤグルマギク）

キク科
ヤグルマギク属

FES　スターチッスル　*Centaurea solstitialis*（色）
和名　イガヤグルマギク
日本で見られる近縁種　イガヤグルマギク（同一種、帰化）。なおヤグルマギク *Centaurea cyanus*（紫青、帰化）は同属だが、トゲもなく雰囲気がまったく違う

属名はギリシャ神話に出てくるケンタウロスにちなむ。種小名は「夏至の」。

地中海原産の一年草。ロゼットを作り、夏が近づくと細く長い茎を伸ばし、盛んに枝分かれしてその先端に黄色い花をつける。1つの花は10～50個の筒状花からなる。アザミに似た黄色い花から、つまようじのような長いトゲが何本も出ている。このつくつくと長いとげが目立って近寄りがたい雰囲気があるが、とげは実際にかたくて鋭く、触ると危険。

綿毛のある種子とない種子を作り、それぞれ異なる時期に異なった播かれ方をする。

原産地のヨーロッパではヤギなどがこれを食べ、他の植物とのバランスを保つ。しかしアメリカやオーストラリアでは、導入後に環境に適応し過ぎて侵略植物と見なされている。空き地や野原、牧草地、道路脇や山道、畑のあぜなどに生え、とくにかく乱の多い土地にすごい勢いで広がる。一度広がると他の植物が育つのを許さず一面を覆う。

カリフォルニアでは乾いた野原によく群生しているが、枝分かれした先に長く鋭いトゲの生えた花が咲き、また密集して生えるため、野生動物の移動を止めてしまう。そのため環境学的には生物多様性の敵と見なされてもいる。

しかしスターチッスルが広がるのは、人間による開発や牧畜によって荒らされ、むき出しになった土地で、それを素早く覆って守るという見方もできる。荒れてかたくなった土地や、表面を完全に削りとられた土地を覆い、根を深く下ろして栄養分を地表に吸い上げることで、土地の回復に実は重要な役割を果たしている。

スターチッスルのエッセンスは、欠乏に対する恐れと、内的な豊かさの感覚に関係している。それは単なる豊かさの感覚というより、スターチッスルのように、あらゆる厳しい環境に適応し、自分が受けとるに値するものを受けとる力。つまり幸

運によってではなく、自力で勝ちとる豊かさだ。

スターチッスルのエッセンスが助けになるのは、いつも欠乏に対する恐れから行動している人。意識の深いところに「この世界には、物もお金も分け合うほど十分にない」という思い込みがあり、たとえどれほど物やお金を持っていても、他者とそれを分けあうことができない。

多くの場合、子ども時代に母親との関係性で「飢え」を経験している。たとえばお乳が十分出なかった、おなかが空いても放置されることが多かった、十分に愛情を与えてもらっている感じがしなかったなど。これらは実際にそうであった場合もあるが、本人の主観として「足りない」という経験だった場合もある。

あるいは兄弟姉妹が多く、食べ物やおもちゃ、両親の時間や愛情をいつもとりあっていた。家庭が経済的に貧しく、それに強い影響を受けて育った場合もある。

そのため、つねに「足りない」「十分にない」という不安から行動する。そしてこのような強い不安はしばしば現実に投影されて反映されるので、ますます本人の思い込みを強める。

母親との関係性における愛情や育みの不足を物質で埋めようとして、物やお金を溜め込むこともある。しかし世界の本質的な豊かさを信頼していないので、いくら溜めても、つねに十分でないという不安にさいなまれる。またいくら愛情を与えられても十分に感じられない場合もあり、それが嫉妬やねたみになる。

性格構造としてはオーラルタイプによく対応する。

このようなタイプに対してスターチッスルのエッセンスは、物を所有することで安心感を得ようとし、しかし世界の豊かさを信じないので決して安心を感じられないという、内的な負の連鎖を断ち切り、自己の内面に目を向けるように導く。

それに耳を傾け、「自分が手にしているもので十分だ」と信じるよう努めるとき、そして自分が持っているものを他者に分け与える勇気を持つことができたとき、内的に満たされる感覚の手がかりを得ることができる。そして厳しい世界の中でも、他の人々と分かち合えるだけの十分な余裕をもって生きていくことができる、そういう強さ、適応力、信じる力が、自分の本当の財産だと知ることができる。

日本はもともと性格構造のオーラル性の強い国だが、現在は長く続く経済的な低迷状況もあって、多くの人でオーラル的な防衛反応が前面に出て、人々は自分が手にしているものをぎゅっとつかみ、不安のうちにエネルギーの小さな輪の中に閉じこもるようになっている。そのような社会の状況に変化をもたらすために、重要な役割を果たすことのできるレメディ。

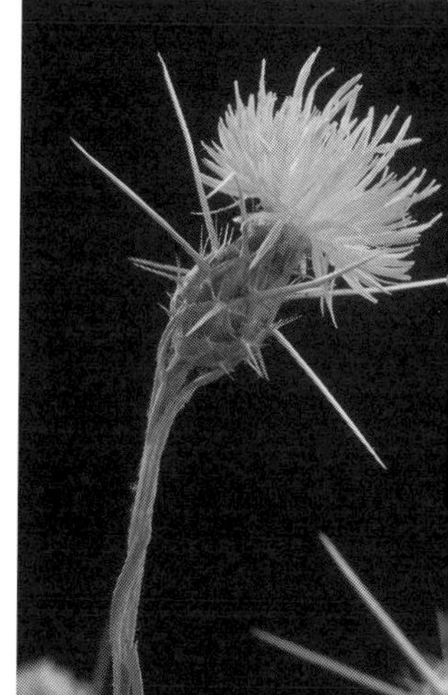
スターチッスル

スナップドラゴン（キンギョソウ）

オオバコ科
キンギョソウ属

FES　スナップドラゴン　*Antirrhinum majus*（黄）
GHF　スナップドラゴン　*Antirrhinum majus nanum alba*（白）
和 名　キンギョソウ
日本で見られる近縁種　キンギョソウ（同一種、栽培）

属名はギリシャ語でこの花のこと。この属の仲間はすべてスナップドラゴンと呼ばれる。花のくびをつまむと、花の口がドラゴンの口のようにぱかっと開くことから。

FES のスナップドラゴンは種小名「大きな」、一般名はコモン（普通の）スナップドラゴン。地中海原産の多年草。岩壁や岩の隙間などに好んで生え、霜や高山の気候にも耐えるなど丈夫でたくましい。世界各地の温帯で栽培されるが、しばしば逃げ出して野生化する。

高さは１メートル、まれに２メートルまで。茎は強くまっすぐで毛がある。年が経つにつれて木質化する。 葉は丸または楕円形で先がとがっている。

茎の上のほうに 30 個までの花がついて、大きな穂のようになる。花は上唇と下唇があり、上唇は２つ、下唇は３つに分かれ、下唇は突き出ている。色は赤、ピンク、オレンジ、黄、白や、これらのミックスなど多様で派手。マルハナバチが受粉し、蜂が中に入って花粉をつけると花が閉じる。

実は骸骨そっくりの形で、中に非常に小さな種をたくさん含む。こぼれた種がそのまま育ってよく増える。発芽から３、４か月で花が咲き、挿し木でも増やせる。

アントシアニンを含み、薬草としては保湿、抗炎症、収れん、利尿作用がある。肌の紅斑に湿布としても用いる。

アルケミーでは火星の司る植物とされる。

薬草魔術では悪いものから守る力があるとされ、身につけておくと人に騙されない、種を首のまわりにかけておくと魔法にかからない、花を手に持っていると邪悪なものを近づけないといった伝承がある。

強く生きのよさそうな花の形や咲きっぷり、色の派手さ、スナップ（かみつく）ドラゴンという名前など、動物的な雰囲気がある。スナップドラゴンのエッセンスは生命と本能を司る１チャクラに対応し、意志の力と性欲に関係する。

このエッセンスが当てはまるタイプは強い肉体的な存在感があり、エネルギッシュで意志が強く、性欲も強い。食欲も旺盛で、歯ごたえのある食べ物を好む。しばしば顎のまわりに強い緊張があり、歯を噛みしめたり、歯ぎしりをする傾向がある。

このタイプの強さがゆがんだ形で発揮されると、生命力と生存本能の強さが、押しつけがましく強硬な態度や、相手に噛みつくような言葉、時にはあからさまな敵意として表現される。

そういった衝動を抑えたとしても、攻撃性は言葉や態度を通して表現され、性欲が攻撃性のはけ口になることもある。

このような場合にスナップドラゴンのエッセンスは、余剰の生命エネルギーを大地にグラウンディングさせ、内的な圧力を下げ、緊張をとく。

また過剰な1チャクラのエネルギーを他のチャクラにまわし、バランスさせる。

バランスがとれれば、このタイプは肉体的にも強く、生き生きとした存在感があり、性的にも感情的にも健康な強さを発揮できる。あふれる生命力を社会活動や創造性に向ければ、エネルギッシュな実行力やダイナミックな創造活動として発揮できる。

また汎用レメディとしては、1チャクラの機能が落ちて生命エネルギーが低下しているような場合に、スナップドラゴンは活力を回復するのを助ける。

GHFで使われているスナップドラゴンの種小名は「大きな＋小型で白い」。園芸種の白花のスナップドラゴン。

このエッセンスは、肉体のとくに頭蓋骨や顎関節、背骨に作用し、それらが真っすぐに整合するのを助ける。顎関節症の顎の緊張をとるのにも用いられる。

どちらのエッセンスも、噛むことを通して攻撃性を表現する動物にも適用される。

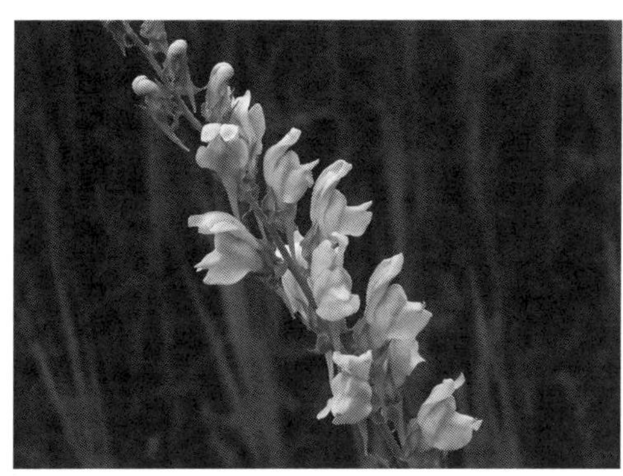
スナップドラゴン

セージ（ヤクヨウサルビア）

シソ科
アキギリ属
（サルヴィア属）

FES　セージ　*Salvia officinalis*（薄紫）
GHF　セージ　*Salvia officinalis*（薄紫）
和 名　ヤクヨウサルビア
日本で見られる近縁種
ヤクヨウサルビア（セージ）（同一種、栽培）

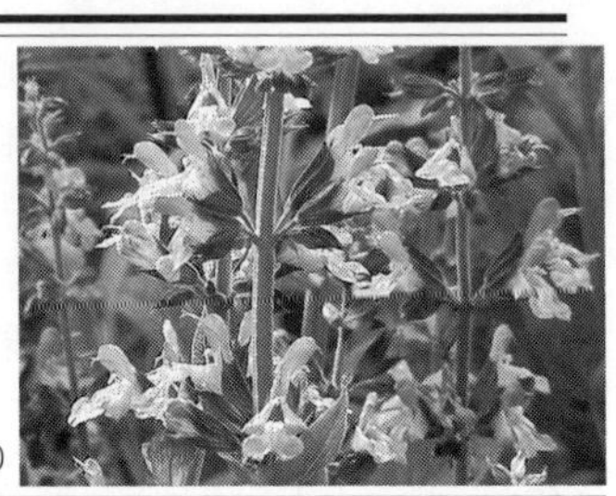

セージ
Photo: Kurt Stüber ©2014/CC BY-SA 3.0

属名はラテン語の「救う」から。種小名は薬草として使われてきた歴史を示す。

地中海原産の多年草。常緑の小木で高さは70センチまで。生命力が強く、暑さや寒さ、乾燥にも強い。ただし湿った土壌では育たない。茎は根元から盛んに枝分かれし、成長するにつれて下から木質化する。葉の表は灰緑色で細かくしわしわ、裏は細かい毛がたくさん生えて白っぽく見える。独特の癖のある強い香りがする。

春の終わりから夏にかけて、茎の上部に小さな花がたくさんかたまった花穂ができる。個々の小さな花はシソ科らしい上下の唇のある顔だち。色は青紫で、6チャクラとの関係を感じさせる。ミツバチが好んで集まり、蜂蜜も採れる。

古代エジプト、ギリシャ、ローマの頃から、のどの痛みや炎症、解熱の薬草で、また神経や精神の症状にも効き目があるとされた。ローマの医師ペダニウス・ディオスコリデスやガレノスは、利尿、止血、月経促進、強壮効果について書いている。

アラビアでも古くから優れた薬効のある薬草とされ、中世にはヨーロッパの僧院で栽培された。15世紀イギリスの植物学者ジョン・ジェラードは「セージは頭と脳に非常によく、感覚と記憶を鋭敏にし、活力を強め、マヒを癒し、手足の震えを止める」と書いている。中世フランスで作られたペストよけの薬草のブレンド「4人の盗賊の酢」にもセージが含まれている。

シソ科にはバジル、ミント、ローズマリー、セージ、ラヴェンダーなど香りの高い植物が多い。香りの高さは風の元素とのつながりを表す。

カルペパーは、セージは「木星が支配する植物で、温める性質が強く、肝臓によく、血液を増やす」とし、以下のような効能を挙げている。「記憶をよくし、感覚を温めて反応を素早くする。花で作ったジャムでも効果がある。頭からのエネルギーの流出を止める。セージとニガヨモギを煎じたものは、熱で感覚を刺激して記憶力を強める。冷えた関節、マヒやけいれんのある患部を温めて強める。スピグネル、ショウガ、煎ったセージの種と絞った汁、ロングペパーの種子で作った丸薬は、冷えやリウマチ性のエネルギーがもたらす頭痛、てんかん、関節の痛み、マヒを改善する。葉をワインにつけてマヒした個所に当て、葉を煎じた汁を飲むと大きく改善する。昔からセージの汁と酢を一緒に飲むと疫病によく効くとされる」。

セージは英語で「賢者」を意味するが、薬草魔術でも知恵をもたらす植物とされ、癒しや守護を祈るのに用いる。また毎日少量のセージを食べると長寿をもたらすとされる。セージの葉に願い事を書いて、3日間、枕の下に置いて眠り、願い事がかなう夢を見ることができたら、それがかなうという伝承もある。

フラワーエッセンスの中には、名前がエッセンスのアーキタイプを象徴しているものがある。英語でセージは「賢者、賢人」という意味。単に頭のいい人ではなく、年月を経てその境地に到ったニュアンスがある。セージのエッセンスのテーマは、人生経験から知恵を蒸留し、自分自身の人生を高い視点から眺めて、その意味を知ること。

知恵は知識とは違う。知識は学んで身につけることができるが、知恵は自分自身の経験から時間をかけて蒸留されるもので、むしろ蒸留する能力自体のことだ。だから本当の意味での知恵を身につけるには、人生経験が必要とされる。経験によって、人生の意味を自分自身の内側から汲み出すことができる人が、本当の賢者であり、知恵のある人。

そして他人の言葉によってではなく、自分の内側の知恵によって、自分の人生の意味と目的を見ることができたとき、人は他の形では得られない安らぎと充足を知る。そして自分の人生を感謝をもって受け入れることができる。これが人生における成熟、よく年をとるということだ。

しかしいくら人生を生きても、その高い目的や意味に気づかない人もある。高い目的や意味を見ることができないとき、人生は日々をただ流されるもの、あるいは物質レベルの所有や楽しみを追いかけながら生きていくだけのものになる。

セージのエッセンスは、このような人の目にかかっている覆いを払い、視野をクリアにする。そして人生には意味があり、高い目的があることに気づかせる。

人間は子どもから青年、大人になり、成熟した大人から賢者になる。子どもの頃には無邪気に世界を受け止め、成長して自立し、社会にもまれて経験を蓄え、経験から知恵を組み上げることを学ぶ。伝統的な社会では、このひとつの段階から次の段階へ移る際に、移行を助ける参入儀礼があった。しかし現代社会ではこのことが忘れられている。多くの人は成長の道すじの途中で立ち止まり、先に進まなくなる。セージのエッセンスは、人間としての成長の流れを魂に思い出させ、それに沿って、知恵ある先達となるために前に進むことを助けてくれる。

セージブラッシュ キク科 ヨモギ属

FES　セージブラッシュ　*Artemisia tridentata*（黄色）

日本で見られる近縁種　ヨモギ属なのでヨモギが近縁だが、セージブラッシュは茎が木質化して非常にたくましくなるため、茎が木質化して低木化するカワラヨモギ *Artemisia capillaris* が雰囲気的に似ている。ただしカワラヨモギは海岸や川岸に生えるが、セージブラッシュは砂漠など乾燥した場所に生える

属名はギリシャの月の女神アルテミスにちなむ。種小名は「3つに別れた」。同じヨモギ属でもマグワート（ヨモギ）とは姿がかなり違う。セージブラッシュはずっと大型で、高さは3メートルにまでなる。盛んに枝分かれしてしっかりとした常緑性の薮を形成し、最長100年まで生きる。

アメリカ西部の荒れ地、寒冷な砂漠、山などに生える。荒涼とした風景の中の緑という感じがある。カリフォルニアは基本的に乾いて雨が非常に少ない。そういう砂漠に近い環境で、セージブラッシュの薮は鹿やウサギ、ライチョウなど多くの動物の住みかになる。

主根は深く地下4メートルまで降り、さらに地表近くでは水平にも横根を広げるので、水を地中深くからも地表からも集めることができる。葉は細かい銀色の毛に覆われる。種で増えるが、地下茎から芽を出しても増える。

夏の終わりから秋のはじめに、濃い黄色の小さな花がたくさんかたまって咲く。つぼみの時期には、薄緑の筆に濃い黄色の絵の具をつけたように見える。

カンフォールやターペノイドなど揮発性の成分を含み、非常に強い香りがある。味は苦い。精油は内服すると肝臓や消化器に毒性がある。

アメリカ先住部族の伝統的な薬草で、傷を消毒したり、内出血や頭痛の治療に用いる。

セージブラッシュはセージ（ヤクヨウサルビア）やシダー（ヒマラヤ杉）と並んで、アメリカ先住部族が浄化（スマッジング）に用いる植物でもある。なおスマッジングは儀式など重要な機会に限って用いるもので、日常使いするものではない。

セージブラッシュは、アメリカ先住部族によって儀式の場や儀式に参加する者のエネルギーの浄化に用いられる。スマッジングの煙は、空間や人のエネルギーフィールドに浸透し、そこにある旧いエネルギーを運び去る。

フラワーエッセンスとしてのセージブラッシュは、幻の自己、あるいは偽りの自己イメージにしがみついている人が、その執着を手放すのを助ける。偽りの自己イメージとは、他人や社会に見せるためにかぶっている仮面や人格の表層的な部分。またそれを補強する外的な名声や所有物など。

自己の幻の部分こそが自分だと思っている人にとっては、それを手放すのは恐ろしく感じられ、時には「死ぬのと同じ」だと感じる場合すらある。しかし幻の自己を手放して残るものこそが自己の本質であり、それはどのようなことがあっても滅びない。

カリフォルニアの荒涼と広がる砂漠で力強く生き続けるセージブラッシュは、「自己の本質とは、どのような環境でも、状況でも、存在し続けることのできる力だ」と教える。

セージブラッシュは乾燥した砂漠の中でも十分な水を集め、緑を保ち、花を咲かせ、動物や鳥たちに住む場所を提供する余裕さえある。「信じて、手放せ」というのが、そのメッセージだ。

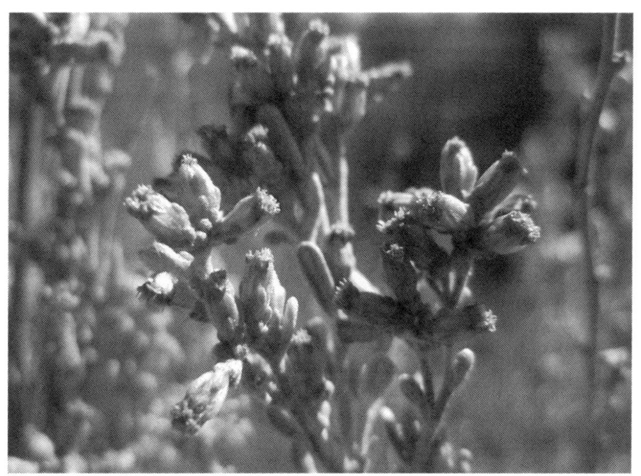
セージブラッシュ　Photo: Matt Lavin ©2010/CC BY-SA 2.0

セラト　イソマツ科 ケラトスティグマ属

FES-EE　セラト　*Ceratostigma willmottianum*（青）
HH　セラト　*Ceratostigma willmottianum*（青）
日本で見られる近縁種　ルリマツリモドキ　*Ceratostigma plumbaginoides*（栽培）

属名はギリシャ語で「角のある柱頭」。種小名はイギリスの園芸家エレン・ウィルモットにちなむ。形がプルンバーゴ（ルリマツリ）に似ているため、チャイニーズ・プルンバーゴとも呼ばれる。

中国西部からチベット原産の多年草で、イギリスへは観葉植物として持ち込まれた。イギリスでは園芸種であって自生はしていない。

高さは1メートルまで。地下茎を伸ばして広がり、盛んに枝分かれして、茎や葉がわさわさと密生する。茎は赤みがある。

花期は秋で、茎の上部に複数の紫青の花が開く。花びらは薄手で、ちょっとしわしわしている。花の寿命は半日から1日と短いが、次々と開いて長い期間咲き続ける。

近代に入り、イギリスに持ち込まれた園芸植物のため、とくに昔からの伝承などはない。薬草でもなく、イングリッシュレメディに使用される以外の用途は知られていない。

バックはセラトを「不確かさ」へのレメディに分類している。「自分に十分な自信がなく、自分で決断することができない。つねに他の人からアドバイスを求め、そしてしばしば間違った方向に導かれる」。

セラトがタイプレメディとなる人は、自己の中心点が定まっていない。つねに自分を疑い、自分自身の知識や判断、考えが不確かに感じられ、他人のアドバイスを求めてはそれに頼る。しかしどれほど他人の意見やアドバイスを集めても、自分自身の結論にまとめることができない。

人生の重要な決断についても他者の意見に頼ろうとするが、たいがいは意味なくふり回されたり、間違った方向に押しやられる。

欲しくないものなのに、相手の話を聞いているうちについつい買わされてしまう。あるいは人間関係で、相手のことをまだよく知らないのに、相手の言葉を鵜呑み（うの）みにして失敗するといったこともよくある。

このタイプの人は、自己感情を司る2チャクラと、知的な判断や意見を形成する3チャクラの機能が未発達であることが多い。2チャクラが弱いと自分の感情を感じる力が弱く、良くも悪くも自己中心性が薄い。3チャクラが弱いと物事について終わりまで考え抜く力がなく、知的に怠惰な傾向もあり、結論を出したり、判断をしたりすることが苦手。

自分で考えたり意見を決めることを避けるので、人を支配したり、コントロールしたりしたいタイプにとっては、理想の「奴隷」「使い走り」になる。

生い立ちでは、意見や決めつけの強い親に、自分の考えを持つことを許されずに育った。あるいは過保護で親があらゆることを決めてくれ、自分では何も決める必要がなく育った。あるいはただ他人に判断をまかせ、自分で責任を負わない生き方を好むなどのパターンがある。

セラトのエッセンスは、このタイプの緩い3チャクラと知性体を引き締め、また5チャクラとのつながりを強める。それによって「自分の考えや感情には価値がある」という内的な感覚を目覚めさせる。そして他者からの支配的な影響力を減らし、自分というものについて感じる内的スペースを作るのを助ける。

自分の考えや意見を持つことに意味を感じるようになることで、自分の判断を信じる強さと明晰さを育てることができる。それは、これまで他人に頼りきっていた選択や判断を自分自身で行い、そしてそれに責任を持つこと。別の言い方では、自分の足で立つのを学ぶことだ。

落ち着いた判断力と賢明さはセラトの本質で、迷いがちなセラトのタイプでは、それが成育環境や教育によって覆い隠され、伸ばす機会がなかった。

しかしセラトのエッセンスの助けを借りることで、他人の言葉に耳を傾けつつ、それを冷静に受け止め、より分けて役立てることのできる判断力と賢明さを引き出すことが可能になる。

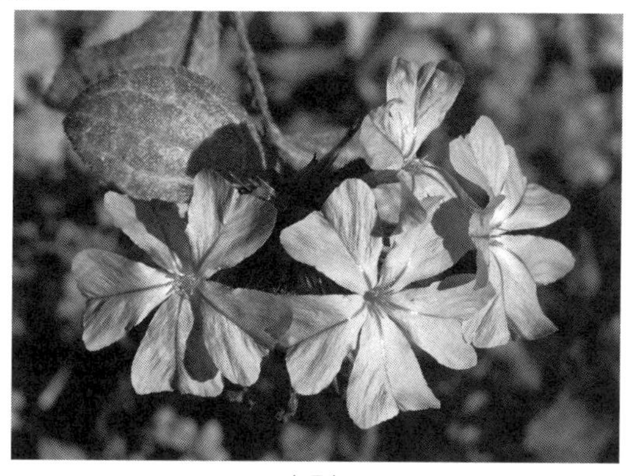

セラト

セルフヒール（ウツボグサ）

シソ科
ウツボグサ属

AFEP　セルフヒール　*Prunella vulgaris*（赤紫）
FES　セルフヒール　*Prunella vulgaris*（赤紫）
GHF　セルフヒール　*Prunella vulgaris*（赤紫）
和名　ウツボグサ
日本で見られる近縁種　ウツボグサ　Prunella vulgaris subsp. asiatica（同一種の亜種）

属名はドイツ語で「のどの腫れ」。伝統的にのどの痛みや炎症に用いられた薬草であることから。種小名はラテン語で「一般の、普通の」。ヒールオール（すべてを癒す）、ウーンドウォート（傷の草）などの別名がある。

日本に自生するウツボグサは同じ種の亜種。別名の夏枯草は、花が終わっても枯れた状態で形を残すことから。クスリグサ、チドメグサなどの別名もあり、西洋でも東洋でも傷の薬草として知られる。

ヨーロッパ、アジア、北アメリカの温帯に広く自生する多年草。日当たりのよい山の麓、森の縁、山道に生える。道端、草地や野原、荒れ地でも見られる。

高さは30センチまで。茎は細いがしっかりとしている。葉は先がとがった楕円形。全体に細かい毛ある。根はたくさんのひげ根を下向きに延ばし、また地面をつかむように細い匍匐枝を延ばす。種子でも匍匐枝でも増える。

花期は夏で、茎の先端に角ばった花穂をつける。これは小さな紫色の花が集まったもので、穂の下から上へ順に咲く。個々の小さな花はシソ科の花らしい顔だちで、上唇と下唇がある。花が終わると花穂は形を残したまま枯れる。

ヨーロッパでは伝統的に、のどがれやのどの痛み、傷、火傷、おできに効く薬草として用いる。

日本でも昔から止血と傷の薬草として知られる。

漢方では腎炎、膀胱炎、脚気のむくみなどに用いられる。塩化カリウムとタンニンを多く含み、利尿、収れん、消炎作用がある。とくに花穂は多量の塩化カリウムを含む。

カルペパーは「金星が支配する植物で、熱性のエネルギーの影響と刺激を抑える」とし、「セルフヒールとサニキュラさえあれば、人は自らを助けることができ、医者は必要ない」ということわざを引用している。

薬草としてのセルフヒールは基本的には傷の薬で、カルペパーは「傷を癒す。内臓の傷にも外傷にもよく効く。内臓の傷にはシロップを、外傷には軟膏や硬膏として使う。とくに新しい傷の特効薬で、開いている傷口を閉じる。熱性のエネルギーの影響と刺激を抑え、炎症を抑え、傷の出血を止め、潰瘍を癒し、できものの膿をきれいにとる」としている。

ケルトの伝統では、妖精に惑わされた症状を治すのに、新月の夜、シリウス星が昇る時期にこの花を摘んで使った。

セルフヒールは昔から「すべてを癒す草」「傷の草」と呼ばれてきた。

セルフヒールやミュレインなど、花が咲いたあとに植物全体が形を残したまま枯れる植物は、多量の塩を含んでいる。セルフヒールの花穂はとくに塩化カリウムを多く含む。

塩はアルケミーではものに形を与える力で、エーテルと物質レベルで形態の形成力として働く。

エッセンスとしてのセルフヒールは、エーテル体に働きかけ、回復力を強める。また肉体とエーテル体のつながりを強め、自分自身の肉体の生命力を感じやすくする。自分の肉体の自然な生命力を感じることができるとき、「自分は癒えることができる」「元気になることができる」という内的な感覚をとり戻すことができる。

ずっと自己の癒しにとり組みながら、思うように癒しが進まないとき。あるいは長い間の闘病で自分の肉体の回復力に自信を失い、そこから無関心、無気力な状態に陥っているような場合に、セルフヒールのエッセンスは、「健康に生きたい」という人間本来の欲求を刺激し、自己の癒える力と、それを支える人生の流れに対する信頼を目覚めさせる。

セルフヒールはまたエーテル体の傷を修復して、肉体の傷の治りを早めるための汎用レメディとして用いられる。エッセンスを直接塗布する以外に、軟膏やクリーム、オイルなどに混ぜて使うことができる。

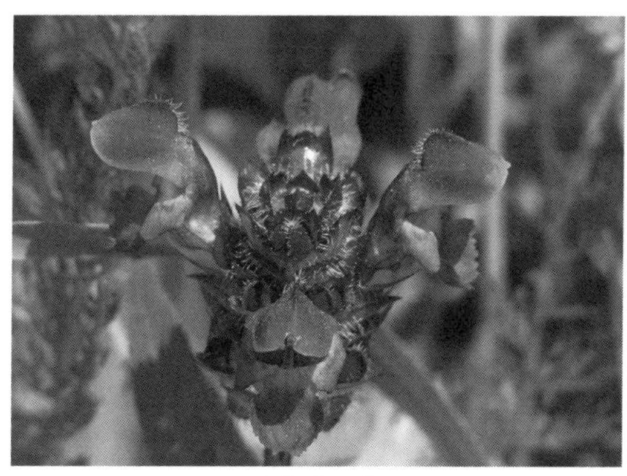

セルフヒール

セントジョンズワート (セイヨウオトギリ)

オトギリソウ科
オトギリソウ属

FES セントジョンズワート *Hypericum perforatum*（黄色）
和名 セイヨウオトギリ
日本で見られる近縁種 オトギリソウ *Hypericum erectum*

属名はギリシャ語で「より優れた健康」。この属の仲間はどれもセントジョンズワートと呼ばれる。FES や GHF のセントジョンズワートはコモン（普通の）セントジョンズワートと呼ばれる。種小名は「穴のあいた」。

ヨーロッパからアジアの温帯に広く生える多年草。アメリカにも持ち込まれて野生化している。草原、牧草地、荒れ地などに生え、砂質の土壌を好む。牧草地では土地の固有種にとって代わることもあり、馬、牛、羊に有毒で光過敏性や中枢神経の抑圧を引き起こす。

高さは１メートルまで。茎は赤みがあり、中心の茎はまっすぐ伸びて盛んに枝分かれする。根元は木質化する。黄緑の狭い楕円形の葉には虫が食ったような小さな透明な点が無数にある。これは分泌組織で「穴の空いた」という種小名の由来。

花期は春の終わりから夏のはじめ。花茎や枝の先端にたくさん花がつく。花は強い黄色で、時に黒い斑点がある。５枚の花弁が黄色い星のように見え、中心部からたくさんの長い黄色の雄しべが、光が湧き出すように広がる。

根茎でも種子でも増える。種子は土壌で眠りに入ると数十年生きることができ、かく乱ののちに芽を出す。環境や気候、ロゼットの年齢によって成長パターンを変えるなど、非常に適応性に富んでいる。

セント・ジョンは聖ヨハネのことで、夏至の聖ヨハネの祝祭日の頃に花が咲いて収穫されることから。ヨーロッパの田舎などでは、今でもこの時期に花を摘み、オイルに漬けて保存する習慣がある。花を漬けたオイルは深い赤色になる。

古代ギリシャの頃から薬草として使われ、ローマ時代にも花をオイルにつけたものを傷薬とした。中世には聖ヨハネ騎士団がこのオイルを治療に使ったことでも知られる。現代では成分のハイパフォリンとハイパリシンに抗生物質様の働きがあることがわかっている。

内服には地上部全体を乾燥してハーブティーとして用いるが、非常に強い薬理作用があるので、使用には注意が必要。光過敏症を起こす場合もある。

薬草学ではうつ病や不安障害に効果があるとされ、実際に中枢神経に働きかけて抗うつ剤の SSRI と同じ作用をすることがわかっている。抗うつ剤と併用すると、セロトニンのレベルが上がりすぎてセロトニン症候群を起こすことがある。成分のハイパフォリンはセロトニン以外にも、ドーパミンなど複数の神経伝達物質の再とり込みを阻害する。また多くの薬剤と相互作用を起こして効果を低下させるので、服薬中の人がハーブとして用いる場合には医師または薬剤師に相談する。

カルペパーはセントジョンズワートを「太陽と獅子座の司る薬草」としている。

薬草魔術では、夏至の太陽の光で乾燥させたセントジョンズワートの束を窓にぶら下げておくと、邪悪な人間や幽霊から家を守る。また乾燥させたものを燃やした煙は悪霊を退散させるとした。花束を家や馬小屋のドアにかけておくと、不幸、病気、悪霊などから守るという伝承もある。

セントジョンズワートの花は、夏至の太陽の強い光を運び、暗さや影を追い払う力がある。ただその力が非常に強いので、フラワーエッセンスであっても、初めての使用時には体調や心理面での変化を観察し、作用を確かめるのがよい。

セントジョンズワートのエッセンスは、ガーリックと並び、アストラル体の統合性を高め、バウンダリ（境界）を強めて保護する効果がある。

このエッセンスがよく当てはまるタイプは、魂と肉体のつながりが弱く、体質的に色白で日焼けしやすい。また強い光や熱の刺激に敏感。内的には想像力が豊かだが自我の力が弱い。とくにアストラル体のバウンダリがほつれやすく、睡眠中などにアストラル体が無防備に大きく広がり、外部の侵入を受けやすい。それが原因で恐い夢を見たり、寝汗、おねしょなどに悩まされることもある。子どもや、大人でも自我の力が弱く、バウンダリのもろいタイプで悪夢などを繰り返す場合には、このエッセンスによるアストラル体の保護効果が助けになる。

セントジョンズワートは光との関係が非常に強いが、エッセンスとして用いると、光に過敏な人が光に影響され過ぎないようにバランスをとることも助ける。また光不足に悩む人には逆に光の作用を強める。

ヨーロッパやアメリカ北部、カナダなど緯度の高い地域では、冬の間 SADS（季節的光欠乏症）に悩み、うつ状態になる人が出る。この場合、通常の治療法は、太陽光と同じスペクトラムの電灯をつけて、日中に浴びる光の量を増やすようにすることだが、このエッセンスが助けになった例が報告されている。

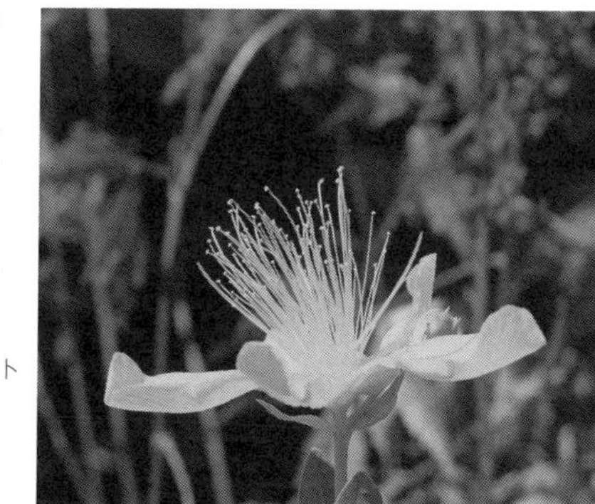

セントジョンズワート

セントーリ(ベニバナセンブリ)　リンドウ科 ケンタウリウム属

FES-EE　**セントーリ**　*Centaurium erythraea*（ピンク）
ＨＨ　**セントーリ**　*Centaurium erythraea*（ピンク）
和名　ベニバナセンブリ
日本で見られる近縁種　ベニバナセンブリ（同一種、栽培）

属名はギリシャ神話から。ケンタウロスのケイローンが弟子のヘラクレスに誤って毒矢で射られたとき、治療に使ったとされる。この属の仲間はいずれもセントーリと呼ばれ、バックが使ったのはコモン（普通の）セントーリ。種小名は「赤い」。

リンネはこの花をジェンティアンの仲間として記載しており、セントーリとジェンティアンは混同され、ひとまとめにされることが多い。それも自分らしさを強く主張をしない、この２つの植物の性質の反映にも思われる。

ヨーロッパから西アジア、北アフリカにかけて広く自生する二年草。北アメリカやオーストラリアにも導入されて広がっている。野原や林に生える。根は小さくてかたく、根元の葉はロゼット状に地面に広がる。最初の１年はロゼットでゆっくりと育ち、翌年、茎を伸ばして花を咲かせる。茎は直立して中は中空、高さは60センチまで。上のほうで盛んに枝分かれして、それぞれの枝にいくつもの花がつく。

花期は６月から９月。色はピンクから薄紫。花のもとの部分は融合して筒状になり、先が５つに別れる。

日本のセンブリと同属で、セントーリも全草が非常に苦い。ヨーロッパでは昔から健胃薬として使われ、食欲を刺激し、胃液や胆汁の分泌を促し、消化を助ける。

セントーリとジェンティアンは、肝臓や胃腸、消化機能とのつながりから、また自我とバウンダリの機能ということからも、３チャクラとの関係が強い。

カルペパーは「日が昇ると花が開き、日が沈むと花が閉じる太陽の植物」とし、「新鮮な葉をすりつぶして塗ると、新しい傷も古い傷もきれいに治る。葉を煎じて飲むと黄胆汁を排出させる。外用すれば肝臓・胆嚢・脾臓の滞りと痛みをとり、黄疸を改善し、かたくなった脾臓を柔らかくする。葉と花の煎じ汁は月経を促し、子宮の痛みをとり、通風やけいれん、関節の慢性の痛みに効く。血液の疾患には赤い花を、黄胆汁の疾患には黄色い花を、粘液の疾患には白い花を使う」としている。

ここで黄胆汁質というのは、アルケミーの四体液説で「熱くて乾いている性質」、つまり火の元素と関係する。粘液質は湿って冷たい、つまり水の元素に関係する。「血液の疾患」というのも医学で言う「血液」というよりも、熱く湿った性質、つまり風の元素に関係する症状と考える。

バックはセントーリを「他者の影響や考えに過敏である」ことへのレメディに分類している。「セントーリのタイプは親切で控えめで穏やかな人々で、つねに他の人のために奉仕しようと待ちかまえ、その努力のために、自分の強さに過剰な負担をかける。他の人に奉仕するという欲求があまりに強くなると、喜んで他の人を助けるというよりも、召使いのようになる。人がいいので自分の責任以上に仕事を引き受け、そうすることで人生における自分自身の仕事を怠ることもある」。

セントーリがタイプレメディとなる人は、自己を主張する自我の力が弱く、また自己価値感が低い。子ども時代には親からの支えや励ましといった、自分の価値を感じ、自分を信じる力を育てるための助けを受けなかった。それがもともとの性格の優しさ、人のよさとあいまって、相手のために何かをすることで自分の価値を感じようとする。そのため自己中心的なタイプからは都合のいいように使われる。

人から頼まれるといやといえず、よく言えば親切で気が優しいが、それは自分の意志を主張する力が弱いことでもある。自分のものではない仕事や責任を背負って、他人のために自分の体力、時間やエネルギーを使い果たす。もともとエネルギッシュなタイプではないので、エネルギーは枯渇しやすく、疲労しやすい。

他人に与えることで「自分はいい人、愛のある人」という自己イメージを維持しようとして、「与え過ぎる」「尽くし過ぎる」パターンを手放すことができない。これは自己価値の感覚が育っておらず、自己の価値を他者に依存しているからだ。他方で自己犠牲的に相手の面倒を見ながら、相手が自分の面倒見に依存する状況を作り出し、面倒を見すぎることで相手が自立する機会を奪うという共依存のパターンにもはまりやすい。

セントーリはこのタイプの3チャクラの機能を刺激し、自我の力を強め、また意志の力を刺激して、必要なときには自分のことを優先することを教える。セントーリのタイプの人は、他人よりも自分のことを優先する練習期間を作るのがよい。他人にどう思われようと自分を優先することを学んで、自分自身のニーズを満たしながら、適切なときには他の人に手を差し伸べるバランスを学ぶことができる。「ノーと言ってしまうと相手に嫌われる」と恐れている人に、セントーリのエッセンスは、適切なときにはノーと言える内的な強さを与える。セントーリの苦さは胆力（自己の中心にとどまる力、気力）を強める。

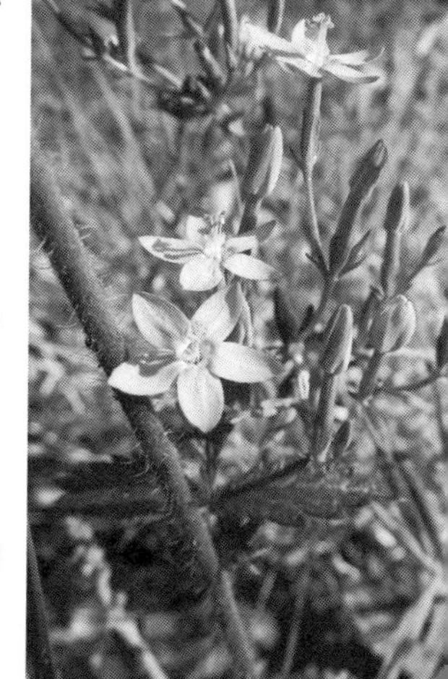

セントーリ

タイガーリリー　ユリ科 ユリ属

FES　タイガーリリー　*Lilium humboldtii*（オレンジ）
日本で見られる近縁種　日本に自生するユリ属の中では、オレンジの色と、たくさんの花が地面を向いて咲くジェスチャーから、オニユリ　*Lilium lancifolium* が雰囲気が似ている

属名はラテン語で「ユリ」。種小名はプロシアの博物学者アレクサンデル・フォン・フンボルトにちなむ。

カリフォルニアの固有種で、シエラネヴァダからカスケイド山脈の高い、やや日陰の場所に生える。茎は太く、高さ２メートルまで。葉は茎の途中に、ぐるりと茎をとりまくようにつく。球根は地下茎のように大きく、土壌に深く埋まり込む。

花期は６月。強いオレンジの花被片に茶色のはっきりとした斑点がある。葯（やく）（雄しべの先端にある花粉の入った袋）はオレンジ茶色をした雄しべが長く突き出て非常に目立つ。夏に花が咲いたあと、地上部は枯れて地下に潜る。

このユリを特徴づけるのは、その強いオレンジ色とともに、花が真下を向くジェスチャー。そして球根が地下茎のように大きく発達して地面に深く潜るなど、ユリ属としては珍しく、大地との強いつながりとたくましさを感じさせる。

全体的な雰囲気や色合い、下向きの花のつき方や突き出た雄しべなど、日本のオニユリに雰囲気が似ているが、オニユリのほうがもう少し猛々（たけだけ）しさがない。

タイガーリリーは基本的に女性のためのエッセンスとされ、女性性と能動的な力のバランスに関係する。タイガーリリーがとくに役立つのは、内的な女性性と男性性のバランスが偏り、能動性や競争心が過剰に表現される場合。横のつながりを作るのがへたで孤立したり、時にはまわりに対して敵意に満ちた態度で接したり、攻撃的にふるまったりする。

タイガーリリーのエッセンスは、女性の中の過剰な男性性を女性性とバランスさせるのを助ける。また能動的なエネルギーの方向性を、個人的な競争心から、社会に働きかける推進力に変えるように導く。

これは日本において、更年期以降の女性にとって重要なレメディだ。女性は更年期に入ると女性ホルモンの量が大きく減り、他方で男性ホルモンの量は少し低下す

るくらいでそれほど変わらない。このため女性ホルモンと男性ホルモンの相対的なバランスが大きく変化する。

更年期を過ぎた女性は独特の強さが出てくる。たとえば他人の視線や思惑を気にせず、自分のニーズを優先することができるようになる。しかしその強さが自分のためだけに用いられると、厚かましさや傍若無人さにもなる。これは相対的に男性ホルモンの占める量が増えたことで、能動性と自己中心性が前面に出てきている状態と理解することもできる。

アメリカ先住部族の伝統では、更年期を経た女性は若者を教え導く賢女として、コミュニティを指導する立場になる。古い伝統では、女性がもっともパワフルで知恵ある存在になるのは、更年期を過ぎてからだということが理解されてきた。

それは子どもを産む準備としての生理周期によるエネルギーのロスがなくなり、大地から汲み上げたエネルギーがロスなしに高いチャクラ（とくに6チャクラ）に届くようになって、高い世界とコミュニケーションしたり、未来を見通す力が開きやすくなるからだ。

したがって更年期を経た女性たちはコミュニティの大切なリソースであり、その力を生かせるかどうかは、そのコミュニティにとって非常に重要なことだ。そしてまたホルモンのバランスのシフトによって引き起こされる能動的なパワーは、コミュニティを見守り導く立場に立つことで、正しく生かされる。

今の日本ではそのような理解や枠組みは忘れられ、せっかく更年期に達した女性であっても、多くの場合、新たに獲得した強さや能動性、余剰のエネルギーが社会のために使われていない。これは大きな損失だ。

このような視点からも、タイガーリリーの象徴するメッセージを理解することは、今の日本の女性たちにとって非常に重要である。

LEでは過去に日本のコオニユリでエッセンスを作り、ブラインド形式のリサーチを行っているが、基本的にはタイガーリリーと共通する部分もありつつ、よりたおやかで、内面の強さがにじみ出るような質感がある。

ユリ科ではほかにもウバユリが非常に興味深く、その名前からも、生活史、ライフサイクルからも、重要な女性性のアーキタイプであることが推察される。

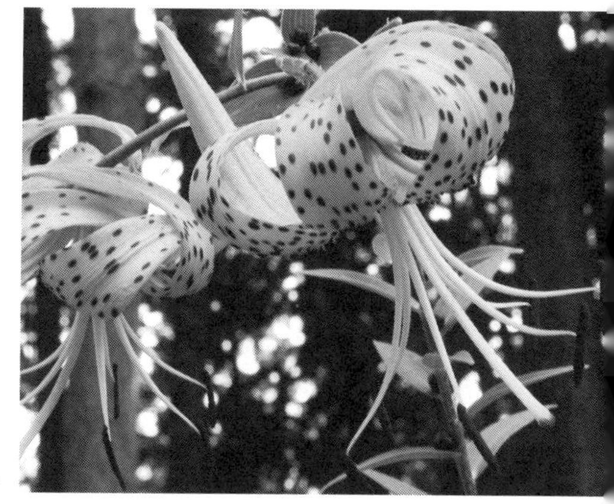

タイガーリリー

ダグウッド

ミズキ科
ミズキ属
ヤマボウシ亜属

FES　ダグウッド　*Cornus nuttallii*（黄色い花に白の萼）
日本で見られる近縁種　ヤマボウシ　*Cornus kousa*
ハナミズキ　*Cornus florida*

属名はラテン語で「角」。種小名は19世紀イギリスの植物・動物学者トーマス・ナットールにちなむ。ミズキ属の仲間はすべてダグウッドと呼ばれる。

FESで使っているのはアメリカ西部原産のダグウッドで、高さ10～25メートルの落葉樹。半日陰を好み、針葉樹林の中でよく見られる。

幹は下のほうから盛んに枝分かれし、枝は細い。こんもりとした、しかし隙間のある樹冠を形成する。葉はシンプルな楕円形でつやのある緑色。

非常にたくさんの花がつく。花期は春だが、秋にもう1度咲くこともある。4～8枚の花びらのように見える白いひらひらした部分は萼。その中心に2～3ミリの小さな花が丸く集まって咲く。最初は緑色で、開くと黄色っぽい。

果実は赤ピンクのベリーになる。小さな種子がたくさんあるが、鳥が食べる。人間も食べられるがおいしくない。

アメリカ先住部族はダグウッドの樹皮を煮て、熱や風邪、肺炎、下痢の治療に用いた。アメリカ南北戦争の間、南部の州ではこの木の汁を煮出し、キニーネの代わりにマラリアの治療に使った。

薬草魔術家のハロルド・ロスは、日陰を好み、冷やし、固め、乾かし、安定させる質から、土星の樹木とする。

薬草魔術では、願いをかなえるために使う。ダグウッドの樹液を夏至の夜にハンカチに落とし、大切に身につけていると願いがかなうとする。

ダグウッドのエッセンスが助けとなるのは、過去に受けたトラウマが肉体の中に深く溜め込まれていて、自分の肉体につながりや愛着を感じることができない人。そのために肉体との関係がぎこちなく、時に苦痛なものに感じられる。

子ども時代に暴力や性的虐待を受けた経験があったり、肉体レベルで非常に苦しく過酷な生活を送った経験がある。そのような環境で育ったために、いつ来るかもしれない暴力や虐待に対して体を縮め、かたくする反射が身についている。

この緊張はエーテル体にも影響し、体中の筋膜や結合組織も萎縮してかたくなる。筋膜や結合組織がかたくなると、肉体が外部からの刺激を感じにくくなる。これは暴力や虐待から自分を守ろうとする防衛だが、それによって体はかたく、動きはぎこちなくなる。

また体を使うとエネルギーが流れ、肉体に抑圧している記憶が刺激されて浮き上がるので、体を動かすことを避けるようになる。

時には抑圧された記憶が無意識の中の影になり、過去のパターンを無意識に繰り返し、虐待的な人間関係を選んだり、自己破壊的な行動をとったり、事故に遭うことを繰り返す。

このような場合にダグウッドのエッセンスは、筋膜や結合組織を含めた肉体とエーテル体の萎縮をやわらげる。そしてかたく縮こまっていた体が広がり、柔軟性をとり戻すのを助ける。それによって肉体とのつながりを少しずつとり戻していくことができ、魂が肉体の中で安全に感じ始めることが可能になる。

かい離していた魂と肉体が再び結びつくことで、体の動きもより滑らかなものに変わっていく。そして体を動かすことの楽しみを、もう一度、経験し始めることができる。

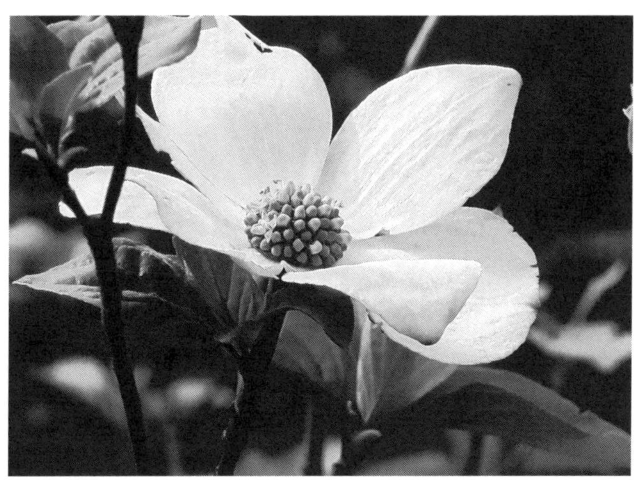

ダグウッド　Photo: John Rusk ©2017/CC BY 2.0

タンジー（ヨモギギク） キク科 ヨモギギク属

FES　タンジー　*Tanacetum vulgare*（黄色）
和名　ヨモギギク
日本で見られる近縁種　エゾヨモギギク　*Tanacetum vulgare var. boreale*（同一種の変種）

属名はラテン語で「不死の」。ギリシャ神話でゼウスにさらわれたガニュメーデスを不死にするため、タンジーを食べさせたという伝承から。種小名は「普通の、一般的な」。

ヨーロッパとアジア原産の多年草。丈夫でどんな場所にもよく育つ。アメリカにも持ち込まれて広がっている。葉は非常に細かいぎざぎざがある。茎はまっすぐで赤みがあり、高さは1.5メートルまで。上部で枝分かれして先に複数の花をつける。

花期は夏の半ばから終わりで、樟脳（しょうのう）にローズマリーが混ざったような、強い薬っぽい香りがある。花の形が特徴的で、筒状花だけがぎゅっと丸く密集し、上が平らになっている。キク科の植物は中心部の筒状花と、それをとり囲む花びらのような舌状花からなるものが多いが、タンジーは筒状花だけからなる。

古代ギリシャの頃から薬草として栽培され、リウマチ、熱、腫れ、はしかの治療に用いられた。また消化器の寄生虫に対する毒性が強く、虫下しに使われた。独特の匂いがあり、ベッドに枝を指して蚊よけにしたり、台所に置いてアリよけにもする。19世紀には防虫剤として大量に栽培され、花輪にして棺桶の中に入れた。

イギリスのヨークシャーでは葬式でタンジーとキャラウェイを入れたビスケットが出される習慣があった。春先に作るプディングやケーキの香りづけにも使う。

ただしツヨン、カンフォールなどの有毒成分を含み、大量に食べるとけいれんを起こしたり、脳、消化器、肝臓にダメージを与える。とくに精油は強い毒性があり、けいれん、嘔吐、子宮からの出血を引き起こす場合がある。

薬草としては片頭痛、神経痛、リウマチの治療や月経促進に用いられ、現在でもアメリカ薬局方で熱、熱のある風邪、黄疸の薬としてリストされている。

カルペパーはガーデンタンジー（栽培）とワイルドタンジー（野生）の両方について書いている。どちらも金星の影響下にある植物とし、「ガーデンタンジーは妊娠を助け、ワイルドタンジーは女性の美しさを保つ」としている。ガーデンタンジーは「あらゆる滞りを流す」非常に強い作用があるのに対して、ワイルドタンジーはむしろ止血効果など、流れすぎるものを止める作用があるとする。「新鮮な葉を靴の中に入れて皮膚に直接当てておくと、下痢やおりもの、月経、吐血、喀血などあらゆる出血を止める。傷や潰瘍に効果があり、新しい傷口を閉じ、内臓の傷も治す。タンジーをつけた水で洗えば肌がきれいになる。布にしみこませて当てると目の炎症を鎮める」。

FES のタンジーはワイルドタンジーのほう。

タンジーのエッセンスは、無意識に抑圧されたトラウマ経験によって引き起こされる、防衛としての無気力さ、緩慢さがある場合に助けになる。慢性的に動きが緩慢または無気力に見え、目標に向かって行動しない。自分の望みを自分で邪魔したりくつがえすような行動をとるパターンがある。

エネルギーの流れが緩慢で、打っても響かないような鈍い感じがある。本人が何かをしたいといっても、それを本当に望んでいるのかどうかわからない感じがする。何かが内部に閉じこめられ、窒息させられている感じがあり、一緒にいると息苦しさを覚えることもある。

しかしその背後にあるのは、しばしば幼児期の虐待的な経験で、不安定な環境の中で波風を立てないよう、また自分をさらなる苦痛から守るために、外的な経験に対して反応を抑圧し、マヒさせることを身につけてきた。そのため外からの刺激に対して、まっすぐで自然な反応ができなくなっている。

まわりの出来事から感情的に距離をとるために、慢性的にエネルギーを低く抑えているので、無気力で鈍いように見える。肉体やエネルギーに重いよろいをまとっている印象を与えることもある。タンジーの花のぎゅぎゅっと押し詰まった感じは、このエネルギーが押しつけられ、固まった状態を思わせる。

性格構造論ではマゾキストタイプによく対応する。

このタイプには外部から圧力をかけたり、アドバイスをして動かそうとするのは効果がない。動きは本人の中から出てこなければならない。このタイプの動きの鈍さは単なる鈍さではなく、自分を守ろうとする防衛反応だからだ。

このような場合にタンジーのエッセンスは、本人の内側から適度な流れを作り出し、かたまった防衛パターンを緩めるのを助ける。効果は即座であるよりも、時間をかけてじわじわと現れ、少しずつ内側からエネルギーの流れが作り出されていく。十分に流れが回復すると、自己の内面にできた空間を感じることができ、伸び伸びと呼吸する力、自己を表現する力をとり戻し始めることができる。

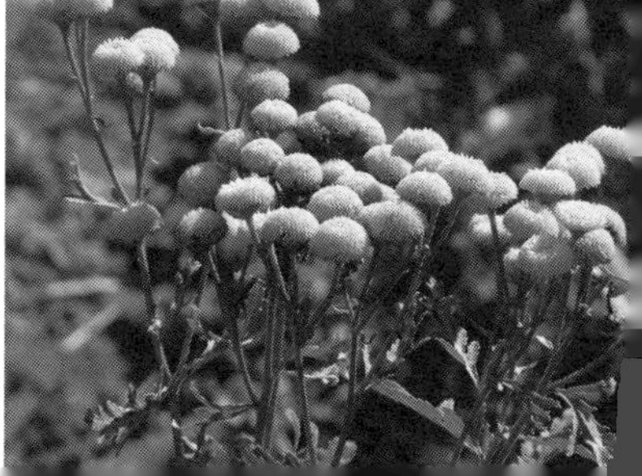

タンジー

ダンディライオン
(セイヨウタンポポ)

キク科
タンポポ属

AFEP　**ダンディライオン**　*Taraxacum officinale*（黄色）
FES　**ダンディライオン**　*Taraxacum officinale*（黄色）
GHF　**ダンディライオン**　*Taraxacum officinale*（黄色）
LE　**セイヨウタンポポ**　*Taraxacum officinale*（黄色）（日本）
和 名　セイヨウタンポポ
日本で見られる近縁種　セイヨウタンポポ（同一種、帰化)。また同属にカントウタンポポ *Taraxacum platycarpum*、カンサイタンポポ　*Taraxacum japonicum* などの在来タンポポ

属名はアラビア語の「苦い草」から。種小名は薬草として使われた歴史を示す。英語名のダンディライオンは、フランス語の「ライオンの歯」から。

非常に生命力と繁殖力が強い多年草。芝生、土手、水路沿いによく見られるが、基本的にどこにでも生える。かく乱の多い、他の植物が生きられないような厳しい環境にも適応する。主根は深く地下に最大1メートルまで下り、1つまたは複数の茎が出る。茎は立つことも、垂れることも、水平に広がることもある。茎を折ると白い乳液が出る。

花は明るい黄色。季節を問わず長い期間、咲き続ける。たくさんの小さな舌状花が40～100ほど集まって1つの花を作る。それぞれの舌状花はよく見ると5枚の花びらがある。種は銀色の綿毛を生やして風で飛び、土壌を種子バンクにして何年も種子を保存できる。根茎からも増える。

北アメリカの西洋タンポポは単為生殖で増え、種で増えるのはすべて親のクローンになる。しかし同じ西洋タンポポでも、ヨーロッパ南部では普通に受精するなど複数の繁殖の仕組みがあり、タンポポの適応力と進化力は植物の中でも群を抜いている。

日本では西洋タンポポが在来タンポポを駆逐しているという話もあったが、現在では、西洋タンポポと在来タンポポはおおまかに棲み分けができている。西洋タンポポと在来タンポポの交雑も進み、現在セイヨウタンポポと見なされるものの8割以上は、在来タンポポとの雑種というデータもある。

在来タンポポは自然の豊かな田舎には住めるが、コンクリートで埋まった都会にはうまく住めない。しかし西洋タンポポの遺伝子をとり入れたことで、都会にも広がっていけるようになった。西洋タンポポと日本のタンポポの両方の性質を備えたタイプが、都会に適応して広がっている。人間の視点から在来種の保護にこだわる人には悩みだろうが、タンポポの視点からすれば、これは適応であり進化である。

ヨーロッパや中東では古くから食用にされ、花を使ってワインやジャムを作ったり、葉をサラダにする。苦味のある根はコーヒーの代用にもなる。

薬草としては食欲増進、健胃、血液の浄化、肝機能の向上、利尿、催乳に用いられる。

種子が綿毛で風に飛ぶところは、風の元素とのつながりを表す。惑星では木星に対応するとされるが、薬草魔術家のロスは根は木星、葉は火星としている。

薬草魔術では、タンポポの綿毛は愛する人にメッセージを運ぶと言う。相手がいる方向に向かってメッセージを思い浮かべながら、綿毛になった花を吹き飛ばす。

ダンディライオンのエッセンスは、生き生きと流れるエネルギーと、ゆとりのある活動力を象徴する。タイプレメディとしても、汎用レメディとしても使える。

タイプとしてこのエッセンスが当てはまる人は、生きることを楽しみ、情熱的で、いろいろな活動に熱心に携わる。しかし自分の肉体の限界を無視して突っ走る傾向が強く、それに肉体がついていけなくなることがある。外的な活動にばかり目をむけ、心に落ち着いて休む間を与えないと、やがて神経に負担がかかり、エネルギーがスムーズに流れなくなり、それがこのタイプではとくに筋肉の緊張として表れる。

ダンディライオンのエッセンスは、神経や体の緊張を解きほぐしつつ、肉体と心のニーズに耳を傾け、足を止めて、必要なものを自分に与えるよう促す。そうして余裕ができれば、エネルギーは再び自然に流れ出すようになる。

汎用レメディとしては、性格のタイプに限らず、筋肉に強い緊張がある場合に使うことができる。マッサージオイルやスキンローションに混ぜたり、そのまま塗布したり、風呂に入れるなどの使い方ができ、神経と筋肉の緊張を解きほぐして、滞ったエネルギーを流すのを助ける。

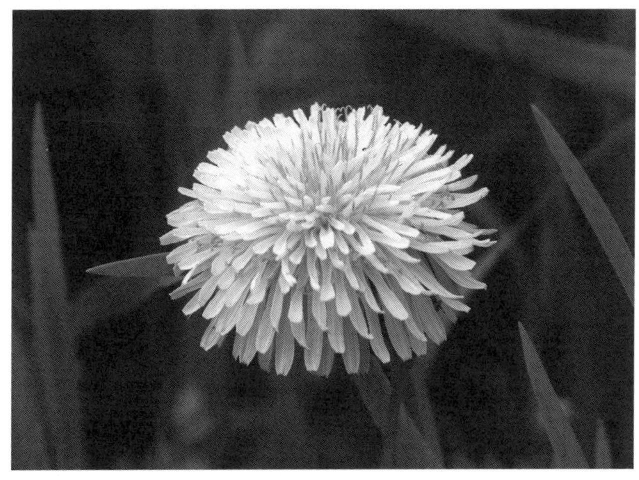

ダンディライオン

チェスナットバッド（セイヨウトチノキ、芽）

ムクロジ科
トチノキ亜科
トチノキ属

FES-EE　**チェスナットバッド**　*Aesculus hippocastanum*
（ホワイトチェスナットは花の部分、白地にピンク、赤、黄の斑。チェスナットバッドは芽の部分、緑）
和名　セイヨウトチノキ、マロニエ
日本で見られる近縁種　トチノキ　*Aesculus turbinata*

イングリッシュ・エッセンスのホワイトチェスナットとチェスナットバッドは、どちらもホースチェスナット（セイヨウトチノキ）の木から作られる。ホワイトチェスナットは花、チェスナットバッドは芽を使う。トチノキ属で、チェスナット（クリ）とは関係ない。

属名は「馬の」。種小名はラテン語で「トチノキ、オーク」。英語名はホースチェスナット。昔はクリの木の仲間と誤解されており、実を馬の呼吸器の治療に使用したので、ホース（馬の）チェスナットと呼ばれる。なお英語で「ホワイトチェスナット」と呼ばれる木はなく、フラワーエッセンスの名前としてのみ用いられる。

バルカン半島からトルコ原産で、ギリシャから南ヨーロッパに自生。花が美しく木も見栄えがするので、ヨーロッパや北アメリカで広く植えられている。高さは最大40メートルまで。ドーム状の樹冠を作り、古い木では外側の枝がしな垂れる。見栄えのする立ち姿だが、根は浅く横に広がる。大量の葉が密生して大きな樹冠になり、花期には存在感のある花が大量に咲く。実は緑色でとげがある。

春、枝の先にちょっと先のとがった、むっくりした芽がいくつもつく。最初は赤茶色で、そこから細かい毛のたくさんある緑色の小さな葉のかたまりが出る。これがチェスナットバッドで、多くの樹木の芽がそうであるように、春先の生命力にあふれている。バッドというのは芽のこと。

ホースチェスナットはファイトケミカルの豊富な木で、17世紀には樹皮と種子が解熱剤として用いられた。種子はアエスシンを含み、静脈瘤や浮腫など、慢性の静脈や血管系の疾患に用いられる。ただし生の種子、葉、皮、花は毒性のあるエスクリンを含むので、人間も馬も服用してはいけない。

バックはこれを「現在の環境に十分な興味がない」ことへのレメディに分類し

ている。「観察や経験から十分に学ぶことができず、日々の生活のレッスンを学ぶのに他の人より長くかかる。ある人にとっては１度経験すれば十分なのに、このような人はレッスンを学ぶまでに２度、時には数度同じ間違いを繰り返す。そのため、本人にとっては悔やまれることに、他の人を観察すれば失敗自体を避けられたか、１度の失敗で十分なはずのことでも、異なる状況で同じ失敗をする」。

チェスナットバッドはよく子どものためのエッセンスといわれる。それは子どもがそもそも学校で学ぶ立場にあり、学びがゆっくりである、新しいことが１度で覚えられないといったパターンが大人の目に入りやすいからだ。

実際には年齢には関係なく、ものごとをよく見て原因と結果を結びつけられない人は多い。これは知性ないしは３チャクラの力が未発達なことが多い。目の前のことに気づき、その関係性や筋道を見てとる能力が、未発達のつぼみの状態に留まっている。知性の力が芽を覆う薄皮のようなもので覆われていて、そのため光の下でものごとをよく見て、観察から原因と結果を結びつけるということができない。そのために経験から学べず、同じ誤りを繰り返す。

チェスナットバッドのエッセンスは、この知性の力を覆って本来の発達を妨げている、薄皮のようなブロックを破る力を与える。それによって注意力や認識力が、ちょうどつぼみから芽が出て、小さな葉が開くように少しずつ引き出され、経験から学ぶ能力が育ち始める。

このようなブロックが形成されるのは、親の知性が未発達で、子どもが知性を発達させることを手伝えなかった場合もある。あるいは親が子どもをコントロールしやすくするために、子どもの知的な発達を抑圧するといった、子ども時代の環境によることもある。成育過程で他のチャクラの活動にエネルギーが消費され、３チャクラと知性体が十分に発達する機会がなかった場合もある。よい教師や教育環境に恵まれなかったなどの制限による場合もある。また魂自体が若く、実際に知性の力を一から育て、発達させる必要がある場合もある。

チェスナットバッドは、人生でも、また日常的なことでも、同じ失敗を繰り返す、習慣的に同じことをやり続ける、同じところをぐるぐるまわるような傾向がある場合に、そのパターンを断ち切るのを助ける。

また汎用的に、古い形やパターンを脱ぎ捨てて新しいものを身につけることが必要な状況でも用いることができる。

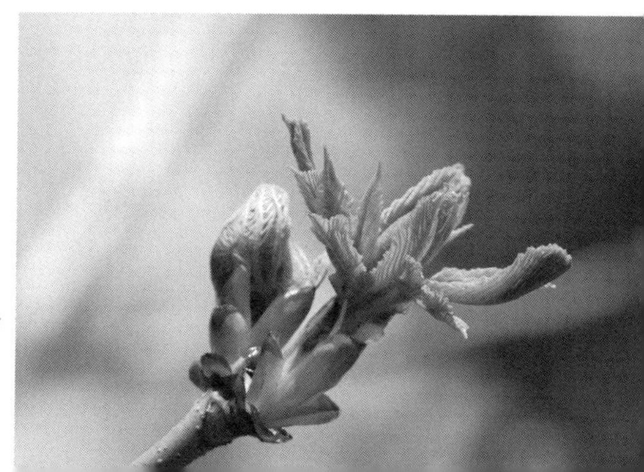
チェスナットバッド

チェリープラム（ミロバランスモモ）

バラ科
サクラ属
スモモ亜属

FES-EE　**チェリープラム**　*Iris doglasiana*（白）
HH　**チェリープラム**　*Iris doglasiana*（白）
和名　ミロバランスモモ
日本で見られる近縁種　スモモ　*Prunus salicina*（栽培）

属名はラテン語で「スモモ、サクラ」を指す。種小名は「サクランボを実らせる」。英語ではミロバランプラムと呼ばれる西洋スモモの一種。過去にはベニバスモモと訳されたが、最近判明しているところでは、ベニバスモモ（Prunus cerasifera var. atropurupurea）はミロバランスモモと野生種のスモモの交雑種。

チェリープラム（ミロバランスモモ）は南ヨーロッパから西アジア原産で、イギリスに持ち込まれて帰化した。イギリスに存在するのは、ほとんどが人の手で植えられたもの。現在は北アメリカにも広がっている。

高さは8～12メートル。根がしっかりとして強いので、しばしば他のサクラ属を接ぎ木する台木として使われる。よく枝分かれして樹冠は大きく広がるが、木の幹はそれほど太くならず、むしろしなやかな印象。落葉性で葉の色もヴァリエーションに富み、同じ種の中でも多様性が非常に大きい。

チェリープラムは、イギリスではもっとも早くに咲き始める春の花の1つ。2月の中旬頃、葉が開く前に開花が始まる。花は白から淡いピンクまであり、大きさはやや小ぶりで花弁は5枚。イングリッシュ・エッセンスに使われているのは白い花。葯が黄色い長めの雄しべが、中心から輝き出るように見える。甘く上品ないい香りがする。

7月はじめから9月中旬に実が熟するが、黄色や赤などいろいろな色がある。食べられるが、品種によって甘いものから酸っぱいものまでさまざま。

プラムについては、カルペパーの頃にすでにその多様性が知られており、「実が甘いものも酸っぱいものもあり、きわめて多くの種類がある」と記されている。

自家受粉するが、他のサクラ属とも交配もする。種子でも吸枝でも広がる。

バーナードは、チェリープラムの性質の多様性を「感情の状態の不安定さ」に結びつけている。また吸枝で広がる性質を「ほかのものと関わることで自己を安定させる性質」と解釈している。

カルペパーはプラムを金星の司る植物としているが、チェリープラムも甘い香りのする柔らかな花、柔らかい葉、彩りのきれいな実、五感にうったえる存在感など、わかりやすい金星の植物の性質を備えている。

バックはチェリープラムを「恐れ」へのレメディに分類している。「自分の心が極限を超えて張り詰め、理性の制御がきかなくなり、恐ろしくひどいことをしてしまうと恐れる。そういったことを望んでおらず、間違っているともわかっているのに、その行為について考えたり、やってしまいたい衝動に駆られる」。

この記述から非常に苦しい内的な状態を指していることがわかるが、チェリープラムのエッセンスを作ったとき、バックは激しい副鼻腔炎の痛みと頭痛に苦しんでいた。チェリープラムの定義は、そのときのバック自身の苦痛と恐れの状態を反映していると感じられる。

自分の精神あるいは肉体のコントロールを失ってしまう恐れ。そして何か、してはいけないことをしてしまうのではないかという恐れ。

チェリープラムのタイプはもともと自我の力が強いので、「自分を失ってしまう」という恐れを感じると、さらに自分自身を強くコントロールをしようとする。しかしそれはさらに緊張や葛藤を強めて、ストレスや痛みを増す。

これは自分自身への信頼、自分の中にある高い力への信頼が失われている。あるいはつながりが感じられなくなっている状態だ。

寒くて暗い、厳しいイギリスの冬の終わりに咲くチェリープラムの白い花は、心が激しく苦しい葛藤に満ちた状態にあるときにも、自分を守っている高い力の存在を思い出させる。どんな暗闇の中でも揺るがない高い力が、自分の中にもあると思い出すことで、かたく握りしめていた自己に対するコントロールを緩めて、人生の流れに自分を任せ始めることが可能になる。

チェリープラムは同属の他の種と自由に交配し、花や葉や果実にも非常な多様性を見せる。それでもなおチェリープラムとしてのアイデンティティ、同一性、自分らしさを保っている。

チェリープラムのエッセンスは、固定された自己の外側の形にこだわらず、自然の中の高い力、法則性を思い出し、その映し鏡である自己の本質を信頼することで、恐れとコントロールの悪循環を断ち切り、心安らかに生きることができるというメッセージを運ぶ。

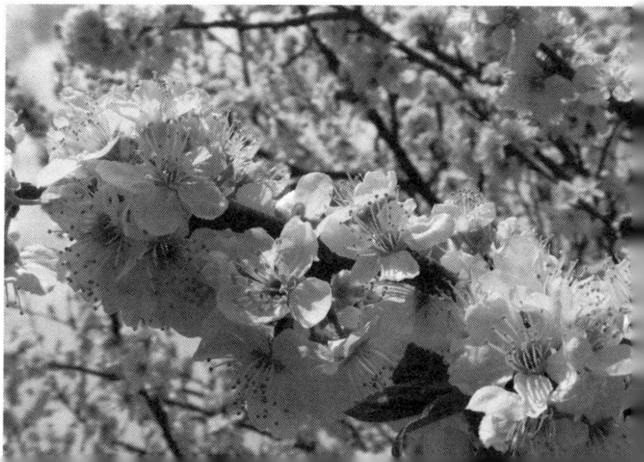

チェリープラム

チコリ（キクニガナ）

キク科
キクニガナ属
（チコリ属）

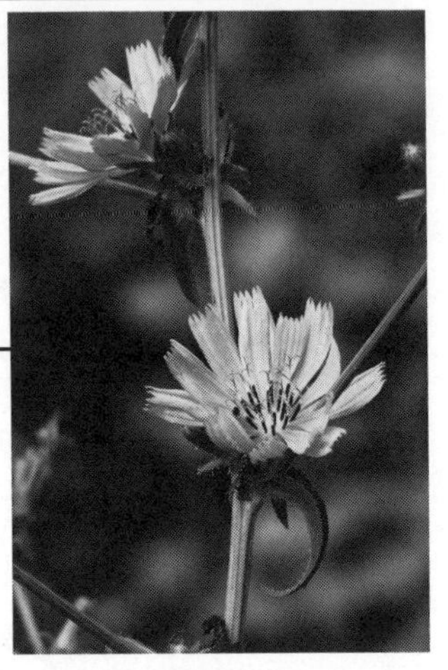

FES-EE　**チコリ**　*Cichorium intybus*（青）
H H　**チコリ**　*Cichorium intybus*（青）
和名　キクニガナ
日本で見られる近縁種
キクニガナ（同一種、野菜として栽培）

属名はラテン語で「チコリ」、種小名は「エンダイブ」。ブルーデイジー、ブルーダンディライオン（青いタンポポ）などの別名も。ヨーロッパから中央アジア原産の多年草。牧草としても植えられ、北アメリカにも帰化して広がっている。

非常に適応力に優れ、野原や道路端などの乾燥した場所によく生える。しっかりした主根から豊富なひげ根を深く張る。茎はかたく、毛がある。環境によってまっすぐ立つことも横に広がることもある。立った場合の高さは1メートルまで。

7月から10月に青から青紫の花をつける。アルカリ性土壌で育つと青く、酸性の場合はピンクがかかる。

古代エジプトの頃から栽培され、ローマ時代には野菜として扱われ、18世紀にはコーヒーの代用品としてヨーロッパに広がった。多くの変種が栽培され、ラディッキオはチコリの栽培品種。複数の苦味物質を含み、独特の強い苦味がある。

カルペパーは、同属で近縁のエンダイブについて「青い花を咲かせ、種子もチコリそっくりで、見分けるのが難しい」と書いている。エンダイブの薬効は「熱を冷まし、すぐれた冷却と浄化作用がある。目の充血、炎症、かすみ目を改善する。痛風の痛みを和らげる。葉を煎じた汁は、肝臓や胃に溜まる過剰な熱、周期的に起きる熱、泌尿器の熱など、あらゆる部位の炎症を冷やす」としており、冷やして熱をとる作用と浄化はチコリも同じと考えられる。

対応する惑星は、カニンガムは太陽、ロスは木星としている。

薬草魔術では人生の障害物をとり除く力があるとされる。また夏至の日の正午か真夜中に金のナイフで刈りとったチコリには、閉じたものを開く力があるとする。

バックはチコリを「他者の幸せを心配し過ぎる」ことへのレメディに分類してい

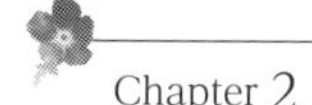

る。「他の人のニーズに非常に気を使うタイプ。子ども、親戚、友人の面倒を見ることに身を入れすぎ、いつも何か直さないといけないことを見つけている。間違っていると感じることを見つけてはそれを直し、そのことに喜びを感じる。自分にとって大切な人には、つねにそばにいて欲しい」。

バーナードは、バックによるチコリの記述がいろいろ変化し、とくに最初の頃は手厳しいものだったことから、「実際の人物に当てはめていたのではないか。だとしたらその人のことがずいぶん嫌いだったのかもしれない」と書いている。

チコリをタイプレメディとする人は、性格構造論でいえばサイコパス構造とよく一致する（一般的な心理学ではなく、性格構造論内での意味で）。独占欲が強く、家族であれ、友人であれ、職場の人であれ、自分の管理や保護下にある相手には命令し、コントロールしたがる。面倒を見る代わりに忠誠心やつねにそばにいることを求め、裏切りを許さない。

これだけを見るといやなタイプだが、しかしチコリがそういうふうにふる舞う深い理由は、実は非常に愛情が強いことと、同時に自分の愛情に強い不安を持っていることがある。不安なために相手を独占したがり、そして自分の愛情が報われないと自己憐憫や、時には殉教者のような苦しみを感じる。破壊的行動で相手の注意を引こうとすることもある。

あまり対処に難しい行動が目立つと人は離れていってしまうが、チコリのタイプにはそれが理解できず、さらに相手を自分に引きつけて放さないようにする。それは無意識の不安から来る行動で、非常に苦しい状況だ。

チコリのエッセンスは、このタイプのハートに染み込み、落ち着きと冷静さをもたらす。そして自分のニーズや望みだけでなく、相手の視点を含めて、お互いの関係性を見るための空間を作り出す。

チコリのエッセンスとのとり組みが深まると、このタイプがもともともっている強い愛情を、相手を閉じこめるためにではなく、相手のことを思いながら、その自由を尊重する形で表現するように促される。愛すると同時に相手に自由を与えるというのは、それ自体がチャレンジで、さらにチコリのタイプにとっては非常に難しいことだ。しかしチコリの魂がとり組むテーマはまさにそれで、とり組みは深い変容プロセスにつながり得る。難しいが、深く大きな経験になり得る。

南フランスのプロヴァンスの山の中で見かけたチコリは、葉がすべて茶色に枯れ、ただ花だけが残り、その花がなお生命力をもって美しい青色をとどめていた。

それを見たとき、「献身」という言葉を思った。自分のもっているすべてのものを手放して、自分に大切なひとつのことに注ぎ込む献身。

チコリのエッセンスは、人間関係の視点からだけ語られることが多いが、この花を見つめていると、それだけでなく、人生全体における「献身」というものの表現というのが、この花の深い本質であると思われる。

チョコレートリリー　ユリ科 バイモ属

FES　チョコレートリリー　*Fritillaria biflora*（褐色）
AFEP　チョコレートリリー　*Fritillaria camtschatcensis*（黒褐色）
日本で見られる近縁種　クロユリ　（AFEP のチョコレートリリーと同一種）

属名はラテン語で「さいころ入れ」。属の基準種になったフリティラリア・メレアグリスの花が、さいころ入れの箱に似ているところから。

FES のチョコレートリリーは種小名「2つの花の」。花が2つ並んで咲くことから。カリフォルニア固有種で多年草。森や林、山の中腹の草原などで、水はけのよい土壌を好んで生える。高さは60センチまで。ユリのように鱗茎で増える。

花期は3月から4月。花はもとの部分で融合し、花被片は6つに分れる。顔はしっかりと地面を向き、色はグリーンを帯びた茶色でつやがある。やや癖のある匂いがする。

ユリ科の花は横またはやや上を向いて咲くことが多く、ここまでしっかり真下を向くジェスチャーは、その色とともに大地とのつながりを感じさせる。

このエッセンスが当てはまるのは、排泄機能や生殖機能、月経、授乳といった自分の体の自然な機能に対する嫌悪感がある人。これらの機能を自分の一部だと感じることが心地悪く、また実際に機能が低いことも多い。

チョコレートリリーのエッセンスは、こういった肉体の基本的な働きを、自己の自然な一部として受け入れるのを助ける。それによって、意識から切り離されていた体の部位に自然にエネルギーがまわるようになり、機能の弱さやアンバランスを解消する助けになる。

AFEP では、英語で同じくチョコレートリリーと呼ばれる、同属のクロユリを用いている。種小名は「カムチャッカの」。これは日本のクロユリと同一種で、アジアの北東部からアメリカ大陸北部、アラスカ、ロシアの極東にかけて自生する。高さは60センチまで。

花はつや消しの黒褐色ないしは黒紫。ジェスチャーはうつむき加減だが、FES のチョコレートリリーほど真下を向かない。独特の匂いがあり、これは受粉を担当するハエを呼ぶためとされる。

鱗茎（球根）にはでんぷんが多く含まれ、アイヌを含む北方の先住部族はこれを食用にする。

AFEPの定義では、自分がコントロールできない刺激に対して過剰に反応してしまう場合や、肉体を無視して、疲労を越えたところまで無理を続けるパターンが慢性化し、つねに疲労困ぱいしているような場合に適用する。

このエッセンスは、人生のさまざまな要素が、どのように自己の中心につながっているかに気づかせ、それによって単なる反射によって行動することを減らし、人生にゆとりを与える。

FESのチョコレートリリーと同じように、自我意識と本能的、反射的行動の関係のかい離を扱っているが、FESでは肉体の機能に目を向けているのに対し、AFEPでは、より広い人間としての機能全体に目を向けている。

クロユリはアイヌの人々に愛された花で、クロユリをより身近に感じていた北方の部族の伝承に目を向けると、定義はもっと広げられると思われる。

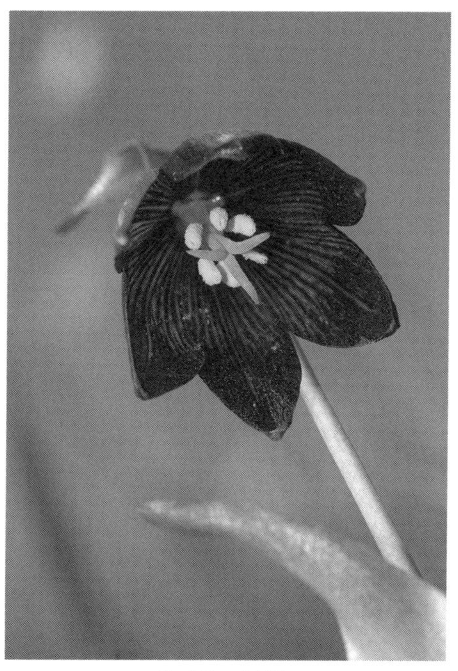

チョコレートリリー

ディアブラッシュ　クロウメモドキ科 ケアノトゥス属

FES　ディアブラッシュ　*Ceanothus integerrimus*（白）

属名はギリシャ語で「とげのある植物」。種小名はラテン語で「完全な」。英語名は「鹿のブラシ」。マウンテン・ライラックとも呼ばれる。

アメリカ西部原産の落葉性の低木。山地、森、シャパラルに多くに見られ、多様な環境に適応して形を変える。乾燥にも強く、痩せた土地でも育つ。環境によって常緑または半落葉性になる。

高さは１～４メートル。まず垂直に幹が伸びてから横に広がる。枝は黄色から薄い緑色。丸く、表面には毛がある。薄い葉は楕円形で明るいつやのある緑。拡大しないと見えないぐらいの非常に細かい毛がある。枝が地面と接すると根を出して広がる。

花期は冬から春。上向きに延びた枝にたくさんの小さな白い花が集まって咲き、それが垂れる様が、光の泡のかたまりのように見える。個々の小さな花の形は非常にユニークで、白い５枚の萼が閉じるようにして五角形の小さなドームを作り、その隙間から５枚の細い花びらと５本の雄しべが出て反り返る。よい香りがある。受粉は蜂が担当。

実が割れて種が落ちるが、種は発芽の条件が整うまで 20 年以上眠り続けることができる。火事で種子に傷がつくと目を覚まし、次の春に芽を出す。

ディアブラッシュは山火事のあとの森の再生に重要な植物。根に窒素固定細菌を住まわせるので、マメ科の植物と同じように土壌に含まれる窒素の量を増やし、土地を肥やす力がある。

葉はたんぱく質やカルシウムを多く含んで栄養価が高く、鹿、とくにアメリカ西部に多いミュール鹿が好んで食べる。ヤマアラシやウズラも茎や種子を食べる。

カリフォルニアの先住部族は、枝の煮汁を産後の女性のケアに使う。

ディアブラッシュのエッセンスは、内的動機の明らかさと純粋さに関係する。それも子どものような無垢な純粋さというよりも、高潔さのニュアンスがある。ハートの純粋さと知性の明晰さが一致した状態。

このエッセンスが助けになるのは、自分自身に対して正直になれない人。何かを決めて行動をとるときにも、動機が混乱していたり、まっすぐでなかったり、自分に正直でなかったりするため、行動に一貫性を欠き、終わりまでやり通すことができない。

このような人に対してディアブラッシュは、内面に穏やかな光を差し込ませ、自分の正直な気持ち、望み、ニーズに気づくよう促す。このエッセンスの助けを借りて自分の内面に向かい合うことで、無意識のレベルから自分を動かしているさまざまな要素に気づき、自己の内面を整えることができる。

動機や意図が内面からまっすぐに整えられることで、行動は一貫性のあるものになり、またそれを目的に届くまで支えていく強さや明晰さ、持久力も生まれる。

ミュレインとの対比も面白く、また合わせてとることで相乗作用も期待できる。

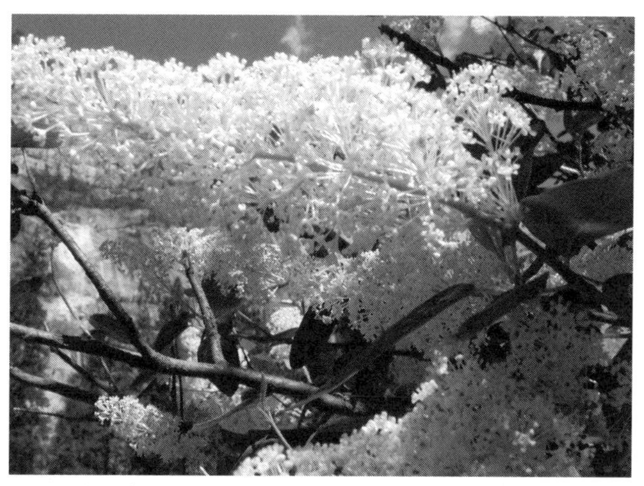

ディアブラッシュ　Photo: Dawn Endico ©2005/CC BY-SA 2.0

ディル（イノンド） セリ科 イノンド属

FES　ディル　*Anethum graveolens*（黄色）
GHF　ディル　*Anethum graveolens*（黄色）
和 名　イノンド
日本で見られる近縁種　ディル（同一種、栽培）

属名はギリシャ語でディルとアニスの両方を指す語。種小名はラテン語で「匂いの強い」。1種1属で、イノンド属にはディル（イノンド）しかいない。

南ヨーロッパから中央アジア原産の1年草。古代エジプトですでに栽培され、多くの文化で香味料やスパイスとして使われてきた。

成育には夏が暑いことが必要で、たくさんの日照量を必要とする。高さは80センチまで。茎は細く中空で、まっすぐ伸び、上のほうで傘を広げるように枝が別れて花をつける。

花期は8月。アンジェリカと同じように、たくさんの小さな花が球形に集まり、それがいくつも広がって傘を作る。ひとつひとつの花は非常に小さく、明るく爽やかな黄色。

葉は非常に細かく柔らかく、食欲を刺激する匂いがする。消化を助けるハーブとして有名で、ディルの精油は味覚神経を刺激して唾液や胃液の分泌を促す。

カルペパーはディルを水星の司る植物とし、「脳を活性化する」とした。しかし「強く不快な匂いがする」とも書いていて、好きではなかったらしい。薬効には以下のようなものを挙げている。「子宮や消化器の膨満感には、ディルを煎じた汁の湯気を当てると楽になる。煮汁を内服すれば腫れや痛みをやわらげ、子宮と胃の下垂を防ぐ。種子はさらに効果的で、煎じて飲めば有害な体液を分解し、消化不良から来る痛みをやわらげる」。

ハーブとしてのディルは3チャクラを刺激し、胃の消化機能を活発にする。3チャクラは同時に知識や情報の消化吸収の座でもあり、カルペパーがディルを、心の素早い働きに対応する水星に結びつけたのは面白い。

薬草魔術では悪いものから守る力があるとし、赤ん坊のゆりかごの上に吊るした。また家の入り口にかけておくと、意地の悪い人間やねたみのある人間が入れないという伝承がある。

薬草としての歴史の長い植物からフラワーエッセンスを作ると、その作用は基本的に物質レベルの薬草としての作用を、エネルギーレベルで反映したものになる。ディルもそのよい例だ。

薬草や食材としてのディルは、食欲の促進や消化不良の解消に使われる。エッセンスとしてのディルは、刺激や情報などの過剰なインプットで、知的、精神的な消化不良状態になっている場合にそれを解消させる。

現代の日本の都市部に生活していれば、体も、頭も、感覚も、神経も、朝起きてから夜寝るまで、まわりの環境からの騒音や雑音、テレビやネットの音声や映像、情報など、膨大な量のインプットにさらされている。夜寝ていても、携帯電話の電波やWi-Fiなどの電磁波が体を通過し、神経は完全には休まらない。

都会から離れた静かな田舎や山の中で眠るとき、自分の中に入る刺激が大幅に減り、体全体が本当に休まるのを感じる。それは言い換えれば、普段、どれほどの雑音と刺激にさらされているかということだ。

ディルのエッセンスは、あらゆる種類の消化不良の状態から、ガスを抜くように緊張を緩める。そして自分が意識的にとり入れたい情報や刺激を選んで、それを吸収する余裕を持つのを助けてくれる。

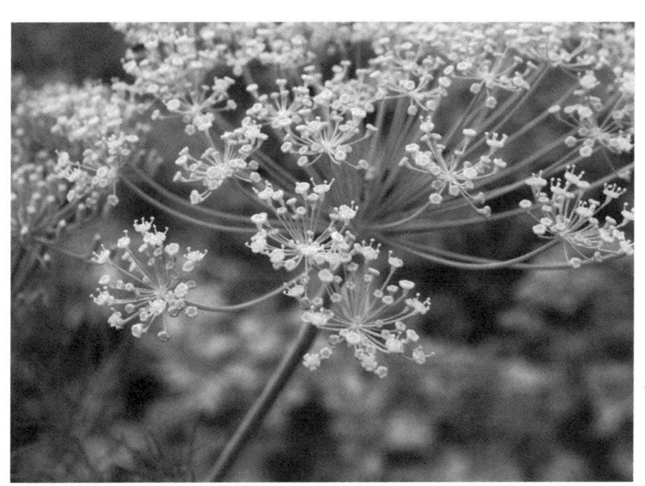

ディル

トマト ナス科 ナス属

GHF　トマト　*Solanum lycopersicum*（黄色）
和 名　トマト
日本で見られる近縁種　トマト（同一種、栽培）

属名はラテン語で「ベラドンナ」。種小名は「狼のモモ」。英語名は、アステカ族のナワトル語の「トマトゥル（膨らむ果実）」から。南アメリカの高原地帯原産。紀元前500年にはすでにアステカ族が、アンデスの野生種をもとに栽培をしていた。野生種はチェリートマトのように小さく、色は黄色。

高さは１～３メートルでつる性。栽培種は茎が弱く支柱を必要とする。栽培種は冬に枯れる１年草だが、自生種や熱帯地方で栽培されるものは多年草になる。

枝分かれしながら育ち、先端の芽の部分から育っていく。芽が摘まれるか、花が咲いて先端の芽が成長を止めると、今度は横芽が伸びてつるになる。葉や茎はかたくごわごわして、細かい毛がある。茎は土壌と水分に接触すると根が出る。

花は黄色。花弁は５枚。濃い黄色の雄しべがくっついて筒状になり、雌しべを包んでいる。この雄しべの筒のとがった感じが、気の強そうな感じに見える。栽培種は自家受粉する。

アルカロイド配糖体のトマチンが含まれていて、抗菌性と防虫性がある。

トマトに関しては近年、非常におもしろい研究がいろいろ発表されている。京都大学の研究では、虫に葉を食べられると、傷の部分から昆虫に有毒な成分を含んだ香りを放って周囲の昆虫を攻撃し、さらにその香りに反応してまわりのトマトも葉の中に毒性物質を生産し始めるという。植物なりの知能とコミュニケーション能力のようなものを感じさせる。

トマトのエッセンスは肉体の浄化、とくに感染症や病気が慢性化した状態で、体内のバランスを回復させ、感染症と闘う力を強める。内服以外に外用でも用いられる。

トマトのエッセンスの、このような作用を早い時期に指摘したのはペレランドラだが、最近の植物学の研究ではトマトが能動的に、そして植物とは思えない迅速さと強さで昆虫から自分の身を守る力を備えていることがわかってきている。エッセンスには、トマトのこの性質が反映されている。

また「体内のバランスを急速に回復させ、感染症と闘う」という性質を延長すると、慢性的に精神的な「感染症」(外部から侵略されてそれに打ち勝てない状態)に悩んでいる人に対して、感情の免疫機能を高め、バランスをとり戻させる作用が考えられる。

精神的な感染症というのは、何か外部のものにとりつかれたように、本人の思考や感情が乗っとられるような状態。この点では、ガーリックやマウンテンペニロイヤルのエッセンスと比較できる。

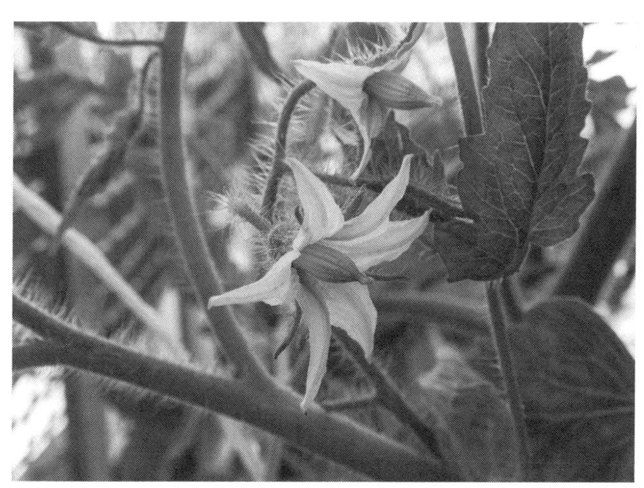

トマト

トランペットヴァイン　ノウゼンカズラ科 ノウゼンカズラ属

FES　トランペットヴァイン　*Campsis x tagliabuana*（赤オレンジ）
日本で見られる近縁種　ノウゼンカズラ　*Campsis grandiflora*（栽培）

FESのトランペットヴァインは、アメリカンノウゼンカズラとノウゼンカズラの交雑種。属名はギリシャ語で「カーブした」。種小名は19世紀イタリアの園芸家リンネオとタグリアブエにちなむ。英語では、この種も、ノウゼンカズラ、アメリカノウゼンカズラも、全部まとめてトランペットヴァインまたはトランペットクリーパーと呼ぶ。

多年草のつる植物で、耐寒性、落葉性。日あたりを好み、丈夫でよく育つ。茎は木質のつるになる。つたのような呼吸根（気根）で木や壁などに吸いつき、どんどんはい上がる。長さは5～10メートル。深い緑でつやのある葉は細い卵形で、縁にぎざぎざがある。

枝の先のほうに6～12個の花がまとまってつく。トランペット型の大きな花で、もとの部分は融合して先が5つに分かれる。色はオレンジから赤。花期の6月から9月には､大量の赤オレンジの花をみっしりと､これでもかというぐらいに咲かせる。

蜜をたくさん作り、蜂や蝶、鳥を集める。カリフォルニアではハチドリがよくこの赤く目立つ花を好んでやってくる。

FESが用いているトランペットヴァインは交雑種なので歴史が短いが、その親にあたるノウゼンカズラは、薬草として血液の浄化や、生理不順など女性の症状に使われてきた。漢方でも花や樹皮を利尿や生理の滞りをとるのに使う。

エッセンスとしての象徴性は、トランペットのような花の形、そして1チャクラ、2チャクラとのつながりを感じさせる鮮やかな赤オレンジ色によく表れている。

トランペットヴァインのエッセンスが助けになるのは、言葉を使った自己表現に、生き生きとしたエネルギーが欠けている人。話し方が平板で単調だったり、声に力がない。声に感情がこもらず、聞く人を動かす力がない。

あるいは人前で話すことが恥ずかしかったり、自分の声に不安があって、しゃべり方が萎縮したり、声が小さい。どもりなどの言語障害がある場合もある。

あるいは相手にどう思われるかを気にしてしまい、はっきりと自分の主張や意見を口にすることができない。

このような場合にトランペットヴァインのエッセンスは、1チャクラの肉体的な生命力と2チャクラの自己感情のエネルギーの流れを強め、それをのどの5チャクラに届かせて、声とつなげるのを助ける。それによって、より地面に近く低い場所から、グラウンディングされた形で声を使うことができるようになる。

また声に自分の気持ちを吹き込んだり、話したいことを言葉にする勇気を与えてくれる。このエッセンスの助けを借りて繰り返しチャレンジしていくことで、言うべきことを言わずにすませてしまったり、自分の感情と切り離して声や言葉を使う傾向を修正し、実感のある形で話すことができるようになっていく。

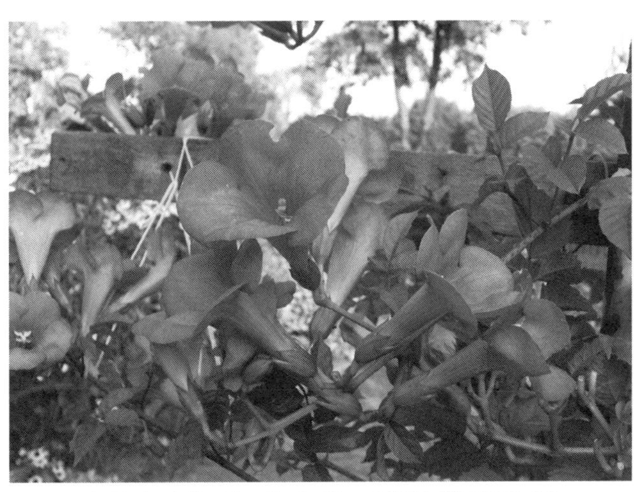

トランペットヴァイン　Photo: Manu ©2011/CC BY-SA 2.0

トリリウム ユリ科 エンレイソウ属

FES　**トリリウム**　*Trillium chloropetalum*（赤紫）
GHF　**トリリウム**　*Trillium erectum*（赤紫）
日本で見られる近縁種　エンレイソウ　*Trillium smallii*（緑）
オオバナノエンレイソウ　*Trillium camschatcense*（白）
ミヤマエンレイソウ　*Trillium tschonoskii*（白）

属名はラテン語で「3つからなる」。この属の仲間はいずれもトリリウムと呼ばれる。FESのトリリウムは種小名「緑の花弁」。英語ではジャイアント・トリリウム、コモン（普通の）トリリウムと呼ばれる。属名のエンレイソウは「年齢を延ばす草」で、根は古くから胃腸の薬とされる。

カリフォルニア沿岸、シエラネヴァダの麓の森などに生える多年草で、森の日陰のやや湿った場所を好む。根茎が十分に育ち、花が咲くまでに数年かかる。高さは60センチまで。太く短い根茎から長い茎が1本出て、その先に大きめの葉が3枚つく。その3枚の真ん中に1個の花がつく。

花期は2月から4月。花の色は赤紫が多いが、白や緑もある。花被片は内側3枚、外側3枚で内側は花びら、外側は萼のように見える。全体的に大胆な大ざっぱな感じの大きく厚い葉が3枚出て、その中心に濃い赤紫の花が咲き、自分をしっかり主張する印象。緑や白ではそこまででもないが、赤紫の花は存在感が強い。

トリリウムのエッセンスは、個人の欲望や野心と、社会に対する貢献のバランスに関係する。このエッセンスが助けになるのは、自分の個人的な欲求やニーズを満たすことにばかり目が向く人。この世的な尺度でしかものごとを見ないので、自己の価値も他人の価値も物質的な基準でしか計れない。たくさんのお金や権力、所有物を手にすることが人生の目的になっていて、強欲に見えることもある。

経済的に貧しい場合には、「お金やステータスさえ手に入れば幸せになれる」と信じ、心の幸せに目を向けることができない。

これは表面的な人格が、魂のもっている利他的な性質や精神的な力から切り離されている状態だ。そしてそのために心の奥に非常な無力感があるが、それを社会的な地位や物質的な持ち物を手に入れることで克服しようとしている。

このような状態にある場合に、トリリウムは物質主義的な視点の壁に穴を開け、その向こうにある、魂にとっての生きることの意味に気づかせる。

このタイプのバランスの乱れは、チャクラで言えば、1チャクラが他のすべてのチャクラを圧倒して抑えている状態。トリリウムのエッセンスは、過剰に強過ぎる1チャクラをバランスさせて、本能的な欲求にのみ支配された自分のあり方には、何かが足りないと気づかせる。

1チャクラは人間の生存本能を司り、非常に重要なチャクラなのだが、他のチャクラが未発達で、このチャクラだけが偏って強いと、他のすべてを無視して物質と肉体レベルの自分のニーズだけを追求するようになる。1チャクラはバランスされれば、高いチャクラの精神的エネルギーを大地にグラウンディングさせる土台として機能する。そのためにはもちろん、それ以外のチャクラを発達・成長させることが必要だ。

トリリウムは、無意識のうちに人が抱えている生存レベルの不安に意識の光を当てる。また人格が防衛のために作り出した心の壁に穴を開け、魂の本質である「他の人々の役に立ちたい、他の人々を助けたい」という欲求が引き出されるための空間を作る。

その促しに従って自己中心的な欲望を抑え、困っている人に手を貸したり、奉仕活動に参加するとき、それまでにない満足感と安心感を感じることができる。その経験は、自分の生き方を大きく変えるきっかけになる。

GHFのトリリウムは種小名「立ち上がった」。英語では春の訪れを告げる植物として、ウェイクロビン（目覚めたコマドリ）という名で知られる。バースルート（お産の根）、レッド（赤い）トリリウムとも呼ばれる。

アメリカ東部原産の寒さに強い多年草。高さは40センチまで。花は深い赤茶色から赤紫が多いが、黄色や薄緑、白もある。

先住部族はこの根を煎じて、月経不順やお産を促進するのに用いた。

FESのジャイアント・トリリウムの花が大ざっぱな強さを感じさせるのに対して、GHFのレッド・トリリウムの花は、同じ構造で似たような色なのに、上品な感じがある。これは花の内側の花被片が赤い正三角形、外側の花被片が緑の正三角形を描き、きれいに整った六芒星（ろくぼうせい）になっているせいもあるかもしれない。

定義は基本的に同じで、大地と肉体への安定したグラウンディングを助け、同時にオープンで豊かな精神生活のバランスを身につけるのを助ける。

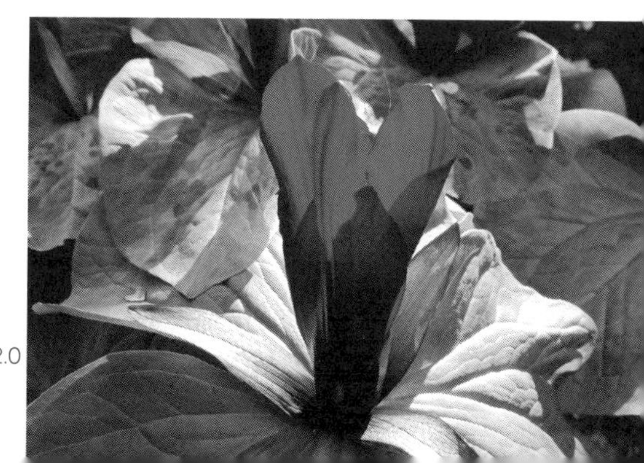

トリリウム
Photo: brewbooks ©2016/CC BY-SA 2.0

ナスターシアム（キンレンカ）　ノウゼンハレン科 ノウゼンハレン属

FES　ナスターシアム　*Tropaeolum majus*（赤オレンジ）
GHF　ナスターシアム　*Tropaeolum majus*（赤オレンジ）
和 名　キンレンカ
日本で見られる近縁種　キンレンカ（ナスタチウム）（同一種、栽培）

属名は「盾のような」、種小名は「大きな」。この属の仲間はすべてナスターシアムと呼ばれる。FES や GHF のナスターシアムはガーデン（庭の）ナスターシアムと呼ばれ、インディアン・クレス、モンクズクレス（坊さんのセリ）の別名もある。ナスタチウムという名前は、もともとオランダガラシ属のクレソンのことを指した。食べたときの味がピリッと辛いことから混同され、現在ではナスターシアムと言うと、逆にクレソンではなくこちらを指すようになった。

南米のアンデス原産の一年草で、15 世紀にヨーロッパに持ち込まれ、現在はハワイ、アジアなどでも野生化している。日当たりのよい湿った場所であれば、土壌が貧しくてもよく育つ。暑さや寒さに弱いが霜には耐えない。

成長が早く、高さは 1 ～ 1.8 メートル。葉は大きな円形、表は緑で裏は白っぽい。中央から放射線状に筋がはいり、形は蓮の葉に似ている。

花期は 5 月から 11 月。花弁は 5 枚。後ろにしっぽのような飛び出た部分があり、ここに蜜が溜まる。色は鮮やかなオレンジ、赤、黄色など、派手で強い暖色系。

花も葉も茎もすべて食べられ、インカでも食用にされていた。ぴりっとした辛味があり、食欲を刺激して消化を助ける。花はビタミン C が非常に豊富。またすべての食用植物の中で最大のルテイン（カロチノイド）を含み、花を酢につけるときれいな赤色になる。

殺菌、抵ウイルス作用があり、インカでは傷の手当てに使われた。

強い赤やオレンジといった花の色や、ぴりりと辛い性質などから、火の元素と火星とのつながりがわかりやすい。

薬草魔術家のロスは「葉には月の性質も感じられる」とつけ加えている。

薬草魔術では肉体のエネルギーを増強するために用いる。

ナスターシアムのエッセンスは、1 チャクラと 2 チャクラを活性化し、肉体に熱を与えて活力を高める。

とくに３チャクラや左脳を使いすぎて、ものごとを頭だけでとらえ、感情や肉体を置き去りにする傾向がある場合に、ナスターシアムは３チャクラを温めてバランスさせ、1､2 のチャクラを刺激して､肉体の活力と感情エネルギーの流れを賦活する。

知性や思考に偏り過ぎて、あるいは実感を伴わない形でものごとを考える傾向がある場合にも、感情にうるおいをもたらす。また自己感情が抑圧され、そのために免疫が低下している場合にも、２チャクラを賦活して免疫の回復を助ける。

ものの見方や人生に対する姿勢、人間関係が乾燥して、感情のうるおいが足りないと感じられるようなときにも役立つ。

タイプに関わらず、状況に応じて誰でも使える汎用できるエッセンス。

最近は食用花としても売られているので、花をお茶にしたり、サラダに入れて食べるなどすると相乗効果も期待できる。

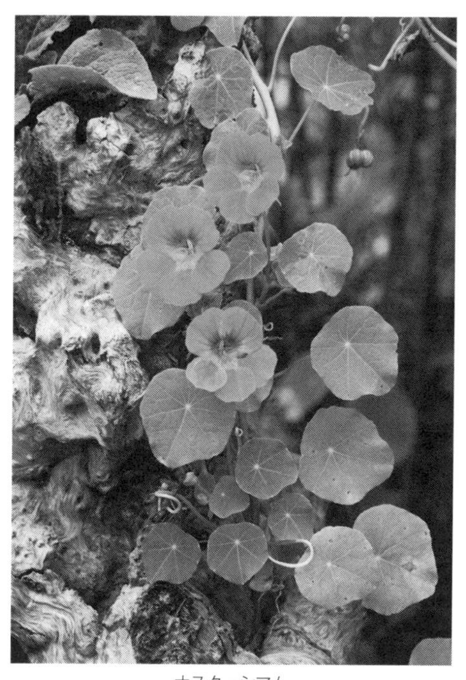

ナスターシアム

ニコシアナ（ハナタバコ） ナス科 タバコ属

FES ニコシアナ *Nicotiana alata*（白）
GHF ニコシアナ *Nicotiana mutabilis*（ピンク）
和名 シュッコンタバコ、ハナタバコ
日本で見られる近縁種 シュッコンタバコ（ハナタバコ）（同一種、栽培）

属名は16世紀にタバコの種子をヨーロッパにもたらしたフランスの外交官ジャン・ニコにちなむ。この属の仲間はすべてニコシアナと呼ばれる。FESのニコシアナは種小名「羽のある」。ジャスミン・タバコ、スイート・タバコとも呼ばれる。

南米原産で現在は観賞用に栽培され、たくさんの変種や交雑種がある。温暖な気候を好み、霜の降りない地方では越冬して低木になる。茎は直立し、細かい毛がある。高さは60～90センチまで。

花期は夏から秋。1つの花の寿命は2日ほどで、次々に開花する。花の先は5つに別れ、もとの部分は融合して細くなっている。午後遅くから花が開き、夕方から夜にかけて甘い香りを漂わせる。

自己播種して同じ場所に増える。種子は光を感知し、発芽には太陽の光が必要。

喫煙用に栽培されているタバコ（N. tabacum）も同じ属で、アンデス高原原産。原産地の中南米では、伝統的に薬草として用いられてきた。麻酔や鎮痛作用の他、意識をトランス状態に導く向精神作用があり、マヤ族は儀式にも用いた。

北米先住部族（ネイティブアメリカン）も神聖な植物とし、「母なるタバコ」と呼ぶ。部族と部族の和平をとり結ぶピースパイプの儀式に用いられ、スピリット（精霊）たちとの交流の際にも贈り物として捧げられる。

ヨーロッパ人がアメリカに来た際、部族の人々は友好のためにピースパイプの儀式に招いた。儀式では神聖な植物であるタバコの葉を、祈りと感謝の気持ちをもって共有する。タバコは神聖な植物であり、メディスンであって、習慣的に喫煙するものではない。タバコを扱うときには、つねに自然への感謝と祈りをもって行う。しかしヨーロッパ人は儀式の精神的な意味を理解せず、タバコを単なる嗜好品として扱い、ニコチンへの肉体的な依存症を発生させた。タバコへの依存症は世界中に広がり、多くの健康上の問題も発生した。タバコ依存が欧米に広がった時期は、産業革命と物質主義が広がった時期でもある。

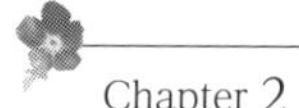

西洋の物質主義では、自然を単なる「物」と見なし、人間がそれを所有して好きなように利用してよいと考える。人間が自然から切り離され、肉体を機械のように扱い始め、自分自身の魂とのつながりを忘れ始めたのと同じ時期に、タバコへの依存が広まった。

タバコは習慣的に喫煙することで血管が収縮し、肺や心臓の機能が低下し、エネルギーレベルではハート（4チャクラ）と1チャクラのつながりを阻害し、ハートの感覚をマヒさせる。

ニコシアナのエッセンスは硬直したハートを緩め、魂の繊細な感覚を回復するのを助ける。またハートチャクラと1チャクラのつながりを回復させ、大地とのつながりの感覚をとり戻すのを助ける。その意味ではこのエッセンスは、現代人がタバコ依存から回復するのを支える優れたレメディである。

またタバコ依存であるないに関わらず、心理的、感情的な防衛のためにハートを閉じ、ハートと1チャクラあるいは大地とのつながりを切り離す人がある。もともと傷つきやすく繊細なハートを持っており、人生や人間関係で経験する感情のすべてを感じることに耐えられない。そのために自分の肉体、とくにハートのまわりを硬直させ、感情をマヒさせることで現実に適応しようとする。これは性格構造論ではリジッド構造に対応する。

このようなタイプに対してもニコシアナは、ハートチャクラと1チャクラのつながりを強め、大地の支えがハートに届くための通路を開く。

ただし防衛的に硬直させたハートを開くには時間がかかる。マヒさせていた繊細な感覚や感情を開くのは、ハートを閉じて感じないようにしていた多くのことを再び感じ始めるということだ。人によっては、それは恐ろしいことにすら感じられる。しかしその恐れを乗り越え、もう一度、自分のハートを開くことにコミットするとき、自分と自分以外の生命とのつながりを経験し始めることができる。すべての生命とのつながりを感じるということが、母なるタバコからの本当の恵みだ。

GHF のニコシアナはブラジル原産。種小名は「変化する」。夏に非常にたくさんの花をつけ、花ははじめ白く、だんだんピンクに染まり、やがてマジェンタに変わる。次々と花が咲くので、白、ピンク、マジェンタの異なる色の花が一緒に咲くのが見られる。こちらは昼に花が開き、ハチドリが受粉を担当するので香りはない。エッセンスとしては、自己の魂と自然との調和と相互関係に基づいて、さらに自己を表現、実現するというニュアンスが加わる。

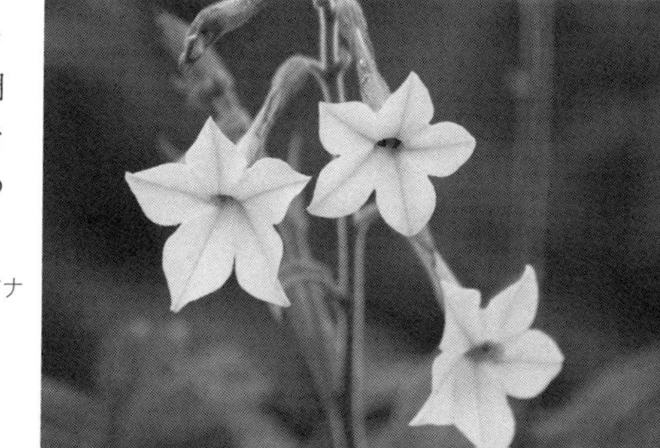
ニコシアナ

パイン、スコッチ
（ヨーロッパアカマツ）

マツ科
マツ属

FES-EE　パイン　*Pinus sylvestris*（雌花は薄い赤、雄花は薄い黄色）
HH　パイン　*Pinus sylvestris*（雌花は薄い赤、雄花は薄い黄色）
和名　ヨーロッパアカマツ
日本で見られる近縁種　アカマツ　Pinus densiflora

マツ属の木は英語ですべてパインと呼ばれる。属名はラテン語で「マツ」。バックが用いたヨーロッパアカマツは英語でスコッチ（スコットランドの）パインと呼ばれる。種小名は「森の」。ユーラシア原産で、北ヨーロッパに自生する唯一のパイン。砂質の土壌、岩場、ピート土壌の湿原、森の縁などの貧しい土壌に生える。肥沃な土壌ではトウヒなどに競争で負ける。イギリスでは開発や伐採で絶滅し、現在はスコットランドにしか自生していない。

常緑の針葉樹で高さは35mまでになる。平均寿命は150～300歳だが、700歳を越す個体も知られている。 幹は長くまっすぐに伸び、上のほうに丸く巨大な樹冠を形成する。幹の上のほうは樹皮が特徴的なオレンジ赤色になる。根はまっすぐに下に伸びる。針状の葉は粉を吹いた青緑色で、冬には暗い緑や黄緑になる。葉の寿命は温帯では２～４年、亜寒帯では最長９年と長い。

雌花と雄花が別々に咲く風媒花。緑黄色の小さな雄花は春に大量の花粉を飛ばしてからすぐに落ちる。雌花は赤い小さなパイナップルのようで、熟すと大きく育ち、松ぼっくりになる。松ぼっくりのうろこには羽のある種子が隠れ、春になると飛ぶ。受粉してから種が飛ぶまでに２年かかる。

アルケミーの伝統では土星が司る樹木とされる。風で受粉し、種子が風に運ばれることから、風の元素との関係も感じられる。

古代ギリシャではパインはディオニューソスの神聖な木とされ、また牧神パーンもしばしばパインの冠をかぶった姿で描かれる。

薬草魔術では、パインの葉を床にまけば邪悪なものを追い払うとし、また葉を燃やして空間を浄化する。呪いをかけられた際に、それを送り返す儀式でも松の葉を燃やす。

伝承研究家のテッド・アンドリュースによれば「パインの精は古代のスピリットで、ネガティヴさを遠ざけ、感情を癒してバランスさせる力がある。海岸沿いに生えるパインには、水のスピリットやスプライトが集まる」という。

バックはパインをは「落胆または絶望」へのレメディに分類している。「自分自身を責める人たちに。このタイプは、自分が成功しているときでも、もっとうまくやれたはずだと感じ、自分の努力や成果に決して満足を感じない。一生懸命働き、失敗を自分のせいにし、そのために非常に悩む。他の人の責任である失敗でも、自分のせいだと主張する」。

パインのタイプの人のもっとも目立つ特徴は罪悪感。罪悪感というのは、現在の現実に対して湧く感情ではなく、つねに過去に向いている。罪悪感の強い人は、過去から持ち続けてきた思いを現在の自分に投影し、心の中で自分自身を責める。自分が過去にしたこと、あるいはしなかったことについて、罪の感情を感じ続けることでつぐなおうとしている。

しかしこのタイプが抱いている罪悪感は、その大部分が本人のせいではないものだ。このタイプは多く、子どもにまったく責任のないことについて子どもを責めたり、子どもを冷たく厳しく扱いながら、それを子ども自身のせいにするような親に育てられた。あるいは機能不全の家族の中で、親や年下の兄弟姉妹の面倒を見る責任を負わされて育った。

パインのタイプは、過去に親や、教師や、まわりの人間から植えつけられた罪悪感が、自己に対する視点をゆがめており、何をどうしても自分は決して十分ではないと感じる。自分のものではない問題でいつも謝ったり、自分が迷惑をかけられてもそれは自分のせいだと思う。褒められてもそれを受け入れることができない。
何かよいことがあると、自分はそれに値しないと思い、自分だけがそれを受けとることを申し訳なく思う。

このようなタイプに対してパインのエッセンスは、現在から過去までを包む長い視野をもって自分を見つめるよう促し、そのための空間を与えてくれる。自分が感じている罪悪感や自責の念がどこから来ているかを、時間をさかのぼって解き、それがどれほど自分のエネルギーを奪い、縛りつけ、今、現在における自分という魂の可能性を狭めているかを見ることで、このタイプは自分にはめられた枷(かせ)を外す勇気を持つことができる。

それによって、自由に自分の人生と向かい合っていくことが可能になり、またこのタイプの持つ非常な責任感や気配りといった質を、ポジティブな形で表現できるようになる。

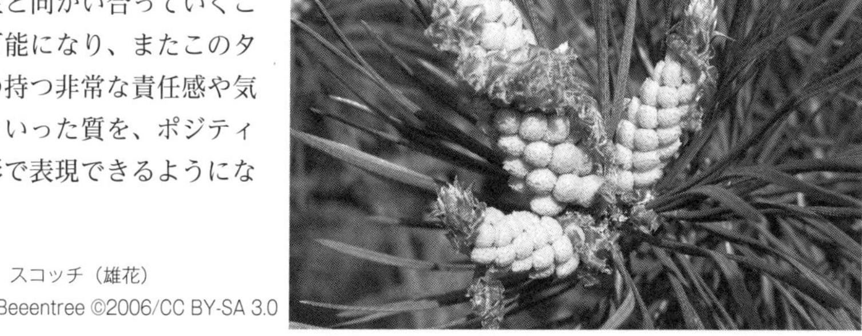

パイン、スコッチ（雄花）
Photo: Beeentree ©2006/CC BY-SA 3.0

パイン、ストローブ
(ストローブマツ)

マツ科
マツ属

GHF　パイン　*Pinus strobus*（雌花は薄い赤、雄花は薄いクリーム色）
和 名　ストローブマツ
日本で見られる近縁種　アカマツ　*Pinus densiflora*

パインの全体的な説明は「パイン（ヨーロッパアカマツ）」の項を参照。

植物はシダ植物から裸子植物、そして被子植物と進化してきた。ほとんどのフラワーエッセンスは花の咲く被子植物から作られるが、マツ科は裸子植物で、非常に古くから存在している。この植物としての古さは、マツ科や他の裸子植物たちのアーキタイプにも関係しているが、この点は一般的なフラワーエッセンスの定義にはあまり反映されていないので、将来的にもっと研究されててよい領域と思われる。

GHF のパインは種小名「樹脂を出す」。英語ではストローブパイン、ホワイトパインと呼ばれる。アメリカ東部原産の大型のマツで、高さ 70 メートルまでになる。寒さに強く、亜寒帯から温帯の砂の多い湿った土壌を好む。
がっしりとした幹が高く真っすぐに伸びる。アメリカの混合林ではもっとも背の高い木で、たくさんの鳥やリスなど小型の動物に住みかと食糧を与える。
イロコイ連邦の５部族はモホークの偉大なピース・メイカー（和平をとりもつ人）、デガナウィダにちなみ、この木を平和の象徴としている。
ストローブパインはかつてアメリカ大陸北部のほぼ全体を覆っていた。
種子（マツの実）は甘味があり、栄養価が高い。幹の外皮の下の柔らかい部分は食用になり、先住部族はこれを加工して澱粉の代用にした。葉はビタミンＣを多く含み、ハーブティーとして用いられる。樹液や樹脂には高い抗菌性があり、傷の手当てに用いて化膿（かのう）を防いだ。

エッセンスの基本的な定義はスコッチパインと共通する。
つねに自分で自分を責めたり罪悪感を感じつづけ、自己の内面の空間を居心地の悪いものにしている人に対して、自分に対するとげとげしい批判をたわめ、内面の空間に穏やかさをもたらす。自分を受け入れ、愛することのできる優しい空間を自己の内面に作り出すのを助ける。

とくに頭頂の7チャクラに働きかけて、高い世界の視点や導きを受けとり、自分自身についてのより大きな視点を得るのを助ける。

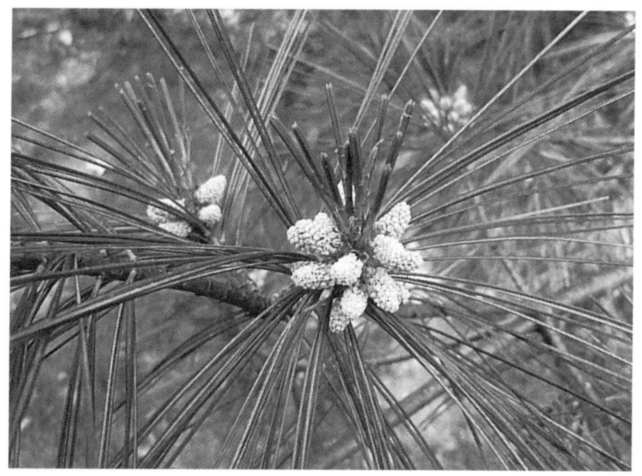

パイン、ストローブ（雄花）　Photo: DigbyDalton ©2016/CC BY-SA 4.0

ハイビスカス アオイ科 フヨウ属

FES　**ハイビスカス**　*Hibiscus moscheutos*（赤）
和名　アメリカフヨウ
FES　**ハイビスカス（2015年以前）**　*Hibiscus rosa-sinensis*（赤）
和名　ブッソウゲ
GHF　**ハイビスカス**　*Hibiscus rosa-sinensis*（赤、白）
和名　ブッソウゲ
LE　**ハイビスカス**　*Hibiscus rosa-sinensis*（赤）（日本）
日本で見られる近縁種　ブッソウゲ

FESのハイビスカスのエッセンスは2015年までブッソウゲ、それ以降はアメリカフヨウで作られているが、定義は同一とされる。この経緯については植物の種とエッセンスの定義について考える際に興味深いものだが、その点についてのより詳しい説明は本書の電子書籍版「ハイビスカス」の項を参照。

ハイビスカス（ブッソウゲ）の属名はギリシャ語で「ウスベニタチアオイ」。種小名は「中国のバラ」。英語ではハワイアン・ハイビスカスとも呼ばれ、もっとも一般的なハイビスカス。日本ではブッソウゲ、沖縄ではアカバナとも呼ぶ。

アジアの熱帯が原産。常緑の低木で高さ2～5メートル。幹はまっすぐで緑色、盛んに枝分かれして隙間が多く、空間への広がり感がある。根は主根があり、根元から枝分かれする。丸い葉はつやがあり、縁にはぎざぎざがある。

熱帯や亜熱帯の環境では1年中、花をたくさんつける。花は枝先に1つずつ咲き、トランペット型で花弁は5枚。おしべは筒状に合体して長く伸び、先にオレンジ色の葯がつく。鮮やかな赤色の大きくあでやかな花はとても目を惹く。

花は食用になる。乾かした花をお茶にする地域も多く、中近東では万能のハーブティーとして飲まれている。インドではカーリ女神やドゥルガ女神の花とされる。

現在のFESのハイビスカスが作られているのはアメリカフヨウ。英語ではローズマロウと呼ばれ、アメリカ東部の湿地、池や川べりに自生する。フヨウ属の中では寒さに強い多年草で、大きな群れを形成する。高さは50～160センチ。

7月から9月に直径30センチ近い大きな花をつける。薄く大きな花弁が重なりあって、花の顔は全体として浅い皿状に見える。ハイビスカス（ブッソウゲ）が持っている情熱的でセクシャルな雰囲気はアメリカフヨウにはない。情熱というよりはじんわり温めるという感じ。

LEでも屋久島のハイビスカス（ブッソウゲ）からエッセンスを作っている。ハワイのハイビスカスに比べて花が小さく、少しフリルが入っている。ハイビスカスを優しく大人しめにしたような風情がある。

ハイビスカスは女性の性とセクシャリティの全体性の回復をテーマとする。このエッセンスが役立つのは、自分の女性としてのセクシャリティに実感のあるつながりが感じられず、温かな愛情と性的経験を結びつけることができない場合。その背後には、女性であるためにセクシャルハラスメントにさらされたり、搾取されたり、虐待された経験がある。

搾取や虐待は、文字どおりの性的虐待の場合もある。しかしより多いのは、女性に対する、社会と文化による慢性的な搾取やセクシャルハラスメントだ。慢性的なセクシャルハラスメントは心理的、エネルギー的に虐待と同じ作用を持つ。

日本も含めた男性優位の社会では、女性の体は性的な対象物として扱われる。テレビや雑誌、インターネットも、女性のセクシャリティを消費する表現であふれている。その中で育った女性たちは子どもの頃から、女性のセクシャリティが売り物として扱われるのを見て育つ。時には自分自身そのような対象にされる。

しかしいやだと感じたり、不快に思ったりしても、まわりの誰もそれについて何もしようとしない。自己の深いレベルではそれがおかしいと気づき、苦痛や傷つきを感じているが、無意識の中に抑圧されて感覚はマヒさせられる。セクシャリティはハートから切り離され、温かな感情と性的経験を結びつけることができなくなる。セックスは冷たく、反応性のないものになる。あるいは性的経験を恐れたり、苦痛に感じたりするようになる。

ハイビスカスのエッセンスは、無意識の中に吸収された傷つき、痛みや恐れを浄化する。そして魂が持っている自己の全体性の感覚を強め、女性としての自己が癒えるための内的な空間を作り出し、自分が経験してきた直接的・間接的な性的搾取や虐待を意識化して手放すことを可能にする。ハイビスカスとの深いとり組みは、女性としての肉体とセクシャリティを含めた自己の全体性の回復を助ける。

なお FES ではこれを基本的に女性のためのレメディとしているが、GHF では、性別に関わらず過去の性的虐待のトラウマからの回復を助けるレメディとしている。

GHF では赤いハイビスカスと白いハイビスカスの 2 種類からそれぞれエッセンスを作っており、基本的な定義は同じで、白花のほうが、より自己の人間としての全体性を強調するニュアンスになっている。

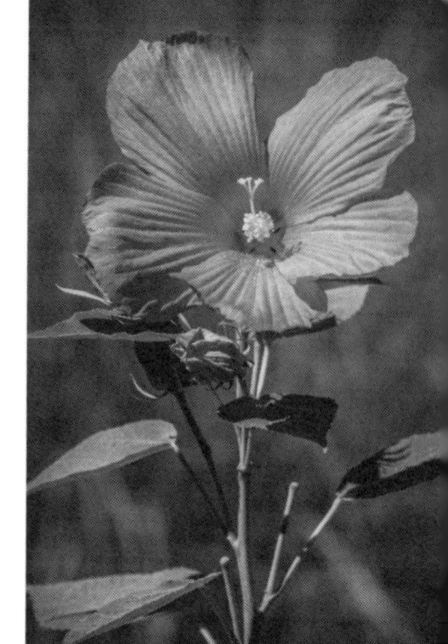

ハイビスカス（アメリカフヨウ）

ハウンズタング　ムラサキ科 オオルリソウ属

FES　ハウンズタング　*Adelinia grande*（旧名　*Cynoglossum grande*）（青）
日本で見られる近縁種　シナワスレナグサ　*Cynoglossum amabile*

以前はオオルリソウ属に分類されていたが、2019年にアデリニア属として分けられ、1属1種となった。このため、オオルリソウ属のハウンズタング（C. officinale）とは別の属になり、区別のために現在はパシフィック（大西洋岸の）ハウンズタングと呼ばれる。旧属名はラテン語で「犬の舌」、ハウンズタングも英語で「犬の舌」。葉の形が犬の舌に似ているということから。新しい属名は命名者の娘の名にちなむ。種小名は「大きな」。

アメリカ西海岸原産の多年草で、森の日陰やシャパラルに自生する。カロコルトゥスの仲間（Calochortus luteus や Calochortus amabilis）と一緒に生えていることが多い。まっすぐに主根を下ろし、そこからすらりとした茎を伸ばす。葉は根元から出て、長い犬の舌のような形になる。この長い葉を出した状態で越冬する。

花期は春から夏で、花弁は5枚。色は明るい青から深い青で、真ん中に白い小さな輪が盛り上がっている。花の顔だちは、形も色もフォーゲットミーノットによく似ている。実にはかぎ針のような毛があって、動物にくっついて移動する。

薬草としては炎症を抑える作用があり、アメリカ先住部族は根をすり下ろして火傷や傷の手当てに用いる。

本家のハウンズタング（C. officinale）については、ロスは水星の植物、カニンガムは火星の植物としている。中世には、靴の中に入れておくと犬に吠えられないという伝承があった。

ハウンズタングのエッセンスが助けになるのは、人生や世界を物質的な、あるいは世俗的な視点からしか見られない人。自然や人間を知的な理解だけで把握しようとしており、そのために非常に狭い世界に生きている。

過去200年、自然を物質として扱うことで科学は大きく発展した。しかし現代では、物質主義的な視点だけで世界や人間を理解しようとする態度が行き過ぎ、魂の存在さえ、単なる宗教や哲学の概念とみなされるようになっている。それが、人間は肉体だけからなるもので、心や感情、精神活動も脳で発生し、肉体が死ねばそれらもすべて存在しなくなると信じ込むことにつながっている。

ハウンズタングは、そのような状態に陥っている人が、より柔軟で明晰な視野から世界を見ることを助ける。

あらゆるものを自分の頭で理解できるように切り刻むのではなく、世界をより全体的な形で受けとめようと努めるとき、物質世界の中を流れる、あるいはその背後にある、より大きな何かに気づき始めることが可能になる。それは、より全体的な形で自然や人間を見、生命への畏敬を回復させるための最初のステップになる。

ハウンズタングのエッセンスは、物質的な視点と精神的な視点を統合することを助ける。

また反対に、物質的な現実を無視し、頭で考えることを軽視し、すべてを自分の感情やフィーリングだけで決めようとする人もある。そのような人に対してハウンズタングは、知性の力を刺激し、より明晰で具体的にものごとを考えることを助ける。

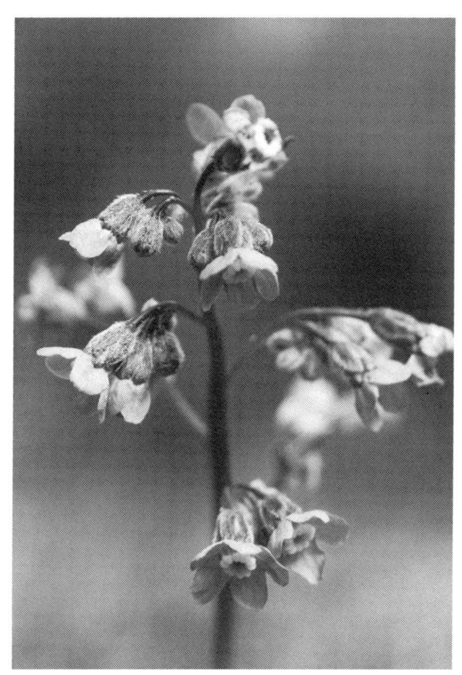

ハウンズタング　Photo: Franco Folini ©2010/CC BY-SA 2.0

バジル（メボウキ） シソ科 メボウキ属

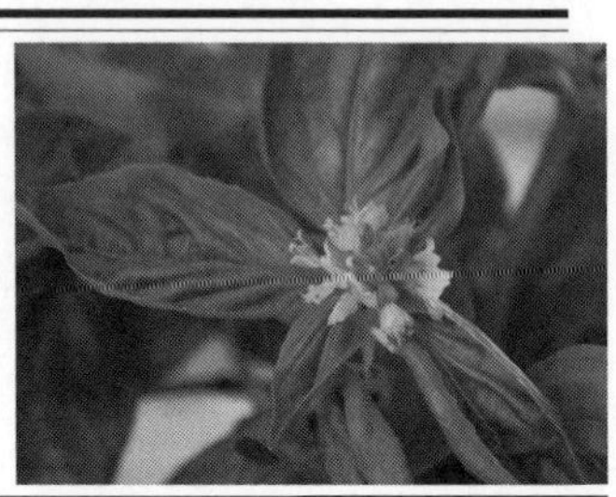

FES　バジル　*Ocimum basilicum*（白）
和名　メボウキ

属名はギリシャ語で「香りのよい」。種小名はギリシャ語の「王様」から。ギリシャで王族の香水を作るのに用いられたとされる。セントジョセフスワート（聖ヨセフの草）、ウィッチズハーブ（魔女の薬草）といった別名もある。

イラン、インドから熱帯アジアの原産。タイバジルやレモンバジル、ホーリーバジルなど、いろいろな栽培品種があり、精油成分や香りも異なる。

FESのバジルはオーソドックスな地中海系のバジル。強い日差しと暑く乾いた気候を好む。温かい地域では多年草だが、寒さに弱く、霜が降りる地域では越冬できず、一年草として扱われる。高さは1メートルまで。太いまっすぐな主根を地面に伸ばす。茎はしなやかで、盛んに枝分かれする。丸い葉はあざやかな緑色で、表面はつるっとしている。食欲をそそる独特のいい香りがする。

花期は夏。すらりと伸びた茎の上のほうに小さな花が何段にも重なってつき、全体が先のとがった穂のようになる。花は下から順に咲く。花は非常に小さいが、シソ科の花らしい上唇と下唇があって、雄しべと雌しべが目立つ形で突き出ている。色は白のほか薄紫やピンクもある。虫媒花。

花が終わると葉がつかなくなり、茎は木質化して、精油分をあまり作らなくなって香りがなくなる。

ギリシャからインドまでの広い範囲で、神聖な植物としての伝承がある。古代エジプトやギリシャでは、バジルは死者のために天国の扉を開くとされた。

インドではホーリー（神聖な）バジルはクリシュナ神やヴィシュヌ神に捧げる薬草。また死にかけている者の口にホーリーバジルの葉を置くと、無事に神のもとにつけるという伝承がある。

中世のヨーロッパでも、死者の手にバジルの枝をおくと、地下の国での安全な旅路を保証するという伝承があった。ギリシャ正教では聖水をまくのに枝を使う。ブルガリアやルーマニアなど東ヨーロッパの正教では、聖水にバジルの葉をつけ、教会の聖壇にも鉢が置かれる。

和名のメボウキは、漢方で目の汚れをとる薬として使われたことから。種子を水に浸けるとふくらみ、ゼリー状になるので、これで目を洗う。

精油には抗カビ、抗細菌作用、炎症やけいれんを抑える作用がある。薬草としては消化促進、吐き気止めに効果がある。

カルペパーはバジルを「火星とさそり座が支配する植物で、サソリのように激しい性質」「金星の影響を中和あるいは緩和し、スズメバチなど有毒な生き物に噛まれたり、刺されたりした箇所に当てると中和する」とした。

薬草魔術では、新鮮なバジルの香りは二人の間の気持ちのつながりを高めるとし、そこから恋人同士の仲をとりもったり、愛をつなぎとめるまじないに使われる。恋のまじない用のインセンスにも用いる。

またバジルのあるところ邪悪なものは住めないとされ、床にまいたり、エクソシズム用のインセンスを作ったり、風呂に入れて身を清めるのにも使う。伝説の動物で蛇の王であるバジリスクの毒の解毒剤という伝承もある。

バジルのエッセンスにはふたつの角度がある。

FESではこれを、セックスと精神性の統合を助けるエッセンスとしている。この形でバジルのエッセンスが助けになるのは、セックスと精神性は互いに相いれないものだと信じている人。

とりわけ「セックスは秘密のもので、隠されるべきもの」だと感じており、普段の自分から切り離された形の性的刺激を求め、不倫行為や違法の商業的セックスに惹かれる。またポルノや、世間で「変態」と見なされるような、人に言えない行為に惹かれる。

このタイプの中では精神性を求める部分と、秘密で刺激的なセックスを求める部分が分裂し、人格の中に緊張を作り出している。バジルのエッセンスはこの緊張を緩め、社会的に受け入れられないような性的行動や自己破壊的な行動に走ろうとする衝動の圧力を緩める。そしてセックスと精神性を自分の中でつなげるための内的な空間を作り出すのを助ける。

別の角度の定義は、バジルが広い地域、多数の文化で神聖な植物として使用されてきた伝統に目を向けることから汲み出せる。バジルのエッセンスはネガティブな要素を能動的に浄化し、空間や自己のエネルギーフィールドに神聖さをとり戻させる。この働きからは浄化のための汎用レメディとして使うことができる。ミストにして使うのが効果的で、またバジルの精油と組み合わせることで相乗効果が得られる。部屋の浄化などに1度で使いきるのであれば、精油の代わりにミストのボトルに新鮮なバジルの葉を何枚か入れて使うとよい。

バターカップ　キンポウゲ科 キンポウゲ属

FES　バターカップ　*Ranunculus occidentalis*（黄）
GHF　バターカップ　*Ranunculus occidentalis*（黄）
日本で見られる近縁種　ミヤマキンポウゲ　*Ranunculus acris var. nipponicus*
ウマノアシガタ　*Ranunculus japonicus*

属名はラテン語で「小さなカエル」。細かく別れる葉の形がカエルの足のようだということから。この属の仲間はどれもバターカップと呼ばれる。FESとGHFが使っているバターカップはウエスタン（西部の）バターカップ。種小名は「西部の」。

アメリカ西部の開けた草地、山の麓、森や日当たりのいい平らな土地に生える多年草。牧草地に群生しているのもよく見かける。高さは60センチまで。毛のある細い茎がすらりと伸びて、その先に花がつく。葉は深く3つに分れ、さらに細かいぎざぎざがある。

花期は4月から6月。花は5弁で明るい黄色。中心部から光を放つように黄色の雄しべが広がる。何より目立つのは、花びらがバター（油）を塗ったようにつやつやしている。この明るく光を反射する黄色の花には、蜂がたくさん集まる。

プロトアネモニンなど有毒の刺激成分を含み、アリュート族はこの植物の絞り汁を狩りの際に毒として使った。

カリフォルニアのシャスタ族は、この花が咲く時期にサケ漁をするのが習わし。

種子は食用になり、少し焦げるぐらいまで煎って使う。

バターカップのエッセンスが当てはまる人は、おとなしく控えめで、目立たないタイプ。そのことを本人も感じており、自分はぱっとしない、つまらないと感じたり、自分の存在価値に自信が持てない。

このようなタイプにバターカップは、すべての人には、その内側から発せられる光があることに気づかせる。そして自分の内にもこの光があり、それはほかのどんな人の光とも違うし、世間の基準で自分をはかったり、他人に認めてもらうことにこだわらなくてもいいと教えてくれる。

魂には魂のレベルの個性があり、またそれぞれの活動の周期がある。ある魂は、この人生で人前に出て仕事をする役割に当たっている。別の魂は、この人生では自己の内的な光を静かに蓄えて、穏やかに、つつましく生きる時期にあたっている。バターカップのタイプの人は、おそらくその後者だ。

しかし、だからこそこの人生では、日々の生活のごく普通で目立たない出来事や経験に気づいて、その大切さ、かけがえのなさを認めることができる。そしてこのような人から投げかけられる穏やかな視線、おだやなか光は、それに触れた人に、優しい安らぎと安心感を感じさせる。

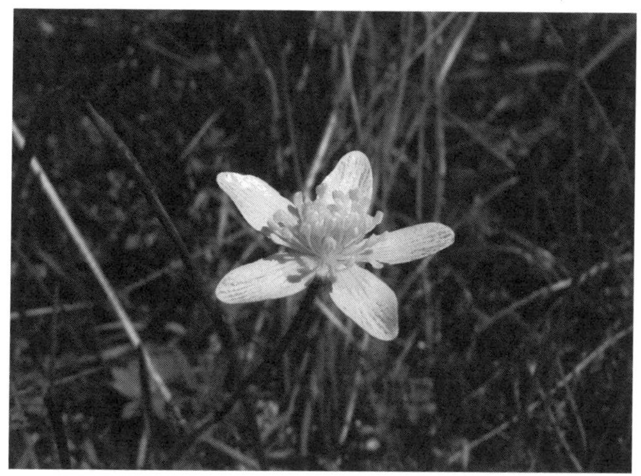

バターカップ　Photo: Walter Siegmund ©2008/CC BY-SA 3.0

ハニーサックル、ゴートリーフ

スイカズラ科
スイカズラ属

FES-EE **ハニーサックル** *Lonicera caprifolium*（濃いピンクとクリーム色）
HH **ハニーサックル** *Lonicera caprifolium*（濃いピンクとクリーム色）
日本で見られる近縁種 ツキヌキニンドウ *Lonicera sempervirens*（ピンク）

属名は植物学者アダム・ロニツェルにちなむ。この属の仲間はすべてハニーサックルと呼ばれる。バックが用いたのは種小名「ヤギの葉」。ゴートリーフ（ヤギの葉の）ハニーサックル、パーフォレイト（葉に穴の空いた）ハニーサックルとも呼ばれる。日本のツキヌキニンドウのように２枚の葉が融合して茎を包み、葉が茎に貫かれているように見えるのが特徴。

ヨーロッパ原産の多年草。温暖な気候を好み、イギリスではほとんど見られない。そのためバックがどこでエッセンスを作ったのかについての議論があり、野生のものではなく、挿し木で育てたものから作ったと推察されている。

丈夫なつる植物。湿った土壌を好む以外、土質や日当たりにはうるさくない。長さは８メートルまで伸び、まわりの木などにからまって上に登る。若い枝はつるつるしているが、年をとった枝はごわごわしてくる。葉は落葉性。

花期は夏、非常に大量の甘く上品な香りの花をつける。夜はさらに香りが強くなり、蛾によって受粉される。花の色は黄色みの強いクリーム色に、メランコリーな感じの濃いめのピンクがかかる。上唇と下唇があり、上唇は４つに分かれ、下唇は１枚で幅が狭く、くるっとカーブしている。

赤いベリーができるが有毒で、下痢などを引き起こすため食べられない。

カルペパーはハニーサックルを水星と蟹座の司る植物で、肺に働きかけるとする。「花から作ったジャムは喘息の最良の治療薬。また女性のお産を楽にし、絞るような腹痛やけいれん、冷えや停滞から来るすべての症状を楽にする」。

漢方でも利尿、解毒、解熱、浄血に用い、冷え性に用いる。

薬草魔術家のロスは、甘い香りの花を大量につけるところから金星の植物とし、カニンガムは木星の植物とする。

薬草魔術では、価値のあるものと偽りのものを見分けるのを助ける。新鮮な花を額にすりつけると、直感力を刺激する。またお金や幸運を引き寄せる力があるとし、花瓶に花をさしておくと幸運を呼ぶ。庭に生えてきたら幸運のしるしという。

ハニーサックルはクレマティスとともに、バックによって「現在の状況に充分な興味がもてない」ことへのレメディに分類されている。「多くの時間を、過去のとても幸せだったとき、失った友人の記憶、あるいは実現しなかった大望などの中で生きている。この先、過去に味わったより幸せなときが来るとは期待していない」。

このタイプの人は、過去の思い出や記憶の中に住んでいる。本人は「昔は幸せだった」と思っているが、実際に幸せだったというよりも、難しかった経験やつらかったこと、場合によってはトラウマ的な経験さえなかったもののようにして、記憶全体がふんわりとしたイメージで包まれている。

本人は自分の感覚を、郷愁や、よかった昔を懐かしむ気持ちと思っている。しかし実際には現在に目を向けたくないために、過去を美化している。その美化は、自分が経験した傷やトラウマ、あるいはこの世界の過酷さを受け入れることができないもろさから来る。人間の世界で現実的な形で生きることが難しく、またそういう生き方を負担に感じて、思い出の中に逃避する。それによってしばしば、この人生で人間として成長していく機会にも背を向ける。

そのようなまゆの中に閉じこもっているような状態に対して、ハニーサックルのエッセンスは、自分を現実から隔てるまゆの中から出て、未来にも幸せな経験がありうるという可能性に自分を開くよう促す。「過去のほうがよかった」という思い込みを、「過去はよかった。そしてだから未来にもいいときがやってくる」という期待へと変容させるのを助ける。それによって、過去から未来への途上にある「今、現在」と向かい合う意志と気力を持つことが可能になる。

ハニーサックルのタイプは、たとえバランスがとれた状態でも、しっかりと肉体に入ってグラウンディングしたり、社会でバリバリ活動するタイプではない。基本的に自我のバウンダリのややあいまいな、ふんわりとした感じは残る。

それはクレマティスも同じで、クレマティスにとっては未来や空想の世界こそが故郷であり、ハニーサックルにとっては過去のよい思い出が故郷であることは変わらない。ただ思い出という故郷とのつながりは保ちつつ、同時に新たな幸せを手にする可能性に目を開き、そのために現実とも向かい合う意志を育てることを、エッセンスは助ける。

性格構造としては、クレマティスがスキツォイド構造と対応するのに対して、ハニーサックルはオーラル構造とよく対応する。

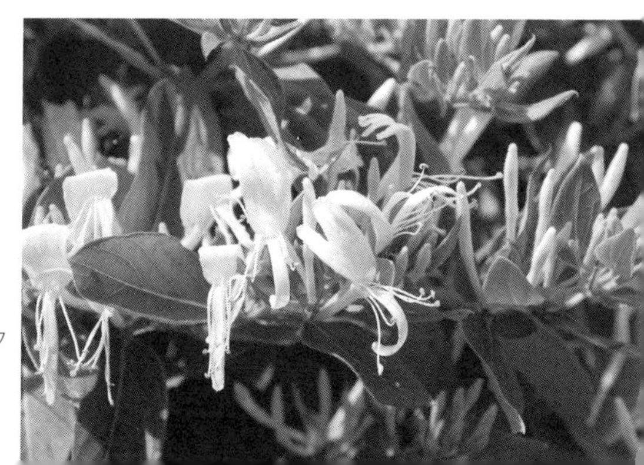
ハニーサックル、ゴートリーフ

ハニーサックル、スワンプ

スイカズラ科
スイカズラ属

GHF　ハニーサックル　*Lonicera oblongifolia*（白・薄黄色）
日本で見られる近縁種　スイカズラ　*Lonicera japonica*
（白から薄黄色またはピンク）

ハニーサックルの全体的な説明は「ハニーサックル、ゴートリーフ」の項を参照。

GHFでは、アメリカ北部からカナダ原産の湿地に生えるハニーサックル（L. oblongifolia）を使っている。
種小名は「長い葉の」。英語名はスワンプ（沼の）ハニーサックル。
沼や湿原、林の中の湿地などに生える低木。つる性ではなく、自分で真っすぐに立つ。幹は根元から枝分かれして高さは1.5メートルまで。葉は長い楕円形で表面に毛がある。
花期は５月から６月。上品な細おもてのクリーム色の花を２つ並んで咲かせる。
バックの使ったゴートリーフ・ハニーサックルとは、全体的なジェスチャーも花の顔だちもかなり異なる。

エッセンスの定義はイングリッシュ・エッセンスのハニーサックルと基本的に重なる。とくに記憶の中から重要な学びや、もっともあまやかな部分だけを残して、それ以外の部分を手放すのを助ける。
そして我々が子どもの頃に経験して、そしていつの間にか思い出さなくなっていた、「自分はつねに神聖なものとつながっている」という感覚をよみがえらせる。
それによって、郷愁や感傷的な気分、いつまでもあとを引く後悔や悲しみなど、人を過去に縛りつけ続ける記憶の中の感覚を、すでに過ぎ去ったものと気づいて手放すことを助ける。
別の表現では、本質的でありながら忘れられていた自己の部分について思い出すことで、人格の防衛としての過去への郷愁や感情な美化を手放し、「今、この現在」に自己を焦点させ直すことを助ける。

同じ属の植物はそのエッセンスとしての性質を共有することが多いが、同時に生育環境、植物としての外形、ジェスチャーや雰囲気が異なる場合には、エッセンスの質にもニュアンスの違いが見られる。ゴートリーフ・ハニーサックルとスワンプハニーサックルのニュアンスの違いはその例。

このような比較理解は、日本で近縁種の花からエッセンスを作る際に、その定義をまとめていくのに役立つ。

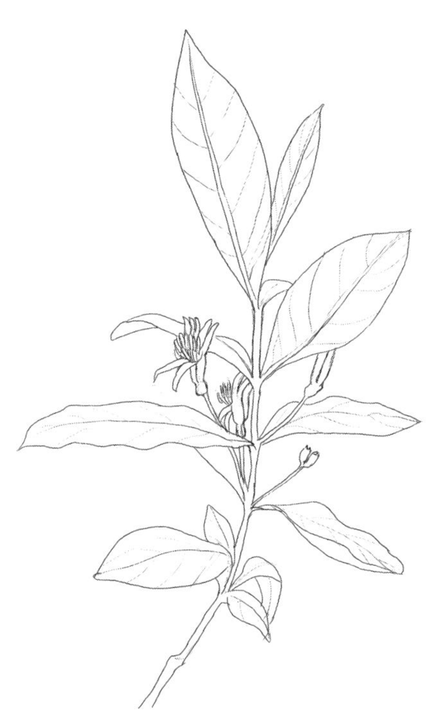

ハニーサックル、スワンプ

ビーチ（ヨーロッパブナ） ブナ科 ブナ属

FES-EE　ビーチ　*Fagus sylvatica*（雌花は薄緑、雄花は薄い黄緑）
HH　ビーチ　*Fagus sylvatica*（雌花は薄緑、雄花は薄い黄緑）
和名　ヨーロッパブナ
日本で見られる近縁種　ブナ　*Fagus crenata*

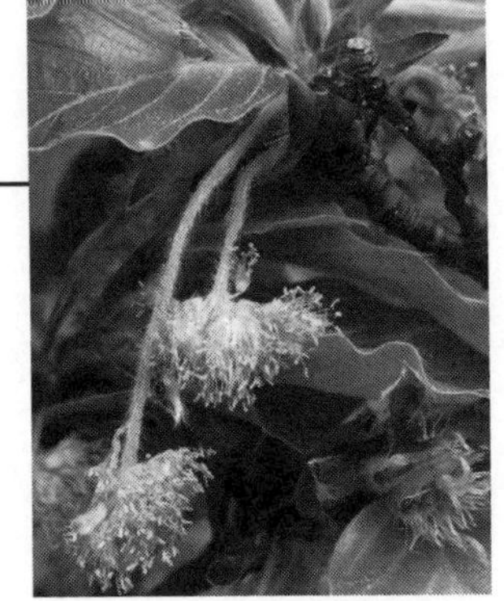

属名はラテン語で「ビーチ（ブナ）」。この属の木はいずれもビーチと呼ばれる。バックのビーチはヨーロピアン・ビーチ、コモン（普通の）ビーチと呼ばれる。種小名は「森の」。

ヨーロッパに広く自生する落葉樹。年間を通じて雨がよく降り、しばしば霧が発生するような湿った気候を好む。ただし水が滞るのは苦手。冬の寒さには強いが、春の霜には弱い。高さは最大50メートルまで。成熟に30年かかり、平均寿命は150～200年。300歳を越えるものもある。

生える環境で姿がかなり変化する。森の中ではまっすぐにぐんぐん伸びて、高さ30メートルを越える。枝は幹の上のほうについて、光を遮る密な樹冠を形成する。開けた場所では背は低めで、幹が太く大きくなる。根は非常に浅く、横に広がる。根には菌類が共生し、土壌から水や栄養をとり入れるのを助ける。

風媒花で虫に頼らないため、花は花弁もなく非常に地味。花期は４月から５月。１本の木に雌花と雄花が近く咲く。雌花は薄緑または薄い赤みがかり、太い花軸の先にわしゃわしゃと咲く。雄花はひょろっとたれさがった軸から薄緑の雄しべがたくさん、ふさっとした感じで下がる。トゲのあるかたい殻に包まれた実ができる。

非常に密生して葉をつけるので、ビーチの多い森は暗くて光が地面に差さず、他の植物が育たない。ビーチ自身は若い頃にはやや日陰の場所を好み、日が当たりすぎると育ちが悪い。芽が出ても乾燥しすぎると枯れる。オークの下などで適度な日陰を与えてもらうと素早く育ち、オークより背が高くなる。いったんビーチのほうが高くなると密な樹冠で上を覆い、オークは光が足りずに枯れてしまう。

英語では「ビーチは他の木の下で育つことができるが、ほかの木はビーチの下では育つことができない」と言う。そばに他の植物が育つことを許さないこの性質は、ビーチのタイプの防衛状態に通じる。オークは積極的に他の生命を支えるので、樹木としてもビーチとオークは対比されることが多い。

カルペパーによればビーチは土星が司る。「葉は冷やして固まらせる性質があり、熱を持った腫れなどによい」とする。土星の植物は自己の限界や境界について学ぶのを助け、何かを固定したり、縛ったり、逆に悪い習慣を手放したりするのを助ける。

伝承研究家のテッド・アンドリュースによれば「ビーチは森の妖精やニンフとコンタクトする入り口を開いてくれる。樹皮をとる許しを与えた人間には、それを使って妖精の世界に入る方法を教える」という。

バックはビーチを「他者の幸せを過剰に心配しすぎる」ことへのレメディに分類している。「このタイプは自分のまわりに、よりいっそうのよきものと美を見ることを必要だと感じる。そして多くのことが間違っているように見えても、自分の中によきものが育っているのを見る力を必要とする。それによってより寛容で、寛大で、それぞれの個人やあらゆるものが、自らの最終的な完璧さに向って働く、異なるやり方を理解することができるように」。

この記述はとても精神的で、ビーチのタイプの高いあり方についての完璧な記述だ。そしてすべての人間、生命が完璧な姿に向かって進化していくという、19 世紀の精神性リヴァイヴァルの理想もよく現している。

ビーチのタイプは細かいことに口うるさいが、バックはそれが防衛だと見抜いていた。防衛状態のビーチは批判的で寛容さを欠く。しかし外的な完璧さを求めるのは、自己の内にあるよい性質に確信が持てないからだ。自己の中にある光、善良さに気づき、それを認めることで、自分自身の不完全さとそれに対する厳しい視点を、他者に投影することを止められる。自分も他の人も、同じ魂の進化の道のりの途中にある。お互いに不完全だが、よりよい自己に向かって歩いているのだと気づけば、他者の細かな欠点や不完全さを見過ごして、むしろよい点を数えることができるようになる。

ビーチのタイプは多くの場合、完璧さを求める親のもとで育っている。何をやっても褒めてもらえず、90 点をとっても 100 点でないことを責められるような環境で育った。その中で、他者を批判して自分の不完全さから目をそらすことを学んだ。ビーチのエッセンスは、大人となった今、そのような防衛から抜け出ることで、この人生をもっと心地よく、幸せに生きられると教えてくれる。

ビーチは環境に対する過敏さを緩和する汎用レメディとしても用いられる。敏感なためにまわりの影響を受けやすく、神経系にゆとりがない。あるいは花粉や騒音など環境の特定の要素に耐性がない、我慢ができないといった場合に、このエッセンスは神経を穏やかに包み、そのストレスをやわらげ、外部からの雑多な刺激に耐える力を与えてくれる。

ファイブフラワー（レスキューレメディ）

FES-EE　ファイブフラワー
HH　レスキューレメディ
含まれている花　インペイシェンス、クレマティス、スターオヴベツレヘム、チェリープラム、ロックローズ

これは５種類のフラワーエッセンスを合わせたフォーミュラ。単なるミックスではなく、５つの花が統合された１つのエッセンスとして扱う。それぞれの花とエッセンスの詳細については、個別の項目を参照。

ここではそれぞれのエッセンスが、フォーミュラの中でどのような働きをしているかをみる。

インペイシェンスは、ここでは忍耐を与えるというのではなく、痛みを鎮めるためのレメディ。バックは「モルヒネでも止められなかった痛みをインペイシェンスで止めることができた」と書いており、このフォーミュラでは、それがインペイシェンスの効果として意図されている。

クレマティスは、意識を失ったり、体から抜け出てしまいそうな状態にあるときに、魂を肉体の中に留まらせる。すでに意識を失っている場合には、その状態から回復するのを助ける。

スターオブベツレヘムはショックとトラウマのレメディで、大地からの白い光で包み、落ち着かせる。

チェリープラムは、自分で自分のコントロールを失いそうな、何をするかわからないと感じるような状態にあるとき、落ち着きを与える。

ロックローズは、生命の危険を感じるような恐怖やパニックを静め、目の前の状況と意識的に向かいあう勇気を与える。

フォーミュラに加えられたひとつひとつエッセンスの性質を見ていくと、バックがこのレメディにどのような働きを意図したのかがよくわかる。

事故やけが、自然災害などの緊急時や、感情的なショックを受けたり、極度のストレス下にある場合に最初に用いるレメディで、パニックや興奮を抑え、気持ちを落ち着かせ、痛みがある場合にはそれを鎮める。意識が肉体から離れてしまうことを防ぎ、トラウマが無意識に固定されてしまうのを防いで、その後の回復がスムー

ズになるよう助ける。

また緊急時や困難な状況で、どのエッセンスを使ったらいいかわからない場合にも、最初にこのレメディを選ぶことができる。人間にも動物にも使える。

意識がない場合にはエッセンスで唇を湿らせるとバックは書いているが、ミストに作ってあると使いやすい。

ファイブフラワー

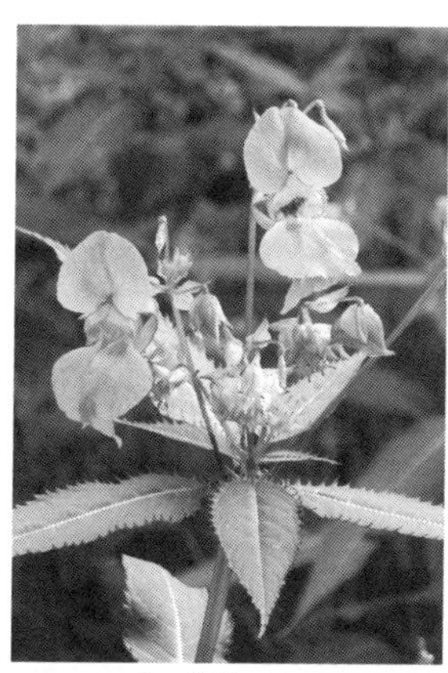
インペイシェンス

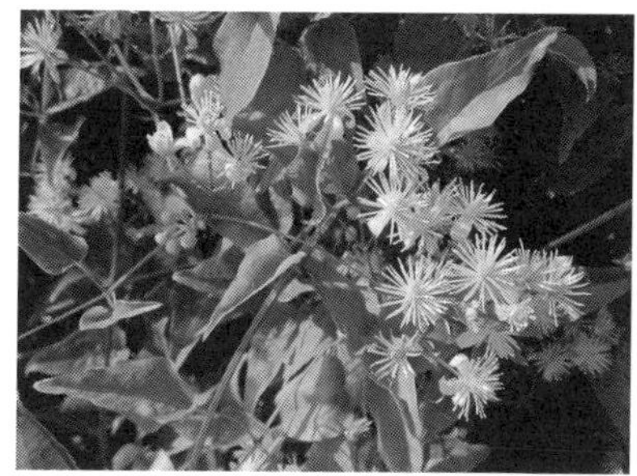
クレマティス

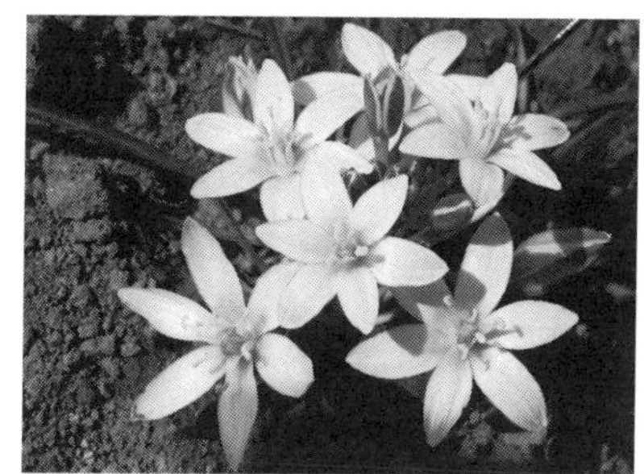
スターオヴベツレヘム

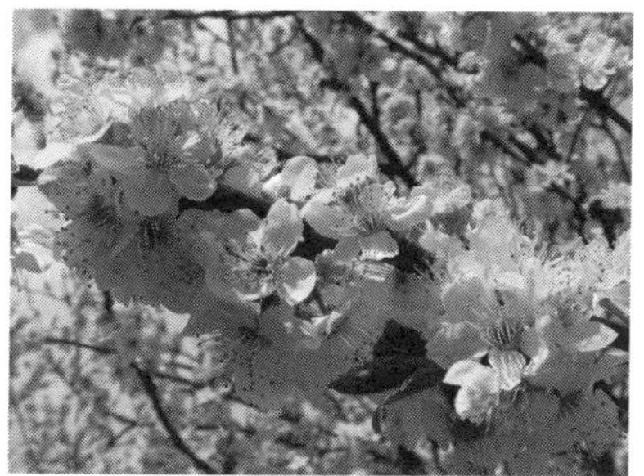
チェリープラム

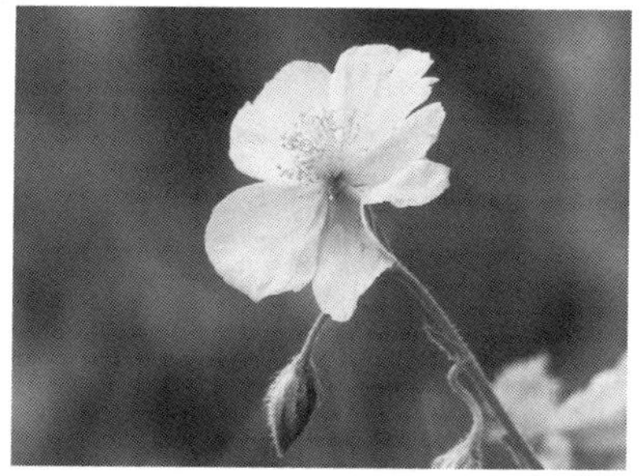
ロックローズ

ファイヤーウィード（ヤナギラン）

アカバナ科
アカバナ属

AFEP　ファイヤーウィード *Chamaenerion angustifolium*（旧名 *Epilobium angustifolium*）（濃いピンク）
FES　ファイヤーウィード *Chamaenerion angustifolium*（旧名 *Epilobium angustifolium*）（濃いピンク）
GHF　ファイヤーウィード *Chamaenerion angustifolium*（旧名 *Epilobium angustifolium*）（濃いピンク）
和 名　ヤナギラン
日本で見られる近縁種　ヤナギラン（同一種、帰化）

属名はギリシャ語で「小型のオレアンダー（セイヨウキョウチクトウ）」。種小名は「葉の細い」。この属の仲間はすべてファイヤーウィード（火の草）またはウイローハーブ（ヤナギの葉をした草）と呼ばれる。

北半球に広く自生する多年草。北アメリカでは針葉樹林の火災のあとに大群落となることで知られる。英語名のファイヤーウィードも、山火事のあとにまっ先に生えて広がることから。

高さは 2.5 メートルまで。茎は赤みがあり 、まっすぐ延びる。葉は細くヤナギのよう。根はたくましい根茎になり、種子以外に根茎でも広がる。

花期は７月から９月。茎の上部にたくさんのピンク紫（マジェンタ）の花がつき、下から上へ咲いていく。花の形は非対称で花弁は４枚。花弁より細いピンクの萼が４枚。

１本のファイヤーウィードが 80,000 個ほどの非常に小さな種子を作る。種子には綿毛があり、風で飛んで広がる。

火事のあとにできる、有機物が燃えてミネラル分の高くなった土壌を好む。山火事で焼けた土地や、伐採で荒らされた土地に真っ先に生え、傷めつけられた大地の回復に重要な植物。

開けた土地と豊富な光がある限り広がり、花を咲かせるが、土壌が安定して他の植物が育ち始めると群落が絶える。平均して５年ほどでピークに達し、他の植物と交代する。

しかし大量の小さな種子は土の中に蓄えられ眠り続ける。そして次にまた山火事が起きたりかく乱が起きて、土地が開けて光が差し込むといっせいに芽吹く。土に蓄えられていた種子の数が多いと、火事のあとに一気に群生し、花期にはあたり一面がピンクに染まって、まさに火から生まれた花の印象を与える。

イギリスでは第二次大戦中、ナチスによる空爆を受けた場所に素早く広がったことから「爆弾の草」とも呼ばれた。

現在は日本でも北海道などで群生して侵入植物と見なされているが、ファイヤーウィードが広がるためには、そもそも土地が伐採や乱開発などで荒らされた状況が先にある。その意味では、自然の摂理を示す植物でもある。

北米やシベリア、アラスカの先住部族は、春先につんで野菜として食べたり、薬草として用いる。若い芽や葉は食用、葉はお茶にする。かたくなった茎をむいて食べることもある。ビタミンCとAが豊富。

ロシアではイヴァン・チャイという名前でハーブティーとして飲まれ、抗炎症作用がある。また湿布にして傷や火傷、凍傷、関節の痛みに用いる。

最初にファイヤーウィードのエッセンスを作ったのはAFEPで、山火事など天災からの激しいショックとトラウマからの回復を助けるエッセンスとして有名なった。その後、FESやGHFでも作られるようになった。

ファイヤーウィードのエッセンスは、大きな災害を経験したあとに、大地とのつながりを回復させ、ショックやトラウマからの癒しのプロセスを支える。当初は山火事など火の災害からの回復を助けるレメディとして用いられたが、それ以外の災害にも適用される。

またファイヤーウィードの持つ大地を再生する力から、自己の肉体に固定された古いエネルギーのパターンを壊し、再生を促して前に進むことを助ける働きもある。大きな困難やチャレンジに立ち向かって燃え尽きてしまったような状態にも、その助けを借りることができ、生命力の回復と、破壊されたものを一から建て直す気力を与える。

FESの定義では、火に関連する技術や戦争の武器による破壊や傷にも適用する。その解釈をさらに広げると、放射能も火傷を起こすことから、その作用は火の元素によるものと解釈できるので、放射能によるダメージにも適用が考えられる。

実際、ファイヤーウィードのエッセンスは、セルフヒールと同じように、エーテルエネルギーを賦活して体の傷の回復を促す作用がある。肉体とエネルギーの両方に働きかけて再生を促す力が強く、多くの領域で使うことのできる重要なエッセンス。

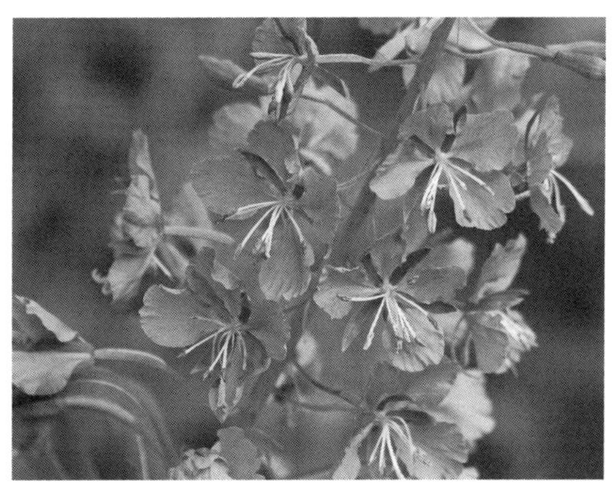
ファイヤーウィード

フェアリーランタン

ユリ科
カロコルタス属

FES　フェアリーランタン　*Calochortus albus*（白）

属名はギリシャ語で「美しい草」。種小名は「白い」。英語名は「妖精のちょうちん」。別名もグローブリリー（真ん丸のゆり）、アラバスター・チューリップ、スノードロップなど可愛らしいものが多い。

カーブした細い茎から、ほんのりピンクの丸い花がぶら下がる姿はとても愛らしい。マリポサリリーやスターチューリップと同属だが、印象もジェスチャーもまったく違う。

フェアリーランタンはカリフォルニアの固有種で、シエラネヴァダの麓を含むカリフォルニア中部から南部に広く自生。山の中腹、森や林の中の草地、沿岸の崖などの半日陰の場所でよく見られる。

環境によって変化が大きく、背丈は20～80センチまで。茎は細く、緩いカーブを描き、その先に丸い花がぶら下がる。根は球根だが、種からのみ増える。

最初は、冬の間に長い葉を1枚だけ出して球根に栄養分を蓄え、十分に栄養が蓄えられると花を咲かせる。花が咲くまでに3、4年かかる。

花期は冬から春。花は1個のことも、たくさんつくこともある。花弁は3枚で楕円形。色はパールホワイトから淡いピンク。萼は3枚で緑や濃いピンク、白もある。花は丸まって下向きにぶら下がり、大きく開くことはない。

花が咲いたあとは、秋に雨が降り始めるまで休眠する。

フェアリーランタンのエッセンスが助けになるのは、子どものようにまわりに頼り、いつも誰かに支えてもらうことを必要とするパターンのある人。大人であっても、ふるまいやしゃべり方、声の質が子どものような印象を与えることも多い。言動が子どもっぽく、「自分は無力なので助けが必要」という印象をまわりに与える。

このタイプは「いつまでも可愛く、子どものままでいて欲しい」と親が望んだために、成長を阻害するような心理的、エネルギー的圧力を受けて育っていることが多い。あるいは子どもっぽくふるまうことで、愛情や欲しいものを与えてもらえることを学び、大人になっても、そのようにふるまい続けている場合もある。

いずれの場合も、大人として自分の人生に向かい合う強さが育っていない。責任を負うことができず、いつも誰かに代わりにやって欲しいと思っている。考え方や人生に対する態度が幼く、手がかかるが、「誰かが何とかしてくれる」という強い思い込みがあり、まわりはそれにのせられ、つい手を貸して助けてしまう。

とくに若い間は、それでなんとかなることも多く、自分を変えようという気持ちはあまりない。むしろ自分が成長して大人になったら、人生に責任を負わなければならない。あるいはそれまで面倒を見てくれた人から見放されてしまうという不安を抱えているので、成長することに対して恐れと抵抗がある。

性格構造論ではオーラル構造と重なる。

フェアリーランタンが当てはまるタイプが、自分からこのエッセンスをとろうと思うことができたとしたら、それはすでに大きな一歩である。

このエッセンスは、子どものような状態で停滞していた感情体が、大人に向けての自然な成長を再開するよう、穏やかな刺激を与えて促してくれる。

また子どもや思春期の若者で、感情面や肉体面での発育が遅れているような場合にも適用される。

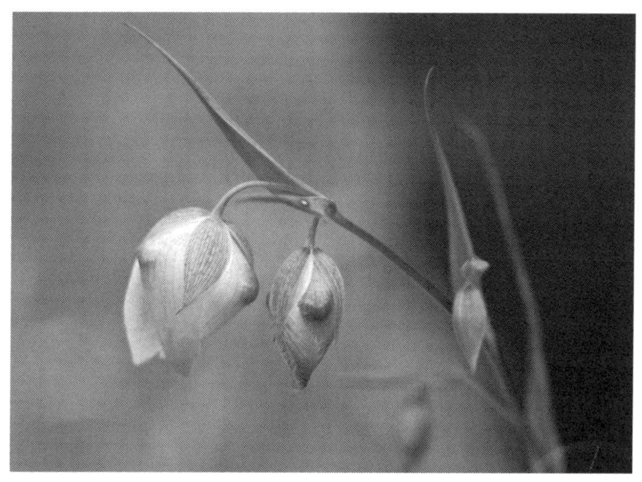

フェアリーランタン　Photo: Elf ©2008/CC BY-SA 4.0

フォーゲットミーノット ムラサキ科 ワスレナグサ属

FES　フォーゲットミーノット　*Myosotis sylvatica*（青）
和 名　エゾムラサキ
日本で見られる近縁種　エゾムラサキ
（同一種、帰化。園芸ではワスレナグサと呼ばれる）
AFEP　フォーゲットミーノット　*Myosotis alpestris*（青）
和 名　ノハラワスレナグサ
日本で見られる近縁種　ノハラワスレナグサ（同一種、園芸）

属名はギリシャ語で「ネズミの耳」。細かい毛のたくさんある葉が、ネズミの耳に似ていることから。この属の仲間はどれもフォーゲットミーノットと呼ばれる。

名前にまつわる有名な伝説は、中世ドイツの騎士がドナウ川の岸辺で、恋人のためにこの花を摘もうとして川に落ちてしまう。騎士は水の中からその花を投げ、「私を忘れないで」という言葉を残したという。なおこの伝説に登場したのは、川や池の縁や湿地に生えるシンワスレナグサ（M. scorpioides）とされる。

FESのフォーゲットミーノット（エゾムラサキ）は種小名「森の」。ヨーロッパ原産で、環境により一年草または二年草。森や岩場などの日当たりと水はけのよい場所に群生する。高さは50センチまで。葉や茎が細かな毛に覆われている。ケイ素やカルシウムが多く、毛は光にあたってきらきらと光る。

花期は春から初夏で、薄青色の小さな花をたくさん咲かせる。花弁は5枚、萼も5枚。中心部に白い星と黄色の小さな目がある。 花のつき方はさそり型花序と呼ばれ、複数のつぼみのついた茎が最初はサソリの尾のようにくるっと巻いており、花が開き始めると順にまいた形がほどけていき、最終的に茎は真っ直ぐになる。

フォーゲットミーノットの青色は、たとえばボラージュの青がハートの明るい意志を感じさせるのに対し、少し切ないような青色。

AFEPのフォーゲットミーノット（ノハラワスレナグサ）は種小名「山の」。アラスカ全土の山の高い所の、開けて日の当たる岩場でよく見られる。アラスカの州の花になっている。

フォーゲットミーノットは、ヨーロッパでは喘息や慢性気管支炎などの呼吸器疾患に効果があるとし、せき止めの薬草として用いる。 漢方では肺は悲しみの感情に対応する臓器だが、フォーゲットミーノットもイエルバサンタも、長く深い憂いや悲しみと関係するエッセンスの植物が、それぞれ呼吸器の症状を癒す薬草であるのは興味深い。

フォーゲットミーノットのエッセンスは、魂のために、こちら側と向こう側の世界の橋渡しをし、向こう側の世界の存在を思い出すことを助ける。家族や大切な友人、動物などが亡くなり、悲しみにくれているとき、大きな助けになる。

現代社会は物質主義的な視点に捕らわれている。「肉体で生きることだけが生きていることだ」という視点に閉じこめられている人にとっては、愛するものが肉体を去ってしまうことは、永遠の離別を意味する。愛するものが去ってしまい、二度と会うことはできないという思いは、悲しみをよけいに深くする。

しかし魂は肉体を手放しても生き続けるし、多くの場合、まだ肉体を持って生きている者のそばに寄り添ったり、向こう側で出迎えてくれる。

魂が肉体の死後も生き続けるということは、古代から続くすべての文化で知られており、今でも伝統的な世界観を受け継いでいる多くの文化や、ヒンズー教や仏教の教えを受け入れている文化では現実の一部だ。

欧米でも19世紀の精神性リヴァイバルの流れを形作った神智学、薔薇十字哲学、フリーメーソンやスピリチュアリズムなどでは、現実として理解されている。とくにスピリチュアリズムは、人間は肉体を手放しても生き続けることを証明するために大きな努力を払ってきた。

魂は、肉体を去っても生き続ける。肉体にとどまっている家族や愛する者のことを思いやり、気遣い続ける。フォーゲットミーノットのエッセンスは、大切な人が去ってしまったことを悲しみ、自分がとり残されてしまったという思いに沈み続けるのではなく、目を上げて「魂は生き続ける」という事実を思い出すように促す。

肉体がなくなっても、大切な人や生き物は存在を続ける。そのことを受け入れ、ハートを開き、耳を傾けるとき、この世界と向こう側の世界を隔てる幻の壁を越えて、大切な人や動物たちの存在を感じ、関わり続けることも可能になる。フォーゲットミーノットのエッセンスは、それを思い出させ、ハートに希望を灯す。

フォーゲットミーノットはまた、子ども時代に親や大切な人を失い、その経験から癒えることができず、いまだに孤独感や、自分は見捨てられたという気持ちに悩む人にも助けになる。途中で断ち切られた大切なものとのつながりを、もう一度、呼び覚まし感じることで、それを安らかに手放して前に進むことを可能にする。

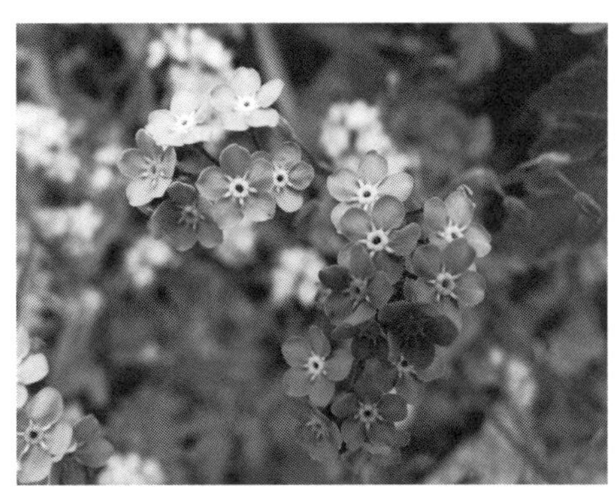
フォーゲットミーノット

フォーンリリー　ユリ科 カタクリ属

FES　**フォーンリリー**　*Erythronium purpurascens*
（薄いピンク紫に黄色い中心部）
日本で見られる近縁種　カタクリ　*Erythronium japonicum*（薄いピンク紫）

属名はギリシャ語由来で「赤い」。英語名のフォーンリリーは「子鹿のユリ」という意味で、この属の仲間はいずれもフォーンリリーと呼ばれる。FESのフォーンリリーは種小名「紫がかった」、一般名はパープル（紫の）フォーンリリー。

カリフォルニアの固有種で、シエラネヴァダやカスケイド山脈の高い場所で、森の半日陰の場所に生える。

最初の数年は球根から１枚の葉だけを出して、栄養分をためながら過ごす。球根が大きくなって２枚の葉を出せるようになると、花を咲かせる。発芽から開花まで７、８年かかる。

高さは20センチまで。球根からすらっとした細い茎がまっすぐに伸び、その先がぐっと下向きにカーブして、先端に花をつける。花の顔は地面を向く。

花の顔が下を向くのは、大地との関係性を示すジェスチャーだが、フォーンリリーの場合は「上ばかり、精神的なことばかり見ていないで、地上のことに目を向けなさい」というニュアンスに感じられる。

花期は名残り雪が解ける頃で、山の高い所では夏にかかることもある。１株に６つまでの花をつける。花被片は６枚。最初は白で、時間が経つと淡いピンク紫を帯びる。花は後ろに反るようにカーブするが、同属のカタクリほどの反り方ではない。花を咲かせたあと、葉や茎は枯れて、夏の間は休眠する。

フォーンリリーは全体に清楚な印象だが、明晰な精神性も感じさせ、自分というものを持っている感じがある。

このエッセンスが助けになるのは、精神的なタイプだが、現代生活のストレスに耐える力が低く、そのため家にこもったり、一人で時間を過ごすことが多い。スピリチュアルな本を読んだり、いろいろなことを思い描いて時間を過ごすのが好きだが、それは内的な世界で時間を過ごすほうが、外の世界と関わるよりも楽だから。

しかしその傾向を放っておくと、魂は内向的して外の世界に興味を失い、ますます心の世界や精神的なことにばかり浸るようになる。そうなると魂と肉体の間のつながりが薄くなり、グラウンディングが弱まり、肉体に十分エネルギーがまわらなくなる。外の世界と関わらないことで、魂も肉体も、動きのない冷えた状態になってしまう。

自分は精神的で純粋な存在で、外の低い世界と関わる必要はないと思い込んでいることもある。

このような状態に陥っている場合に、フォーンリリーは魂を温め、雪解けのようにエネルギーの流れを作り出す。おだやかに魂を刺激し、外の世界と関わり、エネルギーを交わすことに興味を持つように促す。

その促しに従って自分を開き、少しずつまわりの世界や人々と関わるよう努めることで、魂は必要な滋養を受けとる。そして自分だけの殻に閉じこもって停滞していた状態から、前に進み出すことができる。また自分の殻の中に閉じこめていた高い精神性を外に向かって、他の人と分かち合うことができるようになる。

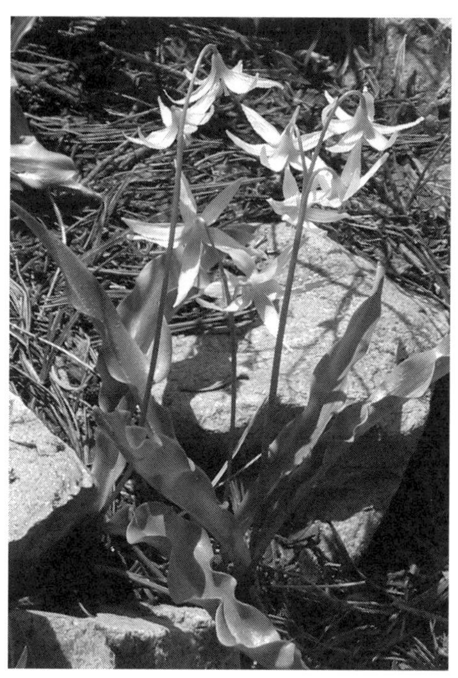

フォーンリリー　Photo: Jimmyleg ©2008/CC BY-SA 4.0

フーシア（フクシア）

アカバナ科
フクシア属

FES　フーシア　*Fuchsia x hybrida*（赤・紫）
和名　フクシア

属名はドイツの植物学者レオンハルト・フックスにちなむ。種小名は「交雑種の」。この属の仲間はみなフーシアと呼ばれる。
原種は南米原産。ハチドリが受粉を担当し、派手な色はハチドリを引きつけるためとされる。FESが使っているフーシアは原種ではなく交雑種の園芸品種で、一般名はレイディーズ・イヤードロップス（淑女のイヤリング）。
花が目立つ色なので鉢植えなどにしてよく栽培される。挿し木で簡単に増える。涼しめの夏と湿度を好み、乾燥には弱い。冬の寒さにも耐えないので室内で越冬させる。
花は春から秋にかけて咲き続け、環境がよければ１年中咲き続ける。幅の広い花弁が４枚、細長い萼が４枚。色は濃いピンクや紫。長めの雌しべとやや短めの雄しべが花からつき出ていて目立つ。つり下がって咲く派手な色の花は、その形も色も目を引くが、ほとんど造花のようにも見える。

フーシアのエッセンスが助けになる人は、泣いたり、怒ったり、しきりに感情を表現するが、それがまわりの共感を呼ばない。まわりからはヒステリックだと思われたり、そらぞらしい感じや、またかという感じを覚えられていることもある。
はっきりした原因がないのに頭痛や胃痛を訴えたり、感情の状態がすぐに体の症状につながるなど、心身症的な傾向がある場合も多い。
このタイプの感情表現が共感や同情を呼ばないのは、表現されているのが本当の感情ではないからだ。
過去のトラウマ的な経験によって本物の感情は心の奥に抑圧されており、それを大げさな偽りの感情で覆い隠すパターンが身についている。本物の感情をずっと抑圧し続けてきたことで、自分でも何が自分の本当の感情かわからなくなっているため、よけいに感情表現が大げさになる。

心身症的な症状も、本物の感情が抑圧されていることから来る。

フーシアのエッセンスは、このようなタイプの感情を浄化して、少しずつ自分の本当の感情を経験することを助ける。それによって実感のある本当の感情を経験し、表現することができるようになる。

見たくない感情を無意識の中に抑圧することが解消され、自己の一部として統合され始めると、心身症的な症状の軽快にもつながる。

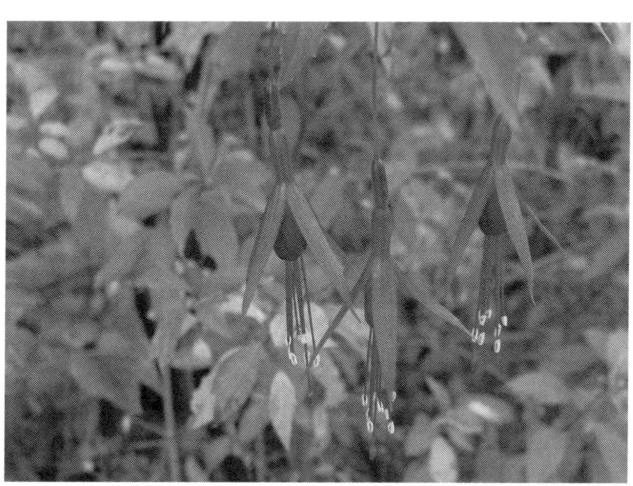

フーシア

ブラックアイドスーザン（アラゲハンゴンソウ）

キク科
オオハンゴンソウ属
（ルドベキア属）

FES　ブラックアイドスーザン　*Rudbekia hirta*（黄色に焦げ茶色の中心部）
GHF　ブラックアイドスーザン　*Rudbekia hirta*（黄色に焦げ茶色の中心部）
和名　アラゲハンゴンソウ
LE　オオハンゴンソウ　*Rudbeckia laciniata*（黄色に緑の中心部）（日本）
日本で見られる近縁種　アラゲハンゴンソウ（同一種、帰化）、オオハンゴンソウ Rudbeckia laciniata（黄色に緑の中心部）（帰化）

属名はスウェーデンの科学者オロフ・ルドベクにちなむ。この属の仲間は英語ですべてブラックアイドスーザン、ブラウンアイドスーザン、あるいはコーンフラワー（円錐の花）と呼ばれる。

FESのブラックアイドスーザンは種小名「毛のある」。アメリカ東部原産。1年草だが2年、多年性になることもある。高さは1メートルまで。茎はかたく、まっすぐに立ち上がって枝分かれする。茎や葉には荒い毛が生えていてる。地下茎と大量の種子の両方で増え、非常に繁殖力が強い。

花期は夏から秋のはじめ。中心部の筒状花がはっきりした黒またはこげ茶色で、それがドームのような円錐状に盛り上がる。それをとり囲む舌状花は強い黄色。

アメリカ先住部族はブラックアイドスーザンの根をエケネイシャと同じように用いる。免疫を上げる作用があり、風邪や感染症に用いられる。根を煮出したものには収れん作用があり、腫れや耳の痛みに。また湿布にして蛇のかみ傷を治療したり、虫下しにも用いる。ただし猫には毒性があるので注意。

まっ黄色の花びらに囲まれ、中心部が黒く盛り上がったブラックアイドスーザンの顔だちは非常に独特。FESでは、このまわりの黄色い花びらと黒い中心部の対比を、自我と低い自己ないしは自我からかい離した影の象徴と解釈する。

子ども時代に虐待やトラウマ的な経験をした場合、あまりにつらく受け入れ難い経験は、表層意識から切り離されて無意識の中に押し込められる。しかし癒されずに無意識に押し込められた自己の部分は、それでなくなってしまうわけではない。それは存在し続け、時にその人格の「影」となって、本人を背後から動かす。たとえば幼い頃に虐待を受けた人が、大人になって自分も同じ行為をしてしまうようなとき、その背後には、癒されないままに切り離され、抑圧された自己の「影」がいる。「影」の衝動はまた、他の人ではなく自分自身に対して向けられ、自己破壊的な行動をとらせたり、心身症や頻繁なけがや事故を繰り返すこともある。

しかし自己の中に深いかい離がある人は、しばしば自分の中の癒しが必要な部分について否認状態にある。ブラックアイドスーザンは、このような状態にある人の意識に光を差し込ませ、自分の中には癒すことが必要な部分があると気づかせる。自己の「影」に気づくことで、それを癒やすとり組みを始められる。

このエッセンスは意識の光の当たる部分と、影の部分の統合を触媒のように促す。非常に強い力をもった、自己の深い部分に届くエッセンス。そのため、とり組みにはある程度、安定した自我の機能が必要とされる。またこれまでに深い心理的なとり組みを経験していない人や、他人への敵意、破壊衝動、自傷行為などのある人の場合、平行して心理療法士やフラワーエッセンス療法プラクティショナーのサポートを受けることが望ましい。そういったサポートなしに抑圧していたネガティブな記憶や感情が浮上した場合、非常に苦しい経験になる可能性もある。

なおFESのブラックアイドスーザン（アラゲハンゴンソウ）とよく似ているが、顔だちの少し違うオオハンゴンソウは日本に帰化して勢いよく増えており、群生もよく見かける。2種はたいへんよく似ているが、オオハンゴンソウは真ん中の筒状花が緑色をしているので、顔だちの印象がまったく違う。

LEでは日本のオオハンゴンソウからエッセンスを作り、ブラインド形式のテストを行っているが、その効果はブラックアイドスーザンとずいぶん違っている。期間を開けた2度のテストで、オオハンゴンソウのエッセンスは、むしろ精神性の光の面を強く刺激する作用があった。

オオハンゴンソウは、日本のハンゴンソウと花が似ているということでつけられた名前。ハンゴンソウは同じキク科だが属が違い、花はかなり小ぶりで、よく見れば花の形が似ていないでもないが、全体のジェスチャー、様子などはずいぶん違う。それほど似ているわけでもないハンゴンソウの名前がオオハンゴンソウについたのには、何か象徴的な意味があるのではとも考えられる。ハンゴンソウは「魂を呼び戻す草」という意味であることを考えてみると、その象徴性は興味深い。

ブラックアイドスーザンは自我から切り離された低い自己に焦点を当て、魂の統合を促す。オオハンゴンソウは魂が高い世界にアクセスする力に焦点を当て、そこから魂の統合性を高めるといえるかもしれない。

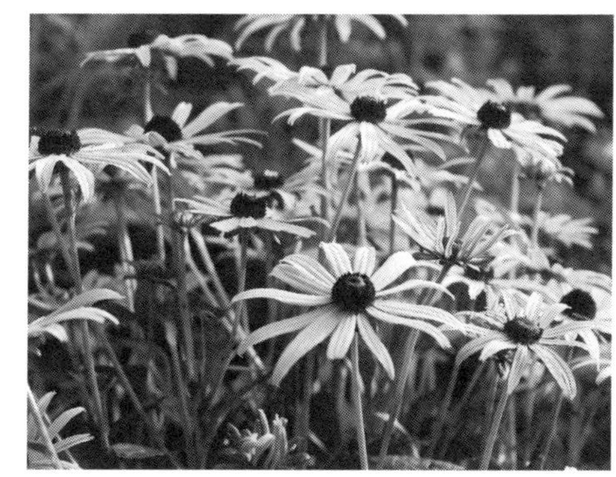
ブラックアイドスーザン

ブラックコホーシュ（アメリカショウマ）

キンポウゲ科
ルイヨウショウマ属

FES　ブラックコホーシュ　*Actaea racemosa*（白）（旧名 *Cimicifuga racemosa*）
GHF　ブラックコホーシュ　*Actaea racemosa*（白）（旧名 *Cimicifuga racemosa*）
和 名　アメリカショウマ
日本で見られる近縁種　ルイヨウショウマ　*Actaea asiatica*

最近のゲノム解析の結果、サラシナショウマ属からルイヨウショウマ属に移動。現在の属名はラテン語で「コホーシュ」。種小名は「集まる、かたまりになる」で、たくさんの小さな花がかたまって咲くことから。英語名のブラック（黒い）コホーシュは根や茎が黒っぽいことから。ブラックスネークルート（黒い蛇の根）、フェアリーキャンドル（妖精のろうそく）などの別名もある。

アメリカ全土に広く自生。森や林のわずかに開けた場所で、暗めだが一応光も入るような場所に生える。湿った重たい土壌を好む。

高さは1.5メートルまで。地下の根茎からたくさんの葉を出す。春遅くから夏のはじめに、その葉の中から長くひょろっとした黒紫の茎を伸ばす。これが蛇のような印象で、森の暗いところに生えていることもあって、少し暗いような独特の雰囲気がある。

その長く細い茎に、非常たくさんの小さな白い花が密集して咲き、細長い白い穂のように見える。薬っぽい匂いがある。花は下から上に順に咲く。それぞれの花には花弁も萼もなく、小さな白い雄しべが密集して1つの雌しべを囲んでいる。

アメリカ先住部族はブラックコホーシュの根を薬草として用いたが、それが引き継がれて女性のための薬草として広く使用される。陣痛や重い生理痛などの子宮の筋肉がぎゅっと搾られるような痛みを緩めて緩和する。PMSや更年期障害の緩和にも用いられる。ただし大量に摂取すると吐き気、めまい、脈拍の低下などが起きることがあり、常用する薬草ではない。

薬草魔術研究家のハロルド・ロスは、ブラックコホーシュの血液を浄化する性質から、火星が司る植物としている。

薬草魔術では、気の弱い者に勇気を与える。また風呂に入れてつかると邪悪なものを追い払う力があるとする。

暗い林の中で、ひょろりとのびた黒い茎に白い花が密集して咲く姿は独特。影のある印象とともに、暗い場所の一抹の光という印象もある。

ブラックコホーシュのエッセンスが当てはまるタイプは、１チャクラの生命力と２チャクラの官能性の力が強く、動物的な、あるいはセクシュアルなカリスマがある。目に独特の力があり、魅惑的だが暗いエネルギーを放っている。世界に対する見方が暗く、病的であることもある。不安感が強い一方、執念深いところもある。

本能やセクシャリティの影の面を反映するような人間関係を引きつけやすく、虐待、暴力、脅迫、依存関係などに巻き込まれやすく、しばしば不健康で破壊的な関係の悪循環にはまって、そこから抜け出ることができない。

このバランスのゆがみは肉体にも反映され、エネルギーが押しつけられ、停滞してこもり、代謝のバランスが悪い。とくに下腹部や生殖器官に強いエネルギーが溜まって滞り、重苦しい痛みになる。

ブラックコホーシュのエッセンスは、このようなタイプに、自分のはまっている暴力的、虐待的、あるいは依存的な関係について、その現実を見る勇気を目覚めさせる。その勇気は、このタイプのハートの中に眠っているものだ。

このエッセンスに支えられ、自分を守るための必要なバウンダリを確立し、あるいは不健全な関係を手放すことで、人間関係の悪循環を断ち切ることが可能になる。

それができたとき、このタイプは、本来の１チャクラと２チャクラの強さ、カリスマをポジティブな形で発揮し、活用することができるようになる。

そのような経験から生まれる、人間関係の影の部分、暗い部分を恐れずに立ち向かえる内面の強さは、自分と他者に対する大きな贈り物になる。自分だけではなく、過去の自分と同じようなパターンにはまって苦しんでいる人たちを手助けすることができる。

汎用レメディとしては、女性で下腹部に強いエネルギーの停滞があり、絞るような痛みを経験する場合に、エネルギーを流すために使うことができる。服用以外にオイルやクリームなどに混ぜて塗布するとよい。

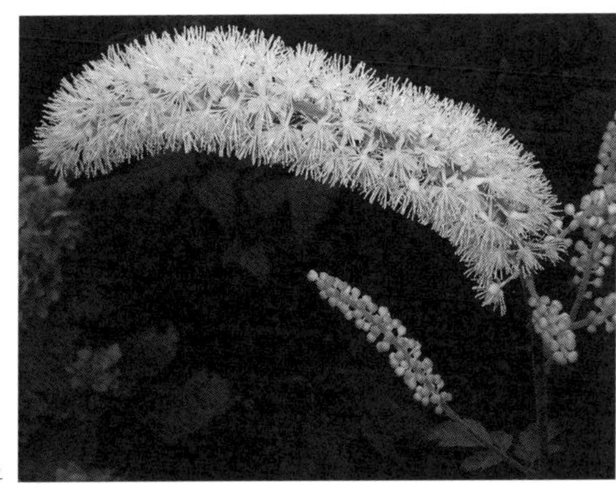
ブラックコホーシュ

ブラックベリー バラ科 キイチゴ属

FES　ブラックベリー　*Rubus ursinus*（白からピンク）
和名　カリフォルニアブラックベリー
GHF　ブラックベリー　*Rubus allegheniensis*（白）
日本で見られる近縁種　セイヨウヤブイチゴ　Rubus armeniacus
（白から淡いピンク、帰化）

属名はラテン語で「ブラックベリー」。この属はブラックベリーの仲間とラズベリーの仲間に分かれる。

FESのブラックベリーは種小名「熊の」。アメリカからカナダの西海岸に自生する落葉性の低木。トゲのある枝が盛んに伸びてからみ合い、茎や枝は木質化して強固な藪を形成する。枝が地面に接触するとそこから根が出て、どんどん広がる。

花期は2月から6月。この属としては珍しくオスの木とメスの木がある。花弁は5枚、花の色は淡いピンクで花弁の中央に少し白が入る。葯の小さな雄しべが中心からたくさん出ている。

実は熟すると深紫から黒色になり、太陽の光をたっぷり浴びて熟した実は香りがよく、甘くておいしい。いろいろな鳥や鹿、熊など、たくさんの動物の食糧になる。

ミツバチやクマバチが蜜を求めて受粉を助ける。ニシトラフアゲハ、キベリタテハなど多くのチョウの幼虫が葉を食べる。

トゲがあり、藪を形成するなど、バウンダリははっきりしているが、豊かに花や実をつけて友だちを呼ぶなど、交友関係のにぎやかさもある。

アルケミーの伝統では、柔らかな美しい花をたくさんつけることや、甘くみずみずしい果実を実らせるところから、金星の植物と考えられる。

このエッセンスが役に立つのは、現実的な形で努力を続けることが苦手な人。大きな夢やよいアイディアがあるのに、それを計画に落としたり、ステップを順序立てて実行することがことができない。

エネルギーのパターンとしては、6チャクラが活発で頭のまわりにエネルギーがたくさんあるが、5、3、1のチャクラの機能が弱い。5チャクラは全体を見渡して計画を作る能力。3チャクラはそれを実行可能な現実的ステップに落とす能力。1チャクラは行動力。

そのような場合にブラックベリーのエッセンスは、5、3、1のチャクラの機能を強め、さらにそれを1チャクラを通して大地につなげる作用がある。それによって夢やヴィジョンを、具体的なステップにして押し進め、実現に結びつけることを助ける。

GHF のブラックベリーは種小名「アレゲニーの」。英語ではアレゲニー・ブラックベリー、またはコモン（普通の）ブラックベリーと呼ばれる。

アメリカ中部から東部に自生。たくさんの太陽を必要とし、日当たりのよい場所に生える。高さ 1.5 メートル、横幅は2メートルほどに広がり、複数の木がからんで厚い薮を形成する。

森の成長を助け、この木が多い森では新しい木の芽ばえが育ちやすい。

春の遅くに5弁の白い花がたくさん咲き、夏の終わりにつやのある黒紫のベリーをつける。

エッセンスは、自己の内面がからんでもつれた状態にあるときに、光に関係する6チャクラと、内的なリズムに関係する5チャクラのつながりを整え、心や肉体が本来のリズムをとり戻すのを助ける。

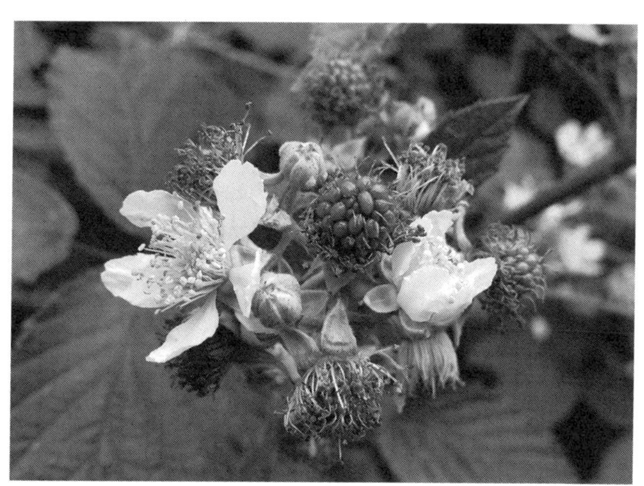

ブラックベリー

プリティフェイス　キジカクシ科 トリテレイア属

FES　**プリティフェイス**　*Triteleia ixioides*（黄色に茶色の筋）

スターオブベツレヘムと同様、以前はユリ科に分類されていたが、最近のゲノム解析でキジカクシ科に移動した。属名はラテン語で「三数性の」、種小名は「ヤリズイセンに似た」。ゴールデンスター（金の星）、コックズ（料理人の）トリテレイアという別名もある。

アメリカ西海岸の固有種で、針葉樹林などに見られる多年草。高さは80センチまで。地下の茎が肥大して球茎を形成し、一度植えると自然に増える。球茎から大きな葉が出て、茎が伸びる。すらりと細い茎は上のほうで枝分かれし、それぞれの枝の先に花がつく。

花期は春から夏。花被片は６枚。花色は淡い黄色から明るい黄色、時に紫のかかった白などで、そこに緑または濃い紫の葉脈が中心から放射状に通って、愛嬌のある印象的な顔だち。

花期は５月から７月の虫媒花。花が咲いたあとは休眠に入り、冬の遅くに緑の葉を出す。

球茎は芋のようなでんぷん質に富み、食用になる。生でも火を通しても食べられる。

プリティフェイス（可愛い顔）という英語名が、この花のアーキタイプをよく表している。

このエッセンスが助けになるのは、自分の見た目を非常に気にして、容姿の欠点ばかりが目に入る人。自分を可愛くない、あるいは不細工と考え、そのために自分がまわりから拒まれていると感じる。

この容姿を過度に重視する傾向は、育った家族や社会の影響からきている。見た目のよい者がちやほやされたり、得をする社会の中で育ち、無意識のうちに容姿を自己の価値と結びつける考え方が刷り込まれている場合もある。あるいは兄弟姉妹の中で容姿を理由に親から違う扱いをされたり、学校で友だちや異性から容姿についてネガティブな言葉を言われたなどの経験があり、それが傷になっている場合もある。

プリティフェイスのエッセンスは、容姿についての無意識の決めつけや偏見、自分自身の容姿についての思い込み、恥ずかしさなどを洗い流し、外見を含めた自分をありのままに受け入れることを支えてくれる。

自分の全体をありのままに受け入れることで、自分を人の目から隠そうとする傾向を癒し、内面から表れる自分らしい美しさを、のびのびと表現することが可能になる。

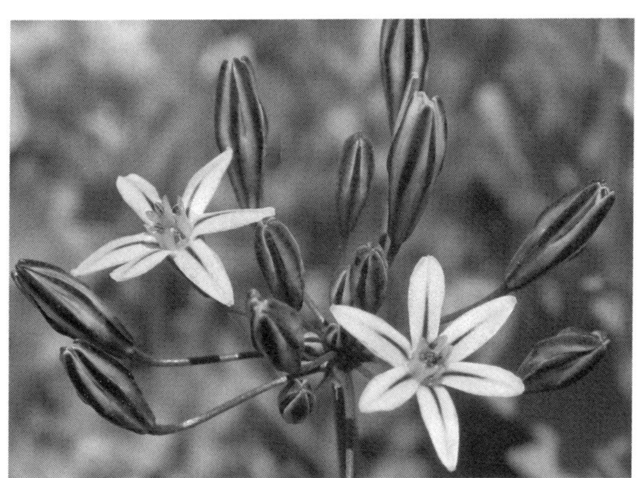

プリティフェイス　Photo: Jane S. Richardson ©2011/CC BY 3.0

ブリーディングハート（ハナケマンソウ）

ケシ科
ケマンソウ亜科
コマクサ属

FES　ブリーディングハート　*Dicentra formosa*（ピンク）
和名　ハナケマンソウ
日本で見られる近縁種　ハナケマンソウ（同一種）
コマクサ　Dicentra peregrina（ピンク）

属名はギリシャ語で「２つの拍車のある」。この属の仲間はすべてブリーディングハートと呼ばれる。FESのブリーディングハートはウエスタン（西部の）ブリーディングハート、パシフィック（太平洋岸の）ブリーディングハート、またはワイルド（野生の）ブリーディングハートと呼ばれる。種小名は「美しい」。

アメリカ西海岸の固有種。多年草で、水はけのよい、かつ湿り気のある半日陰の場所を好む。高さは45センチまで。根茎から葉や茎が生え、葉はシダのように細かく分かれ、粉を吹いたような緑色。

花期は春から秋だが、盛りは春で、すっと伸びた茎の先がぐっと下向きに曲がり、その先に５～15個ぐらいのハート型の花が垂れ下がる。４枚の花弁はもとのところでつながり、外側の２枚が袋を作り、先のほうが少し反り返って独特の花の形を作る。小さなとがった萼が２枚あり、これが属名の由来。色はピンク、紫、黄色、クリーム色などがある。

花が咲いたあと、夏の間は休眠に入り、秋に再び目を覚まして花を咲かせる。

種子で自己播種する。

日本のコマクサは凛とした風情があるが、ブリーディングハートは湿った環境を好むこともあってか、全体にちょっとウエットな感情性のニュアンスがある。

英語で「ブリーディングハート」は「血の流れるハート」という意味で、下向きに垂れ下がる花の形と、濃いピンクの色から来ていると思われるが、このエッセンスの性質を考えると意味深い。

ブリーディングハートのエッセンスは、ハートの愛についてのレメディ。これが助けになるのは、相手の中に自分のすべてを注ぎ込むような愛し方をする人。つねに相手と一緒にいたい、つながっていたいという強い欲求を持っている。

愛するあまりに自分をなくして相手とひとつになろうとする共依存的なパターン

がある。不健全な関係であっても、その関係を何とかしようとしがみつき、そして関係が終わり相手が去ってしまったときには、激しいハートの痛みと傷心を感じる。

ブリーディングハートのタイプはとても愛情深く、恋愛や友情の終わり、離婚、あるいは家族や友人との別離に非常に苦しむ。しかしその愛し方は、相手の時間や行動に対して独占的で、一方的なものであることが多い。

愛するといいながら、相手の立場から二人の関係を見ることができず、相手のニーズも本当にはわかっていない。相手がもっと距離や自由を必要としているかもしれないというようなことは、想像もつかないし、受け入れたくもない。

愛情は深いが相手と一体になろうとする衝動が強く、一度結んだ関係や絆を手放すのを嫌うという意味では、ハートチャクラ（４チャクラ）のポジティブとネガティブの両面をよく表現している。

このようなタイプに対してブリーディングハートのエッセンスは、ハートチャクラを大地にグラウンディングさせ、過剰な感情性を大地に流して、ハートの中に空間をつくる。

そうして得られる落ち着きの中から、自分の感情を一方的に相手に流し込むのではなく、双方向のエネルギーの流れを築くことの大切さを教える。

ハートチャクラの本来の機能はそもそも与えることではなく、受け入れることだ。さまざまな違いも含め、相手をありのままに受け入れること。相手が自分とは違う望みを持っていても、それも含めて受け入れること。

グラウンディングされ、空間のあるハートは、相手が何を本当に望んでいるかを感じとることができる。これが開かれたハートの状態だ。そこでは、愛するからこそ相手の自由を大切にして、相手の視点を受け入れようと努めることができる。

このエッセンスはまた、依存的パターンがない場合でも、愛する家族や親しい友人、愛する動物との別離や死別で深く傷つき、苦しんでいる場合にも、ハートが癒えるのを助けてくれる。

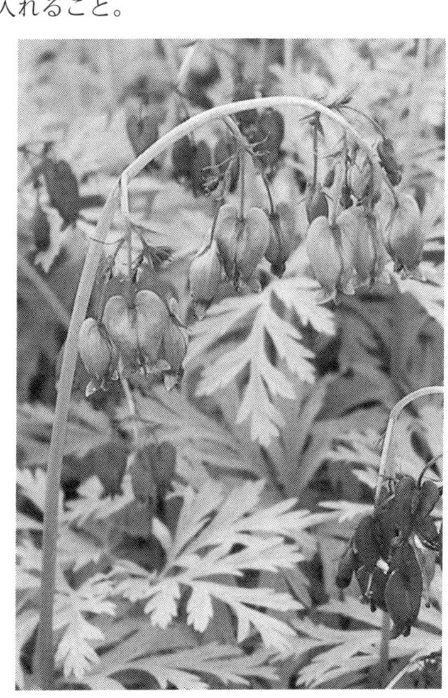

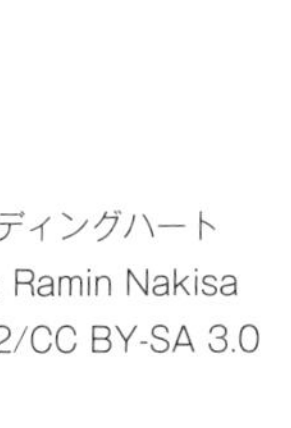

ブリーディングハート
Photo: Ramin Nakisa

ヘザー（ギョリュウモドキ）

ツツジ科
ギョリュウモドキ属
（カルーナ属）

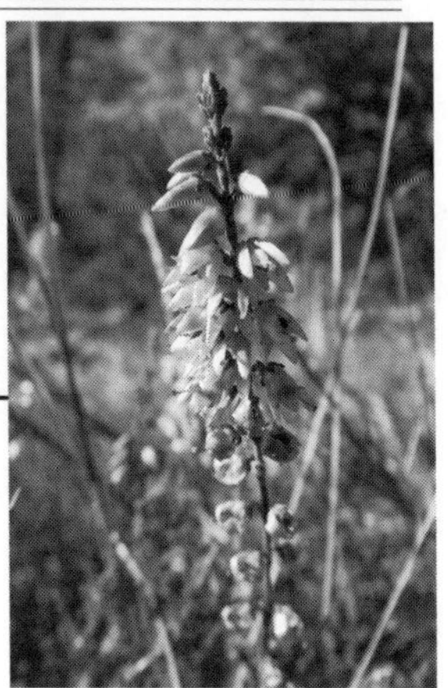

HH	ヘザー	*Iris versicolor*（紫ピンク）
FES-EE	ヘザー	*Iris versicolor*（紫ピンク）
GHF	ヘザー	*Iris versicolor*（紫ピンク）
和名	ギョリュウモドキ	

属名はギリシャ語で「きれいにはらう」。種小名は属の中でもっとも一般的な種であることを示すが、一属一種なのでヘザーはこの属の唯一の植物。

ヨーロッパ原産の常緑樹で、ヨーロッパから小アジアに自生。現在は世界中で導入され、北米やニュージーランドにも帰化している。

大地を覆うように伸びる多年性の低木。開けて日当たりがよく、かつ土壌が酸性で痩せていて、ほかの植物が生えないような土地に生える。常緑なのは吸収した栄養分をセーブするためで、また根に住む菌類と共生し、痩せた土壌から栄養を吸い上げる。

ヘザーはヒース原野や泥炭地の重要な環境植物で、砂の多い薄い表土から砂が飛散するのを抑える。英語で「ヒース」あるいは「ヒースランド」と言うと、「ヘザーしか生えないような荒れ地」を意味する。

高さは50センチまで。茎はひょろりと長く、盛んに枝別れして枝ぶりは密。葉は非常に小さな鱗状で、重なるように密生して枝に並ぶ。

花期は夏の終わりから秋の初め。ひょろりと伸びた枝の上部に、たくさんの小さな花が密生してつく。紫ピンクの花が下から順に咲く。花びらのように見えるピンクの萼の内側に花がある。萼も花弁もそれぞれ４枚に分かれる。

雪が植物を覆う時期には鹿や羊にとって重要な食料。ライチョウも若い芽や種子を食べる。動物に食べられたり、焼き払われても素早く再生する。

伝統的な薬草で、花の咲いた枝や茎と葉は腎臓の感染症、膀胱や尿道の炎症用のハーブティーとして用いられる。煮詰めたものは外用にして、リウマチや関節炎に用いる。

豊富に蜜を作り、蜂蜜も採られる。ヘザーの蜂蜜は独特の強い味とテクスチャーがあり、そのままだとゼリー状だが、かき混ぜるとシロップ状になり、時間をおくとまたゼリー状に戻る。
イギリスでは昔から枝ぼうきを作る。
カニンガムはヘザーを金星の植物、ロスは水星の植物としている。薬草魔術ではシダと一緒に燃やして雨ごいに用いる。幽霊を呼びだす力があるともする。
伝承研究家のテッド・アンドリュースは「ヘザーの花の妖精は内気で恥ずかしがりな子どもや大人を好み、自分を表現できるようになるよう助けてくれる」とする。

バックはヘザーを「孤独」へのレメディに分類している。「いつも誰かと一緒にいたくて、一緒にいられるなら誰でもよい。これは自分の問題を他の人と話したいと感じるからで、その相手は誰であってもよい。少しの時間でも一人でいなければならないことがあると、非常に不満になる」。
同じ孤独のカテゴリでも、ウォーターヴァイオレットのタイプはむしろ孤独を好む。しかしヘザーのタイプは孤独に耐えられない。
このエッセンスが助けになるのは孤独を感じやすく、それを埋めるために自分自身についておしゃべりをし、他の人の注意を引こうとする傾向のある人。とくに自分の病気や悩みなどについて話すことが多い。
同情して欲しくて自分のことについて長々と話すのだが、しばしば、それがかえって相手を遠ざけるという負のスパイラルに陥る。
このタイプは他人の同情や慈愛のエネルギーで自分の中の孤独感や空虚さを埋めようし、実際に長々としゃべることを通して相手のエネルギーを吸っている。しかし他人からいくら与えてもらっても、十分だと感じられない。
性格構造ではオーラル構造に対応する。
荒涼とした原野に生え、土地の滋養は少なくともそれをよく用いて自分を満たし、季節にはたくさんの花を咲かせて豊富な蜜を作り、あたり一面をピンクに染めるヘザーは、このタイプが必要としていることを見事に表現している。それは外からの滋養が得られないことに不安や不満足を覚えるのではなく、まず自分自身の十分さを知ること。そして内側から自分を満たすこと。
そうすることで内的に空っぽな感覚や、そこから他人にしがみつこうとする防衛を変えていくことができる。
ヘザーのエッセンスは自己の内側にある生命力と、それが荒れた土壌でも、どのように発揮できるかを教えてくれる。いったん自分の十分さを感じ、自分で自分を満たすことを学ぶと、このタイプは、自分が満たされないと感じることの苦しさを知っているので、他者への強い共感力と同情心を発揮することができ、また非常によい聞き手になる。

ベビーブルーアイズ（ルリカラクサ）

ムラサキ科
ネモフィラ属

FES　ベビーブルーアイズ　*Nemophila menziesii*（青）
和名　ルリカラクサ
日本で見られる近縁種　園芸でネモフィラと呼ばれるのは同じ属の仲間

この属の多くの種が英語ではベビーブルーアイズ（赤ちゃんの青い目）と呼ばれ、日本の園芸ではまとめてネモフィラと呼ばれる。FESのベビーブルーアイズは属名「森を愛する」。森の日だまりのような場所によく生えることから。種小名はスコットランドの植物学者アーチボールド・メンジーズにちなむ。

アメリカ西部原産で、草原から山の低い場所まで、さまざまな環境に生える一年草。高さは10～20センチ。茎は匍匐性で、盛んに枝分かれしながら横に広がって茂る。地面を抱くように水平に広がるジェスチャーは、大地の元素との近さを感じさせる。

盛んに枝分かれした茎の葉のつけ根から花柄を伸ばし、花をつける。花期は春から初夏。群生すると、葉が見えなくなるほどたくさんの花が咲く。花は上を向いた浅めの杯状で花弁は5枚。優しい青色で、中心部は白。雄しべの葯は濃い紫色。

フラワーエッセンスの発達心理学的なアプローチでは、母親との温かな絆の欠如を癒すマリポサリリーと合わせて、父親との関係性が欠如または希薄な場合にベビーブルーアイズが用いられる。

このエッセンスが助けになるのは、子ども時代に父親との関係が希薄で、十分な支えを受けとれなかった人。父親が転勤や家族の問題で実際に不在だった。あるいは心理的、感情的に遠く、必要なときに支えてもらえなかった。アルコール依存などで父親としての役割を果たさず、子どもを脅かす存在であった場合もある。

父親に守られたり支えてもらう経験は、子どもの中に男性的な力への信頼感を育てる。そこから世界に対する信頼、ポジティブで前向きな姿勢や積極性も生まれる。

そういう経験ができなかった場合、世界に対する信頼感や、自分は支えてもらえるという感覚が確立されない。自分の立場に不安を感じ、まわりと関わるのにも心の余裕がない。そのために心理的な防衛をまとって自分を守ろうとする傾向が生まれる。しばしば知的で分析的な心理的防衛をはって、人間やまわりの世界を冷ややかな目で見たり、世の中の善意や優しさに対して皮肉な態度をとる。

父親に対する不信感や見捨てられ感の投影から、「神」と呼ばれるものに対する不信感があり、反抗したり、否定したりする。精神的な価値観や高い世界からの守護を信じることのできる人を、皮肉ったり馬鹿にすることもある。

しかしこのタイプの知的な防衛、皮肉さや冷たい態度の裏には、自分を守り支えてくれる大きな存在や高い力を求める子どもの部分が隠れている。この傷ついた子どもの部分は、「自分は信じていたのに、裏切られた。支えて欲しかったのに、そこにいてくれなかった」と感じている。そして「だから二度と信じない」というかたくなな態度にしがみつく。

ベイビーブルーアイズは、その傷ついた子どもの部分を慰め、他の人々や外の世界に対する防衛をやわらげさせる。そして徐々にハートを開き、「支えて欲しい。そして信じたい」という自分の本当のニーズに気づくことを助ける。

深い部分にある自己のニーズを認め、もう一度、この世界や他の人々の中にある善意を信じる勇気を持つことで、この世界の中に安定した自分の立ち位置を見つけ、穏やかにそこにいられるようになる。

ベイビーブルーアイズのエッセンスは、人が本来持っている、世界に対する子どものような信頼感を回復するのを助ける。そしてそこから、人を信じ、また自分より大きな力の存在や精神的な価値観を信じる力も育て始めることができる。

このエッセンスはまた、父親との関係が希薄だったり、ゆがんだりしたもので、それが原因で反社会的な行動に走る子どもや若者にも適用される。

同じ父親との関係性でも、存在感の大きすぎる、あるいは子どもの人生を支配するような父親だった場合には、サンフラワーやチコリなど他のエッセンスを考える。

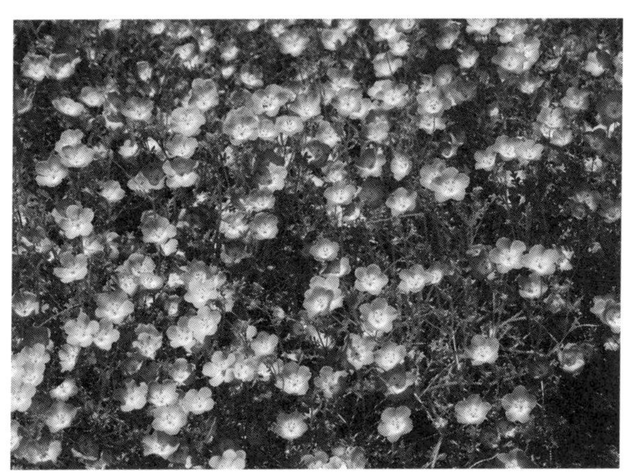

ベビーブルーアイズ（ルリカラクサ）

ベビーブルーアイズ（カラフトヒヨクソウ）

オオバコ科
クワガタソウ属

GHF　ベビーブルーアイズ　*Veronica chamaedrys*（青）
和 名　カラフトヒヨクソウ
日本で見られる近縁種　オオイヌノフグリ *Veronica persica*

FES のベイビーブルーアイズはムラサキ科のネモフィラ属だが、GHF では同じくベイビーブルーアイズと呼ばれる別種の花からエッセンスを作っている。これはクワガタソウ属のカラフトヒヨクソウ。日本ではゴマノハグサ科とする記述が多いが、分子系統学に基づく分類ではオオバコ科に変更されている。属名はラテン語で「真のイメージ」、種小名は「カリスマ」。

オオイヌノフグリと同じ属で、花もオオイヌノフグリによく似ている。色は深い青から紫青。4枚の花弁にすっと何本もの青い筋が入る。この青色はチコリやフォーゲットミーノットのような切ない色ではなく、強く明晰な精神性を感じさせる。

高さ 50 センチまでになる多年草で、細い茎の節から根を出してどんどん広がり、芝生などにも入り込む。葉や茎に細かな毛がたくさんあり、自己をしっかりと保つ性質を示す。

オーストラリアの先住部族は神経系や呼吸器、循環器の薬草として使う。

このベイビーブルーアイズのエッセンスは、精神的な強さと冷静さに関係する。精神的な視点から自分が誰であるかを知って、柔軟で弾力性のある形でまわりの世界を経験することを助ける。

子どもはしばしば、その内的な知恵を大人によって否定されることがある。そのような経験は子どもの自己価値の感覚を傷つける。このベビーブルーアイズのエッセンスは、自分を否定しようとする大人に影響されない、内的な強さと冷静さを子どもの心に与える。

また実際の子ども以外にも、子どものように素直で影響されやすいタイプの人が、自分の内的経験を否定しようとするまわりの影響に抵抗する力を与える。

表現は違うが、ネモフィラ属のベイビーブルーアイズとアーキタイプの重なる部分もある。

ネモフィラ属のベイビーブルーアイズはそこそこの大きさのある花だが、群生している様を写真で見ると（大きさを無視すると）、オオイヌノフグリが群生している姿と、色と雰囲気もよく似ている（オオイヌノフグリはクワガタソウ属で花弁は４枚）。

LE のリサーチでは、日本のオオイヌノフグリ（V. persica）が、FES のベイビーブルーアイズと似たような形で、父親との関係性に関わることが示されている。

このように種の違う、しかし色や顔だち、雰囲気の似た花によって、類似のアーキタイプが共有される現象はたいへん興味深い。

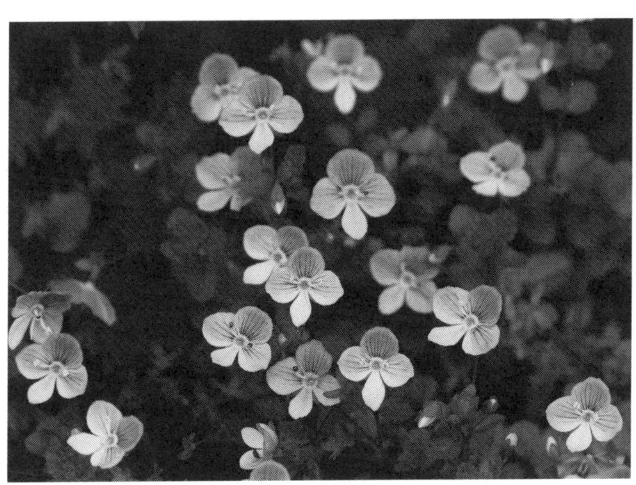

ベビーブルーアイズ（カラフトヒヨクソウ）

ペンステモン　オオバコ科 ペンステモン属

FES　ペンステモン　*Penstemon davidsonii*（紫青）
GHF　パルマーズペンステモン　*Penstemon palmeri*（ピンク）
日本で見られる近縁種　ペンステモンは以前はイワブクロと同じ属に分類されていたが、ゲノム解析の結果、現在は別々の属に分けられている。住む環境や花の形などはイワブクロととてもよく似ている

属名はギリシャ語で「5本の雄しべ」。この属の仲間はすべてペンステモンまたはビアードタング（毛のある舌）と呼ばれる。FESのペンステモンは種小名はアメリカの地質学者・天文学者ジョージ・デイヴィッドソン博士にちなみ、「デイヴィッドソンのペンステモン」と呼ばれる。

アメリカ西海岸、シエラネヴァダ山脈からカスケイド山脈の固有種。常緑の多年草で、見晴らすような場所に群生する。日当たりがよく砂の多い痩せた土壌を好み、乾燥に強い。高さは10センチまで、茎は細いがしっかりしてまっすぐ。葉は濃い緑色で、厚くてかたい。

花期は春遅くから夏。ペンステモン属の中では、背丈が低いわりに花が大きい。花は青ラヴェンダーから紫。もとの部分が筒状で、上唇と下唇があり、上唇は2つ、下唇は3つに分かれる。口元のところで細かい毛が生えていて、ひげのように見える。よく目立つ花はハチドリを引き寄せる。

FESのペンステモンとマウンテンプライドは、どちらも同じペンステモン属で、不屈さのアーキタイプを持っている。高山の岩場や砂の多い斜面といった険しい環境を選んで生え、困難な状況における強さを象徴している。

このエッセンスが助けになるのは、自己の強さがぎりぎりまで試されるような、過酷な状況に置かれている人。自然災害や事故に遭ったり、人生にハンディを持って生まれついているなど、本人に責任のない外的な要因によって、険しい人生を歩んだり、厳しい状況に直面することを余儀なくされている。

自分の責任ではなく過酷な状況に追いつめられるとき、人は人生や高い力に対する信頼を失い、すべてをあきらめてしまうこともある。自分は犠牲者だと感じて、それ以上努力して前に進むのをやめようと考えることもある。

そのような場合にペンステモンのエッセンスは、自分の人生の高いヴィジョンに

アクセスするのを助ける。それによって人格の視点からではなく、魂の視点から、自分の人生の目的や、困難で苦しい経験の意味について考えることが可能になる。それはほかの人間から与えられる解釈ではなく、自分自身の中から導き出される答えだ。

ペンステモンのエッセンスは、困難な状況にある人を高い視点に導き、それによって一時期の困難に耐え、先に進む忍耐と勇気を与える。

GHFで使っているペンステモンは種小名はイギリスの植物学者エドワード・パルマーにちなみ、「パルマーのペンステモン」と呼ばれる。

アメリカ西部から南西部の高い場所の砂漠性気候に生える。水はけのよい乾いた土壌を好む。高さは2メートルまで。茎は真っすぐに伸びて、その上部にたくさんの淡いピンク色の花がつく。

花は上唇と下唇があり、花の奥から下唇にかけて濃いピンクの線が入る。花に丸みがあって顔だちが可愛らしく、またこの属の中では珍しく花に香りがある。

FESのペンステモンと同じ属とは思えないぐらい、伸びやかで明るく、楽しそうにおしゃべりをするような印象がある。

GHFの定義でも、このエッセンスは「踊る妖精のように、沸き立つような甘く喜びに満ちた花で、軽やかな幸せへと向かって背を押してくれる」としている。

同じ属でありながら、姿や雰囲気が非常に違い、エッセンスの定義も大きく異なっている。これは、同じ属の姿や雰囲気の似た花の間ではアーキタイプが共有され、同じ属でも大きく異なる植物同士の場合には、別のアーキタイプを持っているという理解につながる。

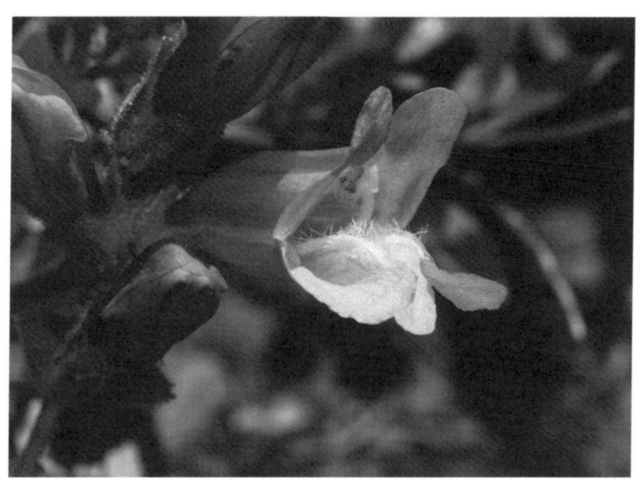

ペンステモン　Photo: Walter Siegmund ©2008/CC BY-SA 3.0

ペンステモン、マウンテンプライド

オオバコ科
ペンステモン属

FES　マウンテンプライド　*Penstemon newberryi*（濃いピンク）
日本で見られる近縁種　以前はイワブクロと同じ属に分類されていたが、ゲノム解析の結果、現在は別々の属に分けられている。住む環境や花の形などはイワブクロととてもよく似ている

属名はギリシャ語で「５本の雄しべ」。この属の仲間はすべてペンステモンまたはビアードタング（毛のある舌）と呼ばれる。英語名はマウンテンプライド（山の誇り）。種小名はアメリカの医師で地質学者のジョン・ストロング・ニューベリーにちなみ、「ニューベリーのペンステモン」とも呼ばれる。

アメリカ西海岸の固有種。山の高い場所の岩場の斜面などで、土壌の乾いて痩せた、難しい場所を選んで生える。「こんなところに花が咲いているとは信じられない」と言われるような場所に、密に群生して花を咲かせる。

高さは30センチまで。葉は根元から生えて密生し、丸または楕円形で縁にぎざぎざがある。細くしっかりした茎の先端に複数の花が咲く。

花期は夏。強く濃いピンク（マジェンタ）の花は、山の岩場や砂利の上で非常に目を引く。花は筒型で上唇と下唇があり、上は２つ、下は３つに別れる。口元に細かい毛がある。

マウンテンプライドはペンステモンと同じ不屈さのアーキタイプを持つが、ニュアンスが少し異なる。

マウンテンプライドのエッセンスが助けになるのは、人と社会のためになる高い理想やゴール、精神的な価値観を持っているが、難しい状況にあうと足を止めたり、後ずさりしてしまう人。困難な状況で自分を主張したり、信念を押し通すことができない。

マウンテンプライドのエッセンスは、正しい目的やゴールのためには、時に戦い、克服し、勝ちとる強さが必要であることを教える。そして自分が正しいと信じることのために、ためらいなく行動をとる勇気をハートから引き出す。また困難な状況やチャレンジを乗り越えてゴールを達成する、忍耐と不屈さを引き出す。

普段の生活や仕事でも、慢性的に受け身の投げやりなあり方に慣れてしまい、不

満があってもあきらめたり、無気力になっている人にも助けになる。マウンテンプライドは、自分を含むすべての人間はよりよい人生に値するのだと思い出させ、そのために行動をとり始めるよう促す。

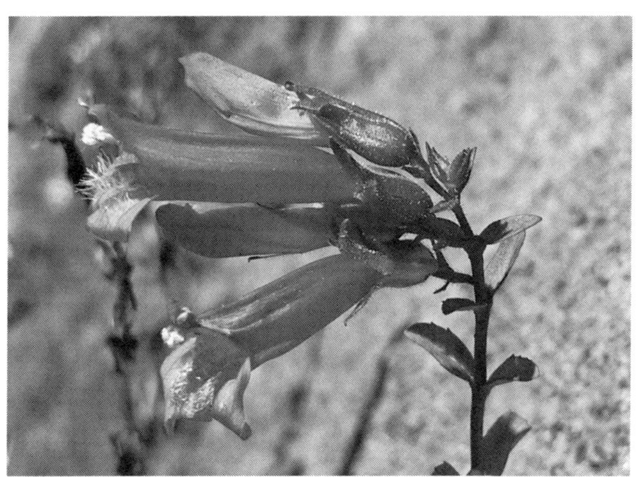

ペンステモン、マウンテンプライド　Photo: Stan Shebs ©2007/CC BY-SA 3.0

ペパーミント（セイヨウハッカ） シソ科 ハッカ属

FES　ペパーミント　*Mentha x piperita*（色）
和名　セイヨウハッカ、コショウハッカ
日本で見られる近縁種　ニホンハッカ　*Mentha canadensis var. piperascens*
ヒメハッカ　*Mentha japonica*

属名はラテン語で「ミント」、種小名は「コショウのような」。ペパーミントは、ヨーロッパの湿地に生えるウォーターミントとスペアミントの交雑種。ヨーロッパから中近東原産の多年草で、自生地ではウォーターミントとスペアミントが自然に交雑して、ペパーミントとして生えることもある。

水源のそばなど湿った場所の日陰でよく育つ。高さ 30 ~ 90 センチ。多肉質の根茎で広がる。成長が早く、とくにいつも湿っている土壌であれば、匍匐枝を延ばしてどんどん広がり、あたりを覆う。非常に生命力が強く、引き抜いても根茎が残っているとすぐ再生する。葉や茎には短い毛があり、葉は表面がしわしわで色は深緑、葉脈に赤みがある。茎は細いがしっかりしており、赤みがかっている。

花期は夏の半ばから終わり。伸びた茎の先にたくさんの小さな花が、みっしりと密な花穂を形成する。ひとつひとつの小さな花は紫から薄紫で、花弁は４枚。

いわゆるミントの香りがあり、精油は多量のメンソールを含む。

ハッカ属の植物は、古代ギリシャやローマの頃から風呂に入れたり、食べ物の香りづけに使われた。ローマからヨーロッパ全土に広がり、９世紀には修道院の庭で栽培されていた。

葉を乾燥させてハーブティーにしたり、花や葉を水蒸気で蒸留して精油を抽出する。精油は冷やす効果と刺激する効果がある。薬草としては、胃の調子を整えたり吐き気を抑える。神経や筋肉の緊張をやわらげてけいれんを止め、筋肉痛や神経痛を楽にする。発汗を促して体を冷やすなどの効果がある。また気分を爽快にする、目を覚まさせる、頭をすっきりさせる作用もある。

カルペパーの『English Physician』にはミントの項があるが、「これはおもにスペアミントについて」だと書かれており、ペパーミントの項はない。スペアミントについては金星が支配するとする。カルペパーはミント類には「乾かして固める性質がある」「血液を薄め、胆汁質にするのでとり過ぎは禁物」と書いている。

ミント類とヨーロッパに自生するホースミントの効果としては、以下のように記述している。「額やこめかみに葉を当てると頭痛をやわらげる。頭に目詰まったエネルギーを排出させ、記憶力を向上させる。消化を促し、胃の膨満感を解消し、吐き気としゃっくりを止める。抽出した液は葉そのものより作用が強く、冷えた肝臓を温める。心臓の痛みをやわらげ、食欲を増進させ、性欲を強める。出過ぎる母乳を減らし、乳房の腫れをとる。しかし傷のあるものがミントを食べると、傷が治らず苦しむ。またかんしゃくのある人は避けるべき」。

薬草魔術家のロスは、強い香りが空気中に広がることからペパーミントを風の質とし、また成分に錫（すず）を含むことから木星が司る植物としている。

ペパーミントはスペアミントとウォーターミントの交雑種で、湿った場所を好むなど性質は似ているが、スペアミントより火の要素が強く、「コショウのミント」という名前のとおり、熱する性質が強い。

ペパーミントのエッセンスの作用は、薬草としてのペパーミントの性質をエネルギーレベルで反映する。エネルギーが冷えて滞っている場合には熱で刺激し、余分な熱がある場合にはそれを放出させる。

また3チャクラを爽やかに刺激して、すっきり目覚めさせる。それによって明晰に考え、まわりのことに注意を払い、きびきびと反応する力がとり戻される。消化や新陳代謝を刺激し、体や心のリズムをきびきびとしたペースに戻すのを助ける。

3チャクラの働きが過剰または停滞して、実際の消化吸収機能が落ちている場合や、外部からの情報のインプットを消化、統合する力が落ちている場合。思考力が緩慢になっている場合や、精神的にものぐさになっている場合。代謝がスローで、食事のあとに思考が停止して眠くなるような場合。また肝臓に熱が溜まり、思考が曇った状態になる場合にも適用できる。

ペパーミントのエッセンスは、体とエネルギー全体の熱と冷たさのバランスを調整し、過剰な熱を散らしてとり去り、停滞したエネルギーを刺激して動かす。肉体と3チャクラ、思考体がすっきりした状態で働くのを助ける、有用な汎用レメディ。ミストにすると使い勝手がよく、ペパーミントの精油を加えることで相乗作用を得られる。

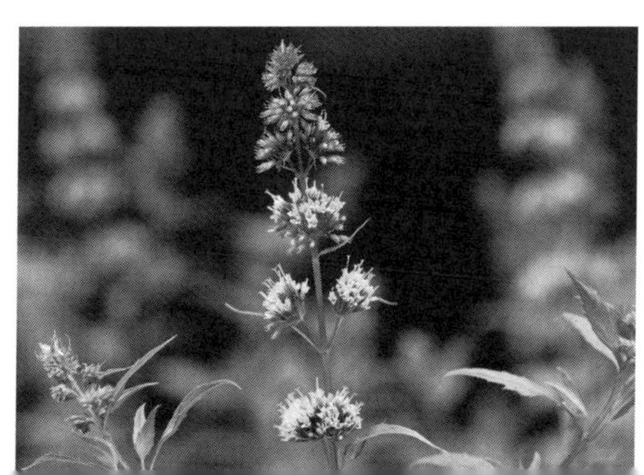
ペパーミント

ポイズンオーク

ウルシ科
ウルシ属

FES　ポイズンオーク　*Toxicodendron diversilobum*（緑・白）
日本で見られる近縁種　ウルシ　*Toxicodendron vernicifluum*（緑）

属名はギリシャ語で「毒のある木」。種小名は「さまざまな葉の」。ポイズンオークと呼ばれる木にはアメリカ東南部に自生するアトランティック（大西洋岸の）ポイズンとオークアメリカ西部に自生するパシフィック（太平洋岸の）ポイズンオークまたはウエスタン（西部の）ポイズンオークがある。

FESで使っているパシフィック・ポイズンオークはアメリカ西海岸原産。落葉性の木質のつる性植物で、時に低木になる。ダグラスファー、セコイアやパインなど常緑樹の森、オークなど広葉樹林の森、草地、沿岸のセージ原野、シャパラルなどに広く自生する。日陰であまり日の当たらない場所にも、直射日光の入る場所にも、形態を変えながらいろいろな環境に適応する。

つる性植物の形態では、まわりの低木や木の幹に登り、樹冠を覆ってしまう。巻きつく木を折ったり窒息死させることもある。開けて太陽の当たる場所では、高さ４メートルまでの低木になる。まわりにほかの樹木が密に生えて日陰になっている場所では、３～９メートルの木になる。これ以外にもさまざまな中間形態がある。

根茎でも種子でも増え、適応力に優れ、成長が早い。森が山火事で燃えて裸になった場所では森の回復に役立つ。茎は乳液が染み出し乾いて、ところどころ黒い跡になる。葉は、枝の先に３枚の小さな葉がつく特徴的な姿。個々の葉の形はオークに似ているが、表面がつやつやしている。２月から３月に出たばかりの葉は赤茶色。春には明るい緑になり、夏には鮮やかな黄色、緑や赤色。７月から 10 月にかけて明るい赤やピンクになる。寒くなると落葉し、熟した実のかたまりだけが残る。

花期は３月から６月。緑のかかった白い小さな花が房状に集まって咲く。花弁は５枚で、中心からたくさんの雄しべが伸びる。

葉の色が変化に富んでたいへん美しいが、かぶれを起こすために非常に嫌われている。日本ではかぶれる植物というとウルシだが、アメリカではすぐにポイズンオークが挙げられる。森によく生えており、敏感な人は近寄っただけでもかぶれる。葉や枝の表面はウルシオールを含む油で覆われている。山火事やたき火で燃やされるとウルシオールが気化し、吸い込むと非常に危険。

しかし野生の鹿やリスはポイズンオークの葉を食べる。葉はミネラルが多く栄養分に富んでいる。鳥は実を食べ、枝を巣材に使う。これらの野生動物や馬、牛、犬などはウルシオールに反応しない。

カリフォルニアの先住部族は、新鮮な葉を湿布にしてガラガラヘビのかみ傷を治療した。チューマッシュ族は樹液でいぼ、たこ、魚の目をとったり、止血に用いたりする。また樹液やススで染料を作り、入れ墨を入れたり、皮膚を染めたりした。乾燥した根の煮汁や春に出る若芽を食べると、ポイズンオークの毒に対する耐性がつくとする。

ロスアンジェルスは先住部族の言葉で「ヤンニャ」と呼ばれる村のあった場所に建設されたが、これは「ポイズンオークの土地」という意味。

ポイズンオークのエッセンスが助けになる人は、外面的には自立した、強くタフなイメージを見せるが、内面は非常に繊細で傷つきやすく、自分のバウンダリを守ることに不安を感じている。

相手があまり近づいてくると、自分のバウンダリを侵犯され、内に隠している繊細さや傷つきやすさを知られてしまうと恐れている。そのため近寄ってくる相手に対しては、敵意や怒り、苛立ちなどを見せて壁を作ったり、距離をとる。また親しい関係を結ぶことを避ける。

このタイプは「弱さや繊細さは恥ずかしいことで、それを他人に見せてはいけない」と思い込んでいる。これは親や社会からの刷り込みによるもので、「男は強くタフであるべき」としつけられて育った男性に多い。ポイズンオークのエッセンスは、そのような刷り込みを中和する。

そして本当は人に近づきたいのに、敵意や苛立ちといった防衛をはることが、自分の正直なニーズを満たすのを邪魔していることに気づかせ、繊細さや優しさも含めた本来の自分を受け入れるのを助ける。

植物としてのポイズンオークは非常に適応力に富んでいて、生える環境によって姿を変え、季節によって葉の色を変える。そうやって変化し適応しながら、自己の本質は変わることがない。ポイズンオークのエッセンスは、環境に対する本来の適応力を引きだし、自分らしさの多様な表現を受け入れることを助ける。

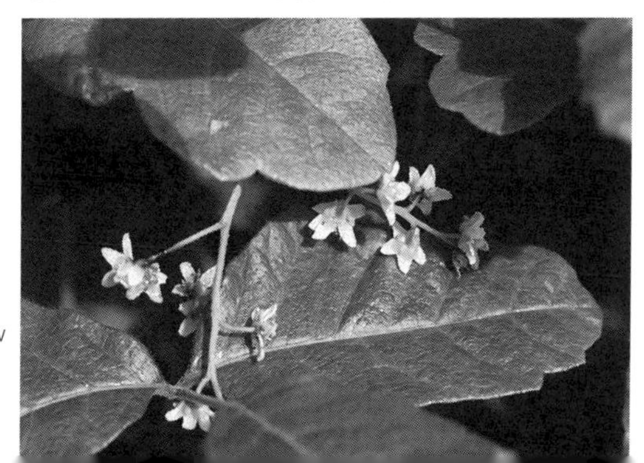

ポイズンオーク
Photo: Whitney Cranshaw

ポムグラネイト（ザクロ）　ミソハギ科 ザクロ属

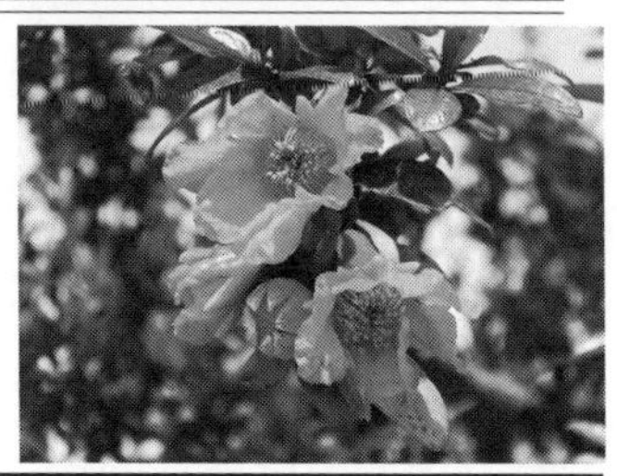

FES　ポムグラネイト
Punica granatum（オレンジ赤色）
GHF　ポムグラネイト
Punica granatum（オレンジ赤色）
和 名　ザクロ
日本で見られる近縁種　ザクロ（同一種、栽培）

属名は「フェニキアのリンゴ」。種小名は「種のある、粒の多い」。イランから北インド原産の落葉性の低木。中東、南アジア、地中海地方で数千年前から栽培され、シルクロードを通じて中国南部や東南アジアにも伝わった。

太陽を好み、日照りに強く乾燥した気候で育つ。ある程度の霜や低温にも耐える。高さは5～10メートル。幹は盛んに枝分かれし、ねじれて独特の姿になる。葉はつやがあり、狭い楕円形。

花期は夏のはじめ。真ん丸の赤いつぼみが割れて、中から赤色の花弁が広がるさまは、あふれる生命力を感じさせる。花弁は3～7枚。中心部からたくさんの黄色い雄しべが広がる。

温帯では秋から冬に果実が実る。1個の果実に200～1400個の赤い実が詰まる果実は古代から多くの文化で豊饒の象徴とされた。

ザクロの果実は外側がかたく乾いているが、内側はみずみずしく甘く、生命にあふれていることから、古代ギリシャでは生と死を象徴する果物とした。ペルセポネーの物語では、冥界の王に連れ去られた彼女が地上に戻る前に6粒の冥界のザクロを食べたため、1年の半分を冥界で過ごさなければならなくなった。それを母の地母神デメテルが悲しみ、その期間は地上で植物が実らなくなったという。

ローマでは結婚と出産の女神ユーノーの果物。聖書に出てくるエデンの園の禁断の果実はリンゴではなくザクロだったとする研究者もある。インドでは繁栄と多産の象徴で、ガネシャ神の果物。ボッティチェリやレオナルド・ダ・ヴィンチなどのルネッサンス期の画家は、よく聖母や幼な児のイエスとともにザクロの実を描いた。

薬草としての使用も古く、エジプトで紀元前1500年に書かれた医学書にも載っている。アーユルヴェーダでは腎臓と肝臓を浄化し、ホルモンバランスを整え、勃起不全を直し、妊娠を助けるとする。植物性エストロゲンを含み、女性ホルモンのバランスを助けたり、更年期のサポートに使われることも多い。

薬草魔術では、ザクロの実を食べる前に願い事をするとかなう。ザクロの枝は富や金銭を引き寄せるとする。ザクロの皮を乾燥させたものを、幸運や富を祈るためのインセンスに加える。

ザクロのアーキタイプは伝統的に多産、豊饒と結びついているが、現代においては、それを普遍的な「生み出す力」、つまり創造性の発揮につなげることができる。過去、男性中心の社会では、女性の創造力、生み出す力は、文字どおり「子どもをたくさん産むこと」に向けられた。しかし創造力とは、すべてのものを生み出す力だ。それは女神による世界創造神話のようなアーキタイプ的な形から、あらゆるクリエイティブな活動までを含む。何かを生み出し育てることは創造性の表現だ。

男性中心の社会は、女性の持つ「生み出すエネルギー」で子どもを産むこと、また夫を支え、家を富ませることに向けさせようとする。現代はまずそのような制限を破ることに、女性自身の創造性が発揮される必要がある。「子どもを産まない女性には価値がない」というのも、そのような社会の刷り込みであり、そこには子どもを産むこと以外に創造的力を使おうとする女性を貶める圧力や、子どものある女性とない女性を対立させ、「分断させて支配する」仕組みがある。

しかし現代では、子どもを産まない選択をした女性や機会を得なかった女性は、これから子どもたちが生きていかなければならない社会を、よりよいものに変えていくために自分自身の創造性を使うことができる。

女性が自分のもつ創造力を意識的に受け入れ、それを自分が選んだやり方で使う。それは決して悪いことではなく、むしろ必要なことだと気づくこと。それが現在の日本の社会を変えていくための重要な鍵だ。そして創造性のアーキタイプを象徴するポムグラネイトのエッセンスは、女性の成長と魂の進化を支える多様な可能性を含む、非常に重要なエッセンスだ。

ポムグラネイトは女性が自分の持つ生み出す力、創造する力を肉体面でも精神面でも受け入れるように導く。そして自分が選ぶ創造性の表現は、仕事やクリエイティブな活動でも、妊娠と出産、子育てでも、すべてが生命を育て支えるものであることを思い出させる。そしてザクロの実が多数であるように、自分もそう望むなら、ひとつだけではなく、たくさんの実を実らせることができるとも教える。

ポムグラネイトはまた、自分自身の創造性や生み出す力について葛藤を抱え、それが原因でホルモンのバランスの乱れや更年期の症状に悩む女性の助けになる。1チャクラと2チャクラをバランスさせ、心理的な葛藤から来るエネルギーの緊張を緩め、温かで潤いのあるエネルギーが、下腹部から全身を巡ることを促し、心身のバランスを整えるのを助ける。

ボラージュ（ルリジサ） ムラサキ科 ルリジサ属

FES　ボラージュ　*Borago officinalis*（青）
GHF　ボラージュ　*Borago officinalis*（青）
和 名　ルリジサ
日本で見られる近縁種　ルリジサ、ボリジ（同一種、栽培）

属名はラテン語で「荒い毛の生えた」。種小名は薬用であった歴史を示す。英語の別名スターフラワーは、花が青い星の形をしていることから。

地中海原産の1年草。ヨーロッパではよく庭に植えられ、自己播種（じこはしゅ）で毎年、同じ場所に咲く。育ち方は不確定で適応力に富む。高さ1はメートルまで。葉も茎も白い細かな毛で覆われている。

温帯での花期は6月から9月。より温かい地方では1年を通して咲き続ける。若い花は薄紫で、時間が経つと青くなる。 5つの花弁が五芒星を作り、花弁と互い違いに細い緑の萼が5枚出て、真上から見ると十芒星にも見える。花びらは薄く柔らかく、青い炎が燃え立つような印象がある。

花はよくサラダや飲み物に入れられ、ほんのり甘味のある優しい味。

種子から絞る油は、食用油の中でもっとも高濃度のγ（ガンマ）-リノレイン酸を含み、サプリメントとして用いられる。γ-リノレイン酸は血圧やLDLコレステロールを下げる働きがあり、心臓や血管系を健康に保つのを助ける。

薬草としては強心作用と血液の浄化作用があり、高血圧など循環器の症状や、喘息、気管支炎など呼吸器の症状に用いられる。葉と花を煎じたものには解熱効果もある。栄養面からも薬草としても、心臓を含む循環器系の働きをスムーズにする植物であることがわかる。

また古くから気分を明るく高揚させ、勇気づける薬草とされ、ローマの博物学者プリニウスは「ボラージュはホメロスがネーペンテースと呼んだハーブで、ワインに入れて飲むと悲しみや嘆きを忘れさせる」と書いている。ローマでは兵士が戦場に向かう前に食べ、中世の騎士はボラージュの花を刺繍したスカーフをまとった。

ルネサンスの哲学者フランシス・ベーコンも、この花は憂鬱を払うのに優れると書いている。植物学者ジョン・ジェラードの記述はさらに詳しく「ボラージュは心を明るくし、陽気にさせる。ハートを慰め、悲しみを追い払い、心を喜びで満たす。

葉と花をワインに入れて飲めば、悲しみ、退屈や憂鬱を追い払う。花で作ったシロップはハートを穏やかにし、憂鬱を遠ざけ、興奮している人を落ち着かせる。葉を生で食べれば血液を浄化し、病みあがりの人によい」。

カルペパーはこれを木星の植物とし、「暗さや憂鬱さを追い払い、花をジャムか砂糖漬けにしたものはハートを心地よくさせる」としている。

薬草魔術では、勇気をもらうために花をポケットに入れたり、身につける。ボラージュのお茶は肉体を超えた感覚を強めるともされる。

葉はミネラル分が多く、よく乾かして火をつけるとぱちぱちと光って燃える。

ボラージュはフラワーエッセンスとしてもハートのレメディで、心臓（ハート）を強め、気分を明るく高揚させるという伝統的な薬草としての使い方が、そのまま当てはまる。性格のタイプに関わらず、心が重く憂鬱なときや、難しい状況に直面するのに勇気が欲しいときに用いることができる。

ハートチャクラ（4チャクラ）は、深い悲しみを経験したり、つらいことが続いたりすると、萎縮して弾力性がなくなり、そのために胸が重く感じられる。このような状態にあるとき、ボラージュのエッセンスは、不安や悲しみで萎縮したハートチャクラを柔らかく広げ、弾力性をとり戻させる。

ハートにエネルギーの流れがとり戻されることで、ハートチャクラの本質的な性質である、人生に対する信頼、オープンさと生きることへの明るい姿勢をとり戻すのを助ける。

また6チャクラを刺激し、星のような光をハートに下ろして、人生に対する期待と高揚感をとり戻させる。

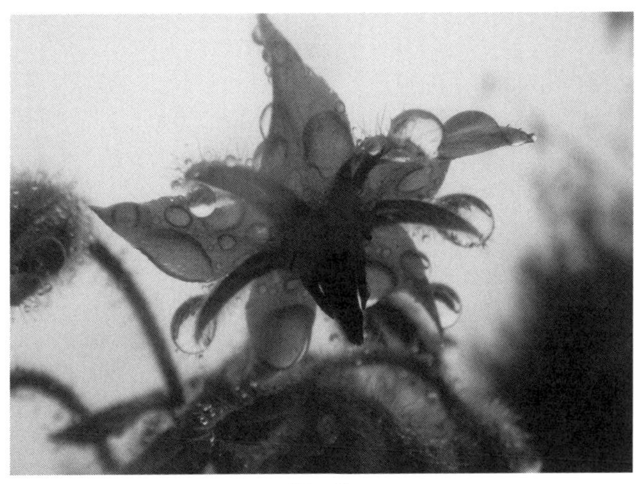
ボラージュ

ホーリー（セイヨウヒイラギ）　モチノキ科 モチノキ属

HH　ホーリー　*Ilex aquifolium*（白からピンク）
FES-EE　ホーリー　*Ilex aquifolium*（白からピンク）
和名　セイヨウヒイラギ
日本で見られる近縁種　モチノキ、イヌツゲなどが同じ属になるが、ホーリーのように葉がとがってないため、感じがまったく違う

属名は地中海原産のオークを指す。この属の木はいずれも英語でホーリーと呼ばれる。バックが用いた ホーリーはイングリッシュ・ホーリー、クリスマス・ホーリーと呼ばれる。種小名は「針のような葉の」。日本に自生するヒイラギは葉の形がよく似ているが、モクセイ科モクセイ属で別の種。

ヨーロッパ、アフリカ北西部、アジア南西部の原産。常緑の木または低木で、イギリスでは珍しい自生の常緑樹。日陰を好み、オークやビーチの森、峡谷などの日陰に生える。森の日陰で増えて素早く広がり、他の種を押しのける。

高さ 10 ～ 25 メートル。中心の幹はまっすぐだが根元から枝分かれして、全体としてピラミッド型の樹冠を形成する。成長がゆっくりで寿命は 500 歳まで。かたい葉は常緑で５年ほどもつ。表面は深い緑でつやがあり、裏は色が薄い。若い木や成熟した木の下のほうの枝で、葉に鋭いとげとげがある。とげのある葉のついた枝をからめあって、隣り合う木同士がお互いを支える。

雌の木と雄の木がある。花期は春。雌花も雄花も小さく白色で、形は似ている。どちらも花弁は４枚、萼も４つ。雌花は白またはピンクで、１つだけまたは３つのグループで咲く。真ん中にぽちっとした緑色の子房があり、雌しべが４つある。雄花はかたまって咲き、クリーム色の雄しべが目立つように突き出る。花は甘い香りがあり、蜂蜜をよく作り、蜂や蝶が集まる。受粉はおもに蜂が担当する。

実は 10 月から 11 月に熟して明るい赤または黄色になる。木についている実は非常に苦く食べられない。霜が降りたあとに柔らかくなり地面に落ちて、鳥や動物たちの重要な冬の食糧になる。種子は２年目か３年目の春まで芽を出さない。

ヨーロッパでは古くから神聖な木とされ、薬草としても用いられた。プリニウスは、葉を塩と混ぜたものは関節炎に効き、赤い実はコレラ、赤痢、腸の病気によいとした。 ローマの冬の祭りであるサートゥルナーリア祭（農神祭）の象徴で、それがキリスト教にとり入れられてクリスマスと関係づけられるようになった。

カルペパーは土星が支配する木とし、「果実を乾燥させ、つぶして粉にすると下痢、下血、月経を止める。樹皮や葉は湿布にして骨折や脱臼に効果がある」と書いている。また枝や葉は家を雷から守り、人を魔術から守るとした。

伝承研究家のテッド・アンドリュースによれば「ホーリーの木には妖精やエルフたちがたくさん住まい、木の精はその守護役である」という。ホーリーの木の精の王は冬至を司り、オークの精の王は夏至を司るという伝承もある。木質はかたく、白く美しいので、魔術師の杖を作るのに使われる。

バックはホーリーを「他者の影響や考えに過敏」であることのレメディに分類している。「嫉妬、ねたみ、復讐心、疑惑などにおそわれることがある。いろいろな形の苛立ちに。しばしば、不満に感じるべき理由がないのに、自分の中で非常に苦しんでいる」。また「ほかのレメディを使っても効果がでない場合や、あまりにたくさんのレメディが当てはまる場合にも使う」としている。

ホーリーが当てはまるタイプはもともと愛情深く、強く愛を求めている。愛情を与えてもらえないことや、自分を受け入れてもらえないことに極度に敏感で傷つきやすい。愛が与えられないと感じると、それが激しい怒りや嫉妬に転じる。この怒りは相手の愛を失うことへの強い恐れからくる。この感情は非常に強く、後をひいて本人の中で長くくすぶり続け、しばしば実際の破壊的な言動や、復讐的な行為につながることもある。人の愛や愛情には限りがあると信じているので、人間関係ではつねに不安を感じ、必死で相手の愛をつかもうとする。

ホーリーのエッセンスは、ハートの中に空間を作り、そこを強い白い光で満たす。この光は、自分の高い自己を鏡のように反映する力をもっている。その光に、自分の感情や恐れを預けるとき、傷つき恐れている自分を受け入れ、いたわる気持ちが生まれる。ホーリーの光は傷ついたハートを満たして、自分自身を無条件に受け入れることを教えてくれる。

自分を癒し、成長させることで、このタイプの持つ強い愛情は、他者への慈しみへと変容させることができる。そうなったとき、ホーリーのタイプはその本来の力である愛情を、他者を育むことを通して表現できるようになる。

汎用的には、愛情が足りないことへの不安や、焼きもちに対するレメディ。たとえば下の子どもが産まれて上の子どもが焼きもちを焼く場合や、家にすでに動物がいて、そこに新しい動物をつれてくるのに、前からいる動物の機嫌が悪くなったり、焼きもちでけんかをしたりするような場合にも適用する。

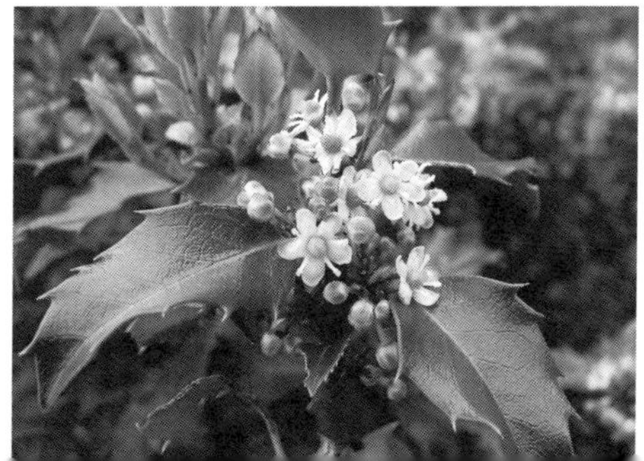

ホーリー（雌花）

ホワイトチェスナット
(セイヨウトチノキ、花)

ムクロジ科
トチノキ亜科
トチノキ属

FES-EE、HH　**ホワイトチェスナット**　*Aesculus hippocastanum*（ホワイトチェスナットは花の部分、白地にピンク、赤、黄の斑。チェスナットバッドは芽の部分、緑）

GHF　**ホワイトチェスナット**　*Aesculus hippocastanum*

和 名　セイヨウトチノキ、マロニエ

日本で見られる近縁種　トチノキ　*Aesculus turbinata*

イングリッシュ・エッセンスのホワイトチェスナットとチェスナットバッドは、どちらもホースチェスナット(セイヨウトチノキ)の木から作られる。ホワイトチェスナットは花、チェスナットバッドは芽を使う。トチノキ属で、チェスナット（クリ）とは関係ない。

属名は「馬の」。種小名はラテン語で「トチノキ、オーク」。英語名はホースチェスナット。昔はクリの木の仲間と誤解されており、実を馬の呼吸器の治療に使用したので、ホース（馬の）チェスナットと呼ばれる。なお英語で「ホワイトチェスナット」と呼ばれる木はなく、フラワーエッセンスの名前としてのみ用いられる。

バルカン半島からトルコ原産で、ギリシャから南ヨーロッパに自生。花が美しく木も見栄えがするので、ヨーロッパ、アメリカ、カナダで広く植えられている。高さは最大40メートルまで。ドーム状の樹冠を作り、古い木では外側の枝がしな垂れる。見栄えのする立ち姿だが、根は浅く横に広がる。5～7枚の葉がもとの部分でつながって、全体として大きな手のひらの形に並ぶ。

花期は春。花は白で、柔らかな5弁の花びらに黄色やピンクの斑を散らし、それが20～50個集まって上向きの大きな房になる。実は緑色でとげがあり、中に種子が1つ。

木は背が高く、大量の葉が密生して大きな樹冠になり、花期には存在感のある花が大量に咲いて、山のように盛り上がった感じがある。

ホースチェスナットはファイトケミカルの豊富な木で、17世紀には樹皮と種子が解熱剤として用いられた。種子はアエスシンを含み、静脈瘤や浮腫など、慢性の静脈や血管系の疾患に用いられる。ただし生の種子、葉、皮、花は毒性のあるエスクリンを含むので、人間も馬も服用してはいけない。

バックはこれを「現在の環境に十分な興味がない」ことのレメディに分類している。「頭に入ってきて欲しくない考え、アイディア、議論などを止めることができない。このようなときはたいてい、目の前のことについて、それで頭をいっぱいにしておけるだけの充分な興味がない。心配な考えはいつまでも頭に残り、一時的に追い出すことができてもまた戻ってくる。それはぐるぐると回り続け、精神的な拷問になる。こういった不愉快な考えが安らぎを奪い、その日の仕事や楽しみに集中する能力を奪う」。

ホワイトチェスナットが役立つのは、考え事が頭の中で繰り返されて止められない。それも今、目の前にあるのとは関係のない考えが頭の中をぐるぐる回り続ける。自分でも意味がないと感じつつ、止めることができない状態。

あるいは何かに集中したいときに、頭の中でおしゃべりが始まり、止められない。不安や心配事で頭がいっぱいになり、現実から遊離した形で頭の中をぐるぐるし、思考や不安が空まわりしてエネルギーを消耗する。

これはタイプというよりは、多くの人が時に経験する状態で、3チャクラの思考がグラウンディングされないまま、極度に興奮している状態。グラウンディングされない思考エネルギーなので、内容は現実性を欠く。エネルギーが頭のまわりに偏る傾向が強く、頭痛や片頭痛、不眠症などにもなりやすい。

そういうときホワイトチェスナットは、過剰な知的エネルギーを大地に接地（グラウンディング）して放出させ、興奮している知性の動きを静める。またトラウマ的な経験が頭の中で繰り返し再体験され、精神的に休めないようなときにも、それを静めて心の平静さをとり戻すのを助ける。

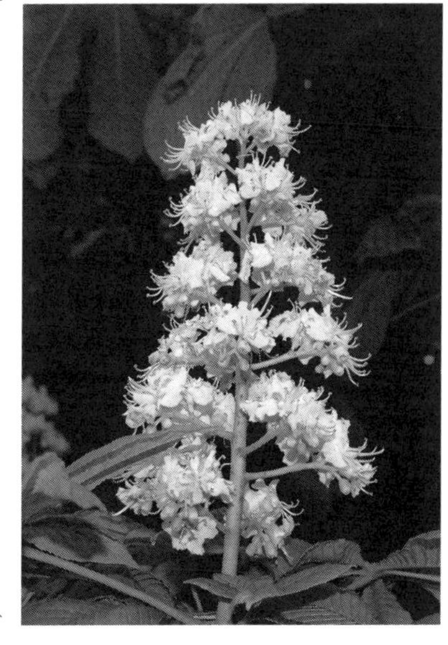

ホワイトチェスナット

ホーンビーム（セイヨウシデ） カバノキ科 クマシデ属

FES-EE　ホーンビーム　*Carpinus betulus*（雌花は緑、雄花は薄緑から薄茶色）
HH　ホーンビーム　*Carpinus betulus*（雌花は緑、雄花は薄緑から薄茶色）
和名　セイヨウシデ
日本で見られる近縁種　クマシデ　*Carpinus japonica*
サワシバ　*Carpinus cordata*

属名は「かたい」。英語名のホーンは「動物の角」、ビームは「木、木材」で、木材としてのかたさが特徴であることを示す。この属の木は英語ではすべてホーンビームと呼ばれ、バックが用いたホーンビームはヨーロピアン・ホーンビーム、コモン（普通の）ホーンビームと呼ばれる。種小名は「カバノキ」。

イギリス南部を含むヨーロッパから西アジアに自生する落葉性の広葉樹。温帯の広葉樹林を構成する主要な木の１つで、ヨーロッパ全土に広く植えられている。

日当たりのよさを好み、高さは15～25メートル。低い位置から盛んに枝分かれし、枝は左右にジグザグと伸びる。根は浅く横に広がる。葉は密で、こんもりとした樹冠を作る。葉脈が目立ち、葉はでこぼこした感じになる。秋には黄色に変わり、冬になっても木についたまま残る。

風媒花で、１つの木に雌花と雄花がつく。花期は春から初夏。雌花は新しい枝の先端につき、緑の芽のように見える。先端からわずかに赤い糸のような柱頭が見える。雄花は枝の途中から垂れ下がり、薄い緑から薄い茶色。何年かに一度、非常にたくさんの花をつける。

種子は羽のある苞に包まれ、風で数百メートル先まで飛ぶ。秋に熟すが、木についたまま冬を越す。種子でよく増えるが、地面に落ちた種子は２年目の春まで発芽しない。

木質は重たくかたく、燃やすと高い熱を出しながらゆっくり燃える。

イギリスでは伝統的に大幅に枝を切り詰めたり、切り株を残して切り倒し、萌芽更新をさせる。切られたホーンビームは切り株から盛んに芽を出して再生する。

樹皮や葉には殺菌作用や抵炎症作用がある。葉を煮出した水は目の腫れや炎症に使われる。また葉の止血作用がよく知られ、傷や火傷、打ち身などに湿布にして使う。

バックはホーンビームを「不安」へのレメディに分類している。「自分の人生の重荷を背負うのに、自分には充分な心または肉体の強さがないと感じる。実際には自分の役割をちゃんと果たすことができているのに、毎日の仕事をやり遂げるのがあまりにたいへんだと感じる。自分の仕事を楽にこなすことができるようになる前に、自分の中のある部分、心あるいは肉体が強くなる必要があると信じる人に」。

ホーンビームは疲労感や倦怠感、自分が重荷を背負っていると感じるときのレメディだ。性格のタイプではなく、特定の状態に対応する汎用レメディ。

毎日毎日、同じことをやり続けることからくる疲労感や倦怠感。やるべき仕事があってやり続けているが、その終わりが見えないことへの疲れ。

「この仕事は終わらない」「もうこれ以上続けることはできない」といった気分に陥っている。気分の落ち込みによってエネルギーの流れが停滞し、よけいに疲労感や倦怠感を感じるというネガティブなスパイラルにはまっている。

そのようなときにホーンビームのエッセンスは、溜まっている疲労や倦怠感などの停滞したエネルギーを押し流す。それによって生命エネルギーの流れが回復し、停滞していた感情や知性の働きが再開する。そしてもう一度、新しい視点から自分の仕事や状況を見渡すことが可能になる。自分はなぜそれをやるのかについての、明確な動機や理由を見つけるのを助けてくれる。

このエッセンスは、切り詰められることで萌芽更新をするホーンビームの木そのままに、生命エネルギーの更新プロセスを経験するのを助けてくれる。エッセンスをとりながら、自分の中の古いパターンを仕分けて、捨てるなり手放すよう努めると、さらにこのプロセスを十分に活用できる。

また疲労困ぱいの状態から、とりあえず回復するための応急レメディとしても用いられる。

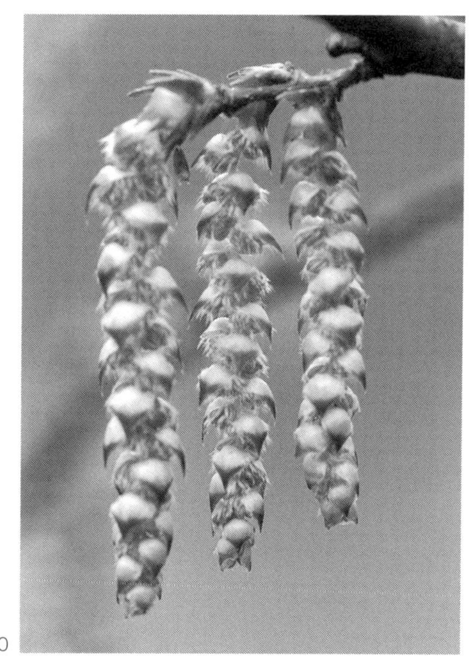

ホーンビーム（雄花）
Photo: Amada44 ©2010/CC BY-SA 3.0

マウンテンペニロイヤル

シソ科
ヤグルマハッカ属
(モナルダ属)

FES　**マウンテンペニロイヤル**　*Monardella odoratissima*（薄紫）

属名はスペインの医師で植物学者だったニコラス・モナルデスにちなむ。種小名はラテン語で「もっとも香りの高い」。マウンテンコヨーテミント（山のコヨーテのミント)、マウンテンビーバーム（山の蜂の薬草）とも呼ばれる。姿がベルガモットに似ているのでワイルド・ベルガモットと呼ばれることもあるが、本家のベルガモットはミカン科でまったく別の種。

北アメリカ原産の多年草。北カリフォルニアのカスケイド山脈やシエラネヴァダ山脈の高い場所、セージブラッシュの低木林などに生える。高さ１メートルまで。茎は細いが強くかたく、まっすぐに立つ。根に近い部分は木質化する。葉は槍型で深緑で、毛があることもある。分泌腺があり、特有の強いミントの香りがある。

花は４月から８月まで豊富に咲き続ける。伸びた茎の先端に小さなつぼみがたくさん、玉のように丸く固まってつき、それがてっぺんから順に開いていく。色は薄紫のほか、ピンクや白もある。シソ科の唇型の構造をしているが、細長い花弁が上に向かって開き、薄紫やピンク、または白の炎がちらちらと出ているように見える。

人間はみな毎日、大量の思考や感情エネルギーを作り出し、それを他人に向けているし、自分も他人から受けとっている。

人によっては体質的に、あるいはバウンダリの状態によって、他人のネガティブな思考やアストラル存在の影響を受けやすいことがある。また自分で作り出したネガティブなエネルギーの中にはまり込み、その影響を受け続ける場合もある。

とくに習慣的に深酒をしたり、麻薬や向精神薬を使っているような場合には、その傾向が強まり、物事を明晰に考えられず、理性的な判断ができなくなる。本人は自分で考えて行動しているつもりでも、他人やアストラルからの影響で動かされてることもままある。

マウンテンペニロイヤルのエッセンスには強い浄化作用があり、他人から吸収したネガティブな思考や、アストラルの思念体（ソートフォーム）をエネルギーフィールド(オーラフィールド)から排除する働きがある。自分自身の作り出したネガティブなエネルギーがエネルギーフィールドの中に溜まって停滞している場合にも、それを排出させる。

家族やまわりの人の感情エネルギーを吸収しやすいタイプにはヤロウ、とくにピンクヤロウがよく適用されるが、マウンテンペニロイヤルは思考エネルギーの浄化に強く、また思念体（ソートフォーム）などアストラルの影響にも対応する。

体質的にこのエッセンスが非常に役立つ人もあるが、必要に応じて誰でも使える汎用レメディでもある。服用以外にミストに作っておくと使い勝手がいい。

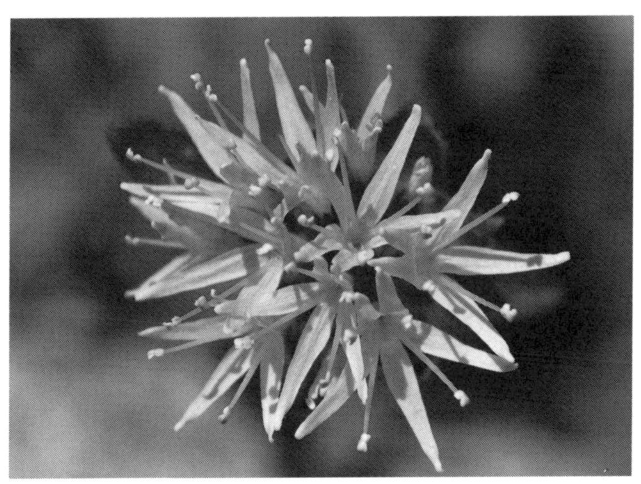

マウンテンペニロイヤル　Photo: Jeb Bjerke ©2011/CC BY 2.0

マグワート キク科 ヨモギ属 (アルテミシア属)

FES　マグワート　*Artemisia douglasiana*（色）
日本で見られる近縁種　ヨモギ　Artemisia indica willd.

ヨモギ属はラテン語のアルテミシア属で、ギリシャの月と森の女神アルテミスに由来する。FES で使われているマグワートは、カリフォルニア・マグワートと呼ばれる。種小名はスコットランドの博物学者デイヴィッド・ダグラスにちなむ。先住部族の伝統からドリームプラント（夢の植物）という別名もある。

アメリカからメキシコまでの西岸に自生。直射日光と湿った土を好み、小川のほとりによく見られるが、砂地や乾燥した土地にも適応する。

高さは 2.5 メートルまで。地下茎から長く強い茎が伸びて立ち上がり、木質化する。茎と葉は毎年枯れて、春になると根から新しい芽が出る。長いひげ根をたくさん伸ばして地中に食い込んで広がり、さらに地下茎から他の植物の発芽を抑制する物質を分泌して競争にも強い。

5 月から 10 月に花が咲き、非常に小さな鐘型の花が密集して咲く。個々の花は複数の雌花と両性の筒状花からなる。

多くの蝶の幼虫が葉を主食にし、また多くの鳥が種を食べる。葉は一部の蜂の巣材にも使われる。

独特の芳香（ヨモギの香り）がある。強い化学成分を含み、精油が作られる。味は苦い。

カリフォルニア先住部族の伝統的な薬草で、頭痛や関節の痛み、切り傷や湿疹などに用いる。また月経不順など女性の症状にも用いられる。中絶を引き起こすために用いられることもあった。

また部族の儀式にも用いられる。葉をタバコのように吸ったり、お茶にしたりして飲むと、鮮やかな夢を見るとされ、「夢の植物」という名前の由来になっている。

マグワート（ヨモギ）の仲間はアジアでもヨーロッパでも薬草として用いられる。中国や日本ではお灸として疲労回復、貧血や冷え性に用いる。韓国ではヨモギの蒸気で下腹部を温める、女性のための温熱療法がある。アイヌはヨモギを煮て蒸気を吸い込み、呼吸器の治療に使った。

ヨーロッパでは古代から疲労回復の薬草として知られ、ローマの兵士はマグワートをサンダルに敷いて、足の疲れや腫れを減らした。

カルペパーはマグワートを金星の植物とし、「熱い煮汁は女性の病気の治療に優れ、月経を促し、分娩を助け、後産を促し、子宮の閉塞と炎症を改善する」とした。夢や予知能力との関係から、月と対応させる考えもある。

マグワートは風媒花で、また強い香りがあり、風とのつながりも強い。他方でたくましい地下茎で増えて群れを形成するなど、大地とのつながりもある。薬草としての用途から見ると、流す、手放す、浄化するという水の性質も感じられる。

薬草魔術では、寝る前にマグワートのお茶を飲んだり、葉や枝で額をこすったり、枕に詰めて眠ると、夢、とくに予知夢を見るとする。

マグワートは月の女神との関係が深い。また伝統的に女性の月の周期の不順を助ける薬草で、とくに滞りを流す力が強い。

フラワーエッセンスとしては、滞りがある場合にはそれを流すのを助ける。また逆に月の力の影響を受け過ぎて流され、意識や感情の状態が不安定になりがちな人をグラウンディングさせる。

物質世界とのつながりを維持させつつ、精神的なエネルギーとのつながりを強め、スピリチュアルな経験や夢の経験を普段の意識に統合するのを助ける。

マグワートの風にさわさわと揺れるたくさんの葉は、流れる動きを感じさせる。しかしそれを中心にしっかりとした茎がまとめ、さらに地中に広がる地下茎が大地に安定させている。これが、揺れて流れながらも大地に深く安定させるという、マグワートのエッセンスの性質をよく反映している。

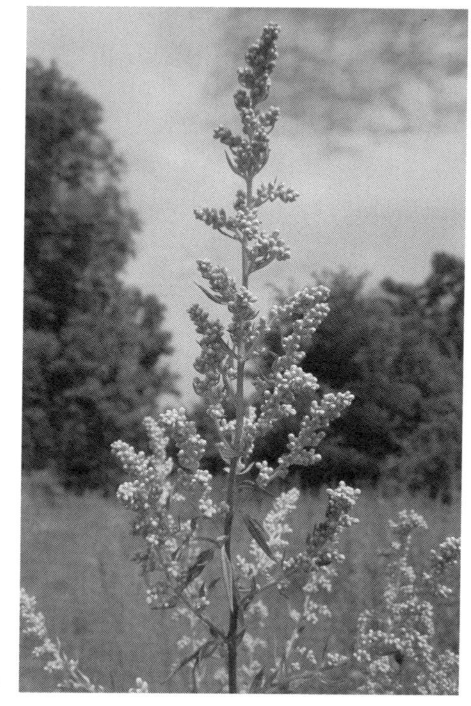
マグワート

マスタード（ノハラガラシ） アブラナ科 シロガラシ属

FES-EE　**マスタード**　*Sinapis arvensis*（黄色）
HH　**マスタード**　*Sinapis arvensis*（黄色）
和名　ノハラガラシ
日本で見られる近縁種　ノハラガラシ（同一種、帰化）

バックが用いたマスタードの属名はギリシャ語で「（植物の）カラシ」。種小名は「野原の」。イギリスではチャーロックと呼ばれることが多い。フィールド（野原の）マスタード、ワイルド（野生の）マスタードとも呼ばれる。

調味料のマスタードは同じシロガラシ属のシロガラシから作るが、フィールド・マスタードの種も、すりつぶせばマスタードのようなものができる。

地中海原産の１年草。ヨーロッパ、北アフリカ、アジア、北アメリカの温暖な場所に生え、日本にも帰化している。山や野原、牧草地、道路端、荒れ地、鉄道の線路沿いなどに生える。日当たりのいい場所を好み、群生する。

高さは１メートルぐらいまで。茎はかたく、まっすぐで枝分かれし、粗い毛がある。葉や茎が傷つくと、酵素の働きで辛味のある化学成分が発生する。これは昆虫や草食動物から身を守るためで、ほとんどの動物や菌類に有害だが、モンシロチョウなどシロチョウ科の蝶の幼虫は耐性がある。

花期は５月から８月。枝分かれした枝の上部にまとまってつぼみがつき、下から順番に咲く。花は明るい黄色で花弁は４枚。蜂やアブが受粉する。薄茶色の非常に小さい種子ができる。

バックはこれを「現在の状況に充分な興味がもてない」ことへのレメディに分類している。「憂鬱になったり、絶望感を感じる傾向がある。突然、冷たく暗い雲が頭上を覆い、人生の喜びの光を隠してしまうように感じられ、どうしてそう感じるのか理由を挙げたり、説明をしたりすることができない。この状態では、幸せそう、あるいはうれしそうにふる舞うこともほとんど不可能である」。

人間の内的な状態を理解するには、感情と気分を分けることが役に立つ。感情（emotion）は、原因や根っこのあるひとつながりの動きや反応。気分（mood）は、ある気持ちが突然訪れたり、突然変わったりする。はっきりとした原因がないこともよくある。感情であるか気分であるかは、本人が感じる主観的な経験の深さとは関係はなく、気分であっても、非常に深い鬱的な気持ちや絶望感を経験することもある。

マスタードのエッセンスが対応する内的な経験は、感情ではなく、気分の表現で、はっきりとした原因や理由がなく、突然、ずんと気持ちが沈んだり、非常に暗い気持や憂鬱感に襲われたりする。理由もなく圧倒的な絶望感に襲われることもあり、そしてそれがなぜなのかが自分でもわからない。

マスタードのタイプの暗い気分はよく「暗雲に覆われるような」と表現される。それは突然、空の向こうから黒い雲が湧いてきて、あたりが暗く覆われる状態を指している。光と闇の経験を扱うエッセンスは、ほかにもゴースやスコッチブルームなどがあるが、マスタードの場合、暗い気分や絶望感、落ち込みといった気分が突然、暗雲が湧き出るように本人を満たす。

これは自我ないしは表層意識と、無意識の間に大きなかい離があり、意識的に気づかない領域が非常に大きいこと。そして光を当てられ癒される必要のある経験が、意識の作用やコントロールなしに突然浮上することによる。

マスタードのエッセンスは、この表層意識と無意識のかい離に明るい光を当て、つながりを作り始めることを助ける。それによって、無意識の中に眠っていた傷つきの経験や恐れに意識的に気づくことが可能になり、そこから癒しが可能になる。

マスタードのエッセンスは、無意識と意識のつながりを光の触媒のように広げ、意識全体がより有機的につながることを助ける。これは気分を安定させ、バランスされた状態を保つのを助ける。

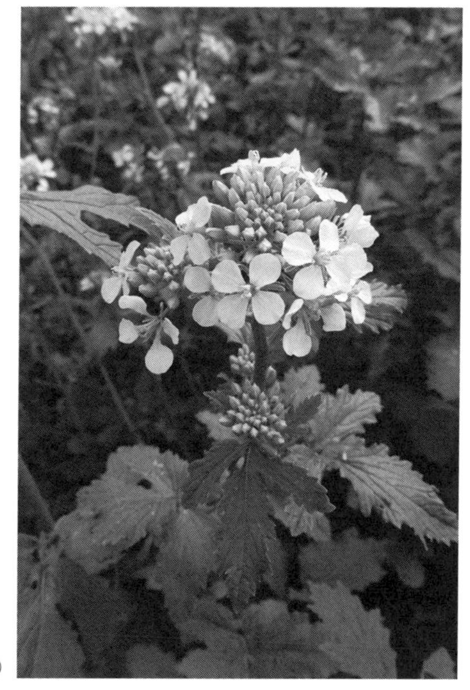

マスタード（ノハラガラシ）

マスタード（クロガラシ）　アブラナ科 アブラナ属

GHF　マスタード　*Brassica nigra*（黄色）
和 名　クロガラシ
日本で見られる近縁種　クロガラシ（同一種、帰化）

マスタードの全体的な説明は「マスタード（ノハラガラシ）」の項を参照。

GHF ではマスタードのエッセンスを作るのにアブラナ属のクロガラシを用いている。属名は「キャベツの、アブラナの」、種小名は「黒い」。英語の一般名ブラック（黒い）マスタードは種子が黒い粒であることから。

北アフリカからヨーロッパ、アジアの温かい地域原産の1年草。高さは 1.2 メートルまで。茎は真っすぐでかたく、葉は大きい。

花期は5月から7月。茎の上部が細かく枝分かれし、たくさんの明るい黄色の花をつける。花弁は4枚。アブラナと同じ属で、雰囲気や姿はアブラナ（菜の花）とよく似ている。

さやの中に焦げ茶色から黒の非常に小さな種子ができる。この種子は古代からスパイスとして利用されてきた。若い葉や芽、花も野菜として食べられる。

中世には呼吸器の感染症を治療する湿布に使われ、イギリスでは風邪の治療用のマスタード風呂に使われた。東ヨーロッパでは、種をすりつぶして蜂蜜に混ぜたものを咳止めに使う。現代の薬草学でも葉、種子、油を風邪、関節の痛み、関節炎、肺の症状などに用いる。

新訳聖書の「からし種の比喩」でイエスが指しているのは、このブラックマスタードだとされる。

カルペパーは火星の植物とし、「血液全体の浄化が必要なときや、弱い胃を強めるのによい。胆汁質の人にはよくないが、年配者や、冷えからくる病気に悩む人には非常によい。牡羊座にもある程度関係し、心臓を強め、毒に抵抗する力をつける。マスタードの種子をつぶしたものは熱を与え、攪拌し、純化する性質がある。強烈な鋭さで、脳から分泌物や粘液性のエネルギーをくしゃみにして排出させ、肺と胸を浄化して咳を止める。鼻の穴、ひたい、こめかみに擦り込めば、スピリット（精神）を温めて脈動を強める。てんかん、無気力、眠気、物忘れにもよい。種を潰して蜂蜜や蜜ろうと混ぜたものは、けがの跡、あざ、首の凝りを治す」としている。

薬草魔術では、マスタードの種子を赤い布の小袋に入れて持ち歩くと風邪にかからない。また頭の回転をよくするとする。

バックが用いたフィールドマスタードと属は異なるが、見た目やジェスチャーはよく似ており、エッセンスとしての定義も基本的に同じ。

はっきりとした原因のわからない深い憂鬱や真っ暗な気分にとらわれ、それを払うことができない場合に適用する。

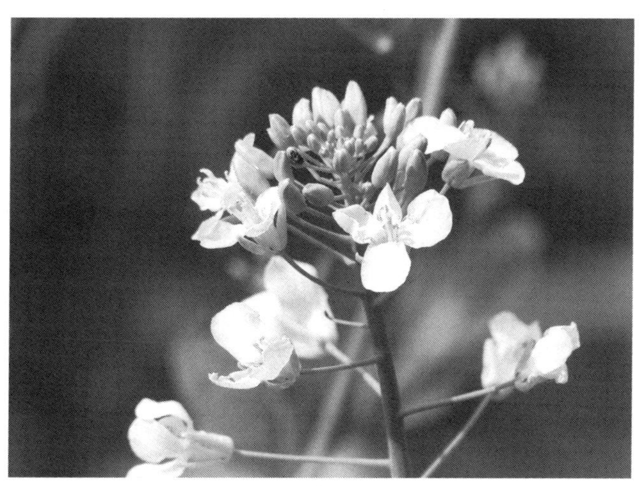

マスタード（クロガラシ）

マリポサリリー

ユリ科
カロコルタス属

FES　**マリポサリリー**
Calochortus leichtlinii（白）
FES　**スプレンディッド・マリポサリリー**
Calochortus splendens（ピンク）

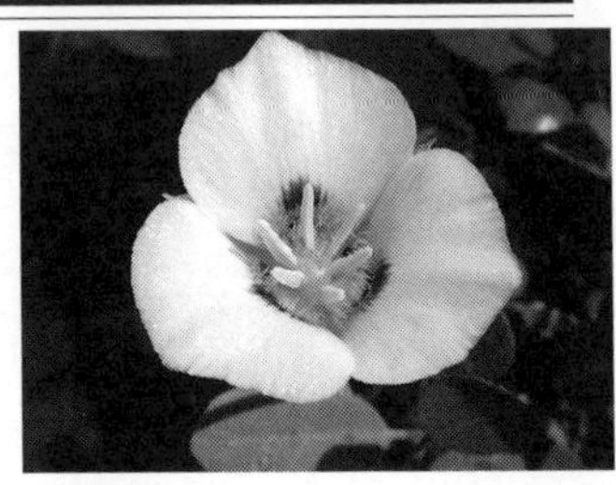
マリポサリリー
Photo: Dawn Endico ©2005/CC BY-SA 2.0

カロコルトゥス属はすべてアメリカ西部原産だが、とくにマリポサリリーとスターチューリップの仲間はシエラネヴァダの固有種が多い。

属名はギリシャ語で「美しい草」。この属には、上に向かって浅めのカップのように花を開くマリポサリリーのタイプ、花びらや花弁の先がつんと上を向くスターチューリップのタイプと、球形の花がぶらさがって下を向くフェアリーランタンの３つのタイプがある。

「マリポーサ」はスペイン語で「蝶」。マリポサリリーにもたくさん種類があり、FESが使っている白いマリポサリリー（C. leightlinii）は「レイクトリンのマリポサ」と呼ばれる。種小名はドイツの植物学者マックス・レイクトリンにちなむ。

シエラネヴァダの固有種で、暑く乾燥した夏と冷たく湿った冬を必要とする多年草。球根から細い茎をひょろりと伸ばして、先に１つ～５つの花をつける。

花期は初夏。花は３枚の花弁と、小さめの３枚の萼からなる。花びらは赤ちゃんのほっぺのようにふわふわで柔らかい。白い花の中心部は黄色で、深紅または赤紫の斑がある。

山肌の岩やがれきの多い乾いた土壌に生えることが多い。山の麓では50、60センチまで茎が伸びるが、高度が上がるとだんだん背が低くなり、頂上近くでは、大地を抱くように地面すれすれに花が咲く。シエラネヴァダの自然環境の中で見ると、荒涼とした環境の乾いた土の上で開く、優しく包み込むような白い花がそのアーキタイプをよく表現している。

マリポサリリーのエッセンスが助けになるのは、子どもの頃に母親との関係が薄く、母親と時間を過ごして愛情を受けとることが十分にできなかった人。母親から見放されたり、遺棄、ネグレクトや虐待の経験がある場合もある。あるいは死別、離婚、経済的に苦しかったなどの理由で、母親がそこにいなかった場合もある。

そして母親の温かな愛情を十分に経験できなかったことが、大人になった今でも親しい人間関係を結ぶ能力や、愛情を与え、受けとる能力に影響している。たとえば人に愛情を感じることができない。子どもに対して温かな愛情や面倒見を与えることができない。「自分には他の人から愛情を受けとる権利がない。自分はどうせ拒まれる、見放される」という不安をつねに感じている。

発達心理学的には、人が他者に対して愛情を感じ、面倒を見る能力は、幼い頃に自分自身が、そのような愛情と面倒見を受けとってきたかどうかに大きく関係する。乳児期から子ども時代を通して母親の温かな面倒見を経験しなかった人は、「自分は愛されていない、欲しがられていない」と無意識に感じている。

そのために自分が拒まれる前、見放される前に相手を拒もうとして、他の人を拒絶したり、無関心にふるまう。自分が温かな愛情や面倒見を受けた経験がないので、他者に対してどうそれを与えていいのかがわからない。子どものある女性では、子どもに愛情を感じられないなど、母性本能からのかい離を経験する場合もある。

これのような状態は、心理療法を通してとり組むにも、自分の中に欠けている温かな母親像を内的に築いていかなければならないので、非常に時間がかかる。マリポサリリーは、穏やかに包み込む母親のアーキタイプを体現し、心理療法だけでは難しい、内面のポジティブな母親像を築くプロセスを助けてくれる。

このエッセンスとのとり組みは、母親からの愛を十分に経験できなかった痛みを受け入れることから始まり、深い自己の癒しにつながる。高い山の石だらけの乾いた土に、柔らかな白い花を開くマリポサリリーの姿は、荒涼とした環境の中でも優しく手を差し伸べようと待つ神聖な母親のアーキタイプを感じさせる。

FESではマリポサリリーのヴァリエーションとして、スプレンディッド・マリポサリリーのエッセンスも作っている。英語のスプレンディッドは「華麗な、すごくすてきな」という意味で、ラテン語の種小名も同じ意味だが、名前から想像するよりは上品な、薄いピンクからピンク紫のマリポサリリー。花の中心部に柔らかい白い毛があり、花粉は明るい紫色。アメリカ西部のシャパラルや森林地帯に自生する。日当たりのよい場所を好み、白いマリポサよりも陽性の明るい雰囲気がある。

白いマリポサリリーが母親との個人的なつながりを象徴するのに対し、スプレンディッド・マリポサリリーは、人類全体にとっての「世界の母」「神聖な母」との精神的なつながりを象徴する。自分が人類の一員として「神聖な母親」につながっていると感じ、人類全体への慈愛を目覚めさせることを助ける。また人種や宗教による対立、戦争といった、人類が地球規模で経験している困難な経験に、精神的な視点から向いあうことを助ける。

マリポサ、スターチューリップ

ユリ科
カロコルトゥス属

FES　スターチューリップ　*Calochortus tolmiei*（白・紫）

マリポサリリーと同属で、属名はギリシャ語で「美しい草」。スターチューリップにもいろいろな種類があるが、FESで使っているスターチューリップは「トルミエのマリポサ」と呼ばれる。種小名はスコットランドの博物学者ウィリアム・トルミエにちなむ。

アメリカ西海岸の固有種。山肌の開けた草地や林などの痩せた乾いた土壌を好む多年草。高さは最大40センチまで。球根から細い茎を出す。根元から出る葉は茎より高く伸びる。

花は1つだけのことも、複数のこともある。花弁は3枚、萼も3枚。花弁の内側にたくさんの短い毛があり、猫の耳のように見えるので、プシーイヤー（子猫の耳）の別名がある。花弁の中央が紫で、そこから白のグラデーション。3つの萼は紫で、花弁と互い違いについている。真上から見ると六芒星のように見える。

スターチューリップのエッセンスが助けになるのは、自分自身の内面の声に耳を傾けることができない人。また心を静めたり、自分の内面に意識を集中することが苦手で、メディテーションやヴィジュアライゼーション（視覚化）がうまくできないといった場合。

自分自身の内面の声が聞こえないというのは、心が受容性を失い、硬直している状態であることを示す。スターチューリップのエッセンスは、心の硬直をやわらげ、内面の精妙な声に耳を傾ける力をとり戻すのを助ける。

心が柔らかさと受容性をとり戻すことで、自分と高い領域とのつながりに気づきやすくなり、またメディテーションやスピリチュアル・ガイダンスにもとり組みやすくなる。

また心理療法を受けている場合に、平行してこのエッセンスをとることで、自分の内面で起きていることに気づいたり、自分が通過している精妙な癒しのプロセスを意識的に経験するのを助けてくれる。

この花の深い紫から薄い紫、白へとつながるグラデーションは、6チャクラ（紫色）から7チャクラ（白）へのつながりを象徴しているようで、いかにも高い世界からのインスピレーションを受け止める器のように感じられる。

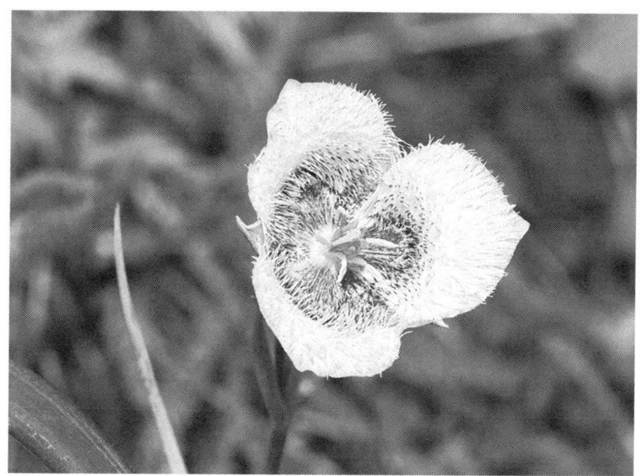

マリポサ、スターチューリップ
Photo: Bill Bouton ©2012/CC BY-SA 2.0

マリポサ、イエロースターチューリップ

ユリ科
カロコルトゥス属

FES　イエロースターチューリップ　*Calochortus monophyllus*（黄色）

マリポサリリーやスターチューリップと同属で、属名はギリシャ語で「美しい草」。種小名はの「葉が一枚の」。

カリフォルニアの固有種で、シエラネヴァダやカスケイド山脈の麓のオークやイエローパインの森に生える多年草。全体の高さは20センチまで。根元から伸びる1枚の長い葉は長さ30センチまで伸びる。

球根から細い茎が出て、その先に1つ～6つの花をつける。花弁は3枚で黄色。それに黄色の細い萼が3枚、花弁と互い違いにつく。真ん中に深い紫の斑があることが多い。スターチューリップと同じように花弁の内側には黄色の細かい毛がたくさんあり、猫の耳を思わせる。

イエロースターチューリップは、顔だちはスターチューリップとそっくりだが、色が違う。この花のしっかりとした黄色は、他者への共感力と直感力のニュアンスになっている。

このエッセンスが役立つのは、共感力が低く、自分の行動が他の人や生命に与える影響に気づくことができない人。他者の苦しみに鈍感だが、これは他者の気持ちに対する感受性がマヒ状態にあるため。

イエロースターチューリップのエッセンスは、マヒ状態にある心の感受性を刺激し、目覚めさせる。それによって、自分の行動が他者に与える結果に気づく能力を育て、より共感力のある形で他者と接したり、相手から学ぶことができるようになる。

このエッセンスはまた、心理や医療の分野で働き、意図的に他者への共感力を強め、磨く必要のある仕事に就いている人にも役立つ。

また最近はSNSなどを通じて、実際に顔を合わせることもなく、相手の存在を共感的に感じることなしに、断片的な情報やコメントから相手を知的に把握し、情報をやりとりすることが増えている。日常的なコミュニケーションの中で、このよ

うなやりとりの割合が増えると、繊細な共感力のマヒにつながる。

イエロースターチューリップは、対人関係の大きな部分がSNSやオンラインでのやりとりに依存し、「人に対する自分の感じ方が鈍くなってきた」と感じられるときにも、乾きかけた本来の感受性をとり戻す助けになる。

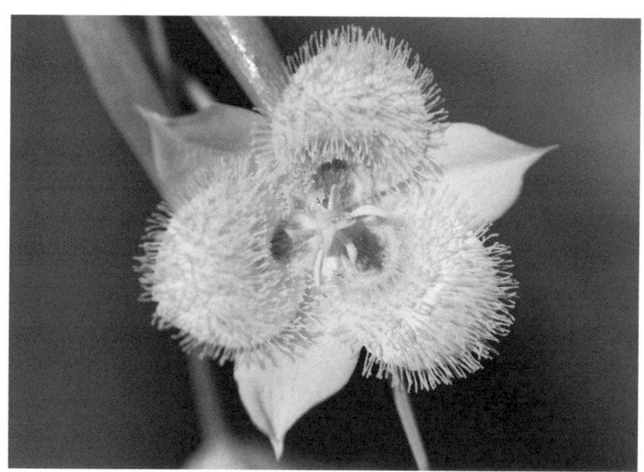

マリポサ、イエロースターチューリップ
Photo: Eric in SF ©2009/CC BY-SA 3.0

マロウ

アオイ科
キンゴジカモドキ属
（シダルケア属）

FES　**マロウ**　*Sidalcea glaucescens*（薄ピンク紫）
GHF　**マロウ**　*Malva moschata 'Rosea'*（ピンク）
日本で見られる近縁種　ゼニアオイ　Malva sylvestris subsp. mauritiana（帰化）

FESでマロウと呼ばれている花は、英語での一般名はワキシー・チェッカーブルーム。属名は「キンゴジカ属（Sida）＋タチアオイ属（Alcea）」から合成したもの。種小名は「青緑っぽい」。日本の園芸ではミニ・ホリーホック（小さな立葵）と呼ばれている。

なお日本でマロウとして知られているのはゼニアオイ属のウスベニアオイで、別の植物。レモンを入れると色変わりするハーブティーのマロウはこのウスベニアオイのほうで、これと同属のマロウのエッセンスはGHFが作っている。

カルペパーが「マロウ」と読んでいるのもウスベニアオイのほう。

FESがマロウと呼んでいるワキシー・チェッカーブルームはカリフォルニアの固有種。カスケイド山脈の南側やシエラネヴァダ山脈のイエローパインや赤モミ、コントルタマツの森など、亜高山帯の針葉樹林の中の草地に生える。

多年草で、高さは70センチまで。太い主根があり、根は塊根になる。茎は細く、ろうを引いたような手触りで、名前の「ワキシー（ろう引きの）」はここからきている。葉は深い切れ込みがあり、手のひらのように５つに分かれる。

まっすぐに伸びた茎に、花が緩く並んでつく。花期は６月から８月。花はピンクから紫ピンク。上向きのカップ型で、中央部が白く、そこから光が輝くように白い筋が入る。花弁は５枚。顔だちはムクゲに似ているが、ちょっと恥ずかしそうというか受け身な雰囲気で、非常に可愛らしい。

マロウのエッセンスが助けになるのは、ほかの人と交友関係を結ぶことに自信のない人。また他人に手を差し伸べることを恐く感じ、本意ではないのに壁を作ってしまう人。

本当は人と親しくしたいし、友だちを作りたいと思っているが、過去の経験、生い立ちや人間関係の失敗などから、ハートの入り口が閉じており、なかなか他人にハートを開くことができない。胸の奥には、他の人に手を差し伸べたい温かい気持ちをもっているが、それをうまく表現することができない。

そのようなタイプにマロウのエッセンスは、おだやかに優しくハートを温め、自分自身と他の人に対する信頼の気持ちを育てる。そして少しの勇気をもって自分の心を開き、本当は温かく優しい自分のハートを、少しずつ表現するように促してくれる。

自分を信じ、相手を信頼して、自分のハートを相手に開くこと。それによって、このタイプが求めている、そして受けとるに値する、親しい交友関係や友情を見つけ、育て始めることができる。マロウの花のエッセンスはそれを手伝ってくれる。

GHF のマロウは別名ムスク（麝香）マロウ。属名はラテン語で「マロウ」、種小名は「ムスクの」。

ヨーロッパから南西アジア原産で、高さ 60 センチまでの多年草。肥沃で乾燥した場所に生える。茎は強く真っすぐに伸び、盛んに枝分かれする。若々しい緑の葉には深い切れ込みが入る。

花期は夏。茎の上部に複数の花がかたまって咲く。浅いカップ型の花は横を向く。花弁は５枚。薄いピンクの花びらに、ピンクの細かいすじが入る。ムスクのような香りがするのを好まれて、広く栽培されている。

このエッセンスは、歳をとることに伴う変化について、ポジティブな視点から見ることを助ける。自分が肉体を超えて生きる魂であることを思い出させ、文化や社会によって刷り込まれた、加齢についての偏見を手放すのを助ける。

また皮膚の弾力性を回復するのを助ける作用もある。

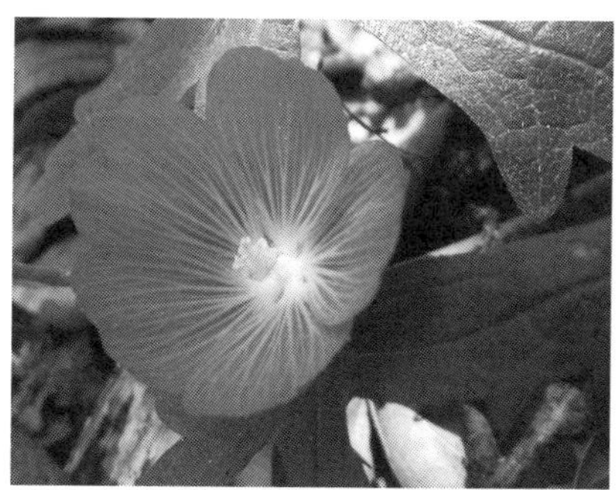
マロウ（ワキシーチェッカーブルーム）

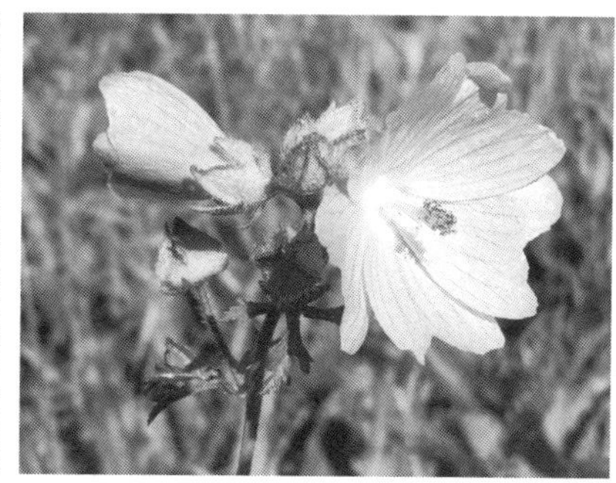
ムスクマロウ

マンザニータ

ツツジ科
クマコケモモ属

FES　マンザニータ　*Arctostaphylos viscida*（白・ピンク）
日本で見られる近縁種　クマコケモモ（ウワウルシ）　*Arctostaphylos uva-ursi*

マンザニータはスペイン語で「小さなりんご」。属名はギリシャ語で「熊のブドウ」。この属の仲間はいずれもマンザニータと呼ばれる。FESのマンザニータはホワイトリーフ（白い葉の）マンザニータ、スティッキー（ペタペタする）マンザニータと呼ばれる。種小名は「ペタペタする」。

アメリカ西海岸原産の常緑の低木。山の少し高い場所のシャパラルや針葉樹の森に生える。貧しい土壌で水が少ないところでも育つ。シャパラルというのはカリフォルニア独特の環境で、夏は暑く乾燥し、冬は雨が降って冷たく湿るような気候で、そこに常緑の低木が生える。

高さは５メートルくらいまで。樹皮はつるつるしたオレンジまたは赤色で、盛んに枝分かれし、枝はかたく、ねじれ、くねるようなジェスチャー。葉は丸っぽい楕円で、乾いた感じの鈍い緑色。根は浅い。

花期は冬から春のはじめ。下を向いた小さなツボのような花が、枝の先にたくさんぶらさがって咲く。木全体で非常にたくさんの花が咲く。小さな花は淡いピンクで、清楚で可愛らしい雰囲気がある。萼は４枚、花弁も４枚。

乾いてやや荒涼とした土地にしっかりと自己主張をして生え、赤い樹皮の色も独特の雰囲気があり、花の優しさ、可愛らしさと、木の雰囲気の対比が印象的。

夏に実が熟し、ぴかぴかの小さなリンゴのような実がなり、食べられる。

種子は地面に落ちて10～40年生きることができ、火事のあとに発芽する。

北カリフォルニアの部族は、リンゴのような実を発酵させて果実酒を作ったり、ウルシ属のポイズンオークによるかぶれを治すお茶を作った。お茶はわずかに消毒薬（クレオソート）のような香りがある。同属で薬草としてよく知られるウワウルシ（クマコケモモ）と同じように、尿路の感染症にも用いられる。

肉体と精神の関係を扱うエッセンスはほかにもあるが、マンザニータのエッセンスが当てはまるのは、物質世界や自己の肉体に対して、強い嫌悪感や不快感を感じている人。もともと非常に精神的なタイプだが、精神性を重視するあまり、物質や肉体は価値のないもので、厳しく扱われるべきものと信じている。

そのために禁欲的なルールで自分を縛ったり、無理な断食をしたり、体に苦痛や居心地の悪さを強いることもある。肉体を物のように扱い、そのニーズに耳を傾けようとしない。あるいは逆に、頭で考えて完璧な肉体の管理を行おうとする場合もあるが、肉体を物のように扱う態度は同じ。

このタイプは過去の生で僧侶など禁欲的な人生を送り、その傾向をこの人生に持ち込んでいる場合もある。また現在関わっている宗教やカルトなどの影響がある場合もある。精神性に偏りすぎ、肉体と物質世界を低いものと見なして嫌うあり方は、実際には精神性をこの世界から切り離し、実質のない血の通わないものにしてしまうことに気づかない。

物質世界に対する忌避傾向や嫌悪感は、過去の生から持ち込まれた影響の場合もあるが、この人生でも、幼い頃にその引き金となるトラウマ的な経験をしていることが多い。そしてトラウマ的な経験から来る痛み、恐れや無力感が、自分の精神性についてのプライドと組み合わさって、肉体や物質世界そのものを見下す防衛的な態度になっている。

マンザニータのエッセンスは、このタイプの本質である強い精神性に訴え、真の精神性を発揮するためには、物質世界にしっかりと根づかなければならないと気づかせる。面倒で、時に過酷な物質世界の中で、自分の肉体を健康に、肉体にとって幸せな形に維持することで、むしろ自己の精神性をこの世界に表現することができると教える。

いったん精神性と肉体を統合する視点を受け入れ、その視点から自分の生きかたを変え始めると、このタイプの自己規律は大きな長所に変わり、高い精神的なヴィジョンを地上に表すための着実な行動につなげることができる。

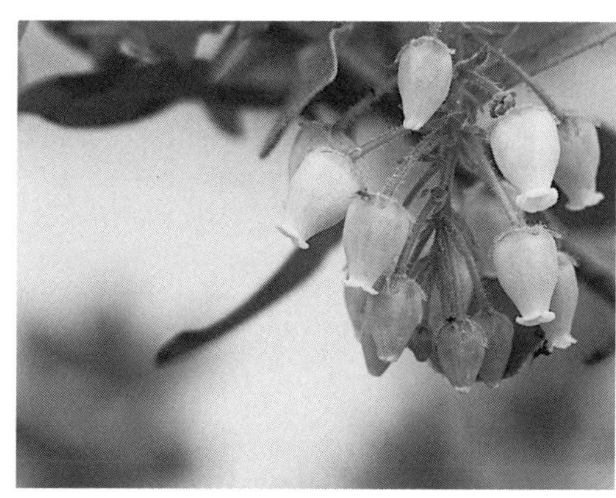
マンザニータ

ミムルス
(セイタカミゾホオズキ、イエローモンキーフラワー)

ハエドクソウ科
エリトゥランテ属
(旧ミムルス属)

FES-EE　ミムルス　*Erythranthe guttatus*（黄色）（旧名 *Mimulus guttatus*）
和名　セイタカミゾホオズキ
日本で見られる近縁種　ミゾホオズキ　*Erythranthe nepalensis*
（旧名 *Mimulus nepalensis*）

バックのミムルスは、最近の分子系統学の研究でゴマノハグサ科ミムルス属からハエドクソウ科エリトゥランテ属に移動している。旧属名は「道化師」。現在の属名は「赤い花」、種小名は「斑点のある」。英語の一般名はモンキーフラワーで、バックのミムルスはコモン（普通の）イエローモンキーフラワー、シープ（水の染み出る場所に咲く）モンキーフラワーと呼ばれる。アメリカ原産。西部に広く自生し、川沿いや水の染み出る場所など湿った土壌や湿地に生える。水質がきれいで流れのある水を好み、水に浸かっていることもある。

イギリスには 19 世紀のはじめに導入されて栽培が始まり、それが逃げ出して野生化した。非常に適応力があって変異性に富み、さまざまな形態がある。1 年性と多年性のタイプがあり、多年性では種子以外に匍匐茎や地下茎でも広がる。高さは 10 ～ 80 センチと環境によって大きく変化する。茎はまっすぐのものも横に広がるものもあり、枝分かれする。横に広がるタイプは茎の節の部分から根が出る。

花期は平地では春、山では夏。細い茎の上に花を 1 つつけるが、植物全体に対してやや頭でっかちな印象。色は明るく強めの黄色。花弁は柔らかくみずみずしい。花はもとの部分が筒状で、上唇が 2 つ、下唇が 3 つに別れる。下唇には赤茶色の斑点があり、細かい毛がある。マルハナバチが受粉する。

種子はしばしば水に落ち、そこで発芽する。ミムルスは生える場所も水のそばで、植物も全体が柔らかでみずみずしく、水の元素とのつながりが強い。

バックはミムルスを「恐れ」へのレメディに分類している。「世俗的なこと、病気、痛み、事故、貧困、暗闇、孤独、不幸に対する恐れがある。毎日の生活の中でのさまざまな恐れ。静かに密かに自分の恐怖に耐え、それについて他の人に自由に話すことができない」。

ミムルスは「恐れ」の感情に対応する基本的なレメディで、具体的な形のあるほぼすべての恐れに適用できる。

またミムルスがタイプレメディとなる人もある。このタイプは、母親の胎内にいた時期から人生の早期に、人間として生きることについて強い恐れを感じる経験をしている。そして早期のトラウマ経験によって神経系の発達が抑えられ、非常に繊細な状態に留まっている。まわりの環境、とくに音や攻撃的なエネルギーに敏感。バウンダリが薄く、多くの人にとっては何でもない大きな音や声の大きな人、他の人との至近距離での接触などが神経にこたえる。つねにまわりの人間や環境に注意を払い、どうやって自分を守るかに気を使っている。

苦手なものを避けること、近寄らないことが防衛方法で、一人でいたり、部屋にこもったりすることが多い。人間関係も避けるが、それは内気以上に、対人関係そのものが神経にストレスだから。友人を得たり、恋人やパートナーを見つけたりすることを夢見ても、そのために向かい合う緊張やストレスを考えて動き出せない。

本来は精神的で、創造性豊かな内的世界をもっている。目に見えない世界への興味も強く、普段からそういう経験をしていることも多い。しかし自分自身の精神性や創造性を形にすることと、そのために向かい合わなければならない苦手なことをつき合わせて、外の世界とのやりとりを避けるほうを選ぶ。

小さい頃は内気で繊細だが世界に興味を持つ子どもだったのが、やがて内向し家に閉じこもる場合もある。小動物が唯一、ハートを開ける安全な相手となることも多い。慣れているから安全に感じるというだけで、両親と暮し続ける場合もある。

ミムルスのエッセンスは、このタイプの完全に発達しきっておらず、繊細過ぎる神経系に染み込み、成長に必要なエネルギーを吸収することを助ける。それによって徐々に、繊細さを維持しつつも、まわりの刺激に耐えることができるようになっていく。

ミムルスのエッセンスはまた、まわりから自分を守ろうとして緊張し続けることでかたくなっている3チャクラや太陽神経叢を緩め、エネルギーの流れをバランスさせる。単なる心理的、感情的なレベルだけではなく、エネルギーと肉体をつなぐ神経系の癒しを通して、このエッセンスは、魂がそのみずみずしい光を自分の内側に流し、また外へも流れ出させることを助ける。

ミムルスのタイプは本来、共感力が強く、慈愛の深い性質であり、人間関係や外の世界への恐れを克服することで、その性質を発揮することができるようになる。タイプとして当てはまる人にとっては非常に重要なレメディ。

性格構造論的にはスキツォイド構造によく対応する。

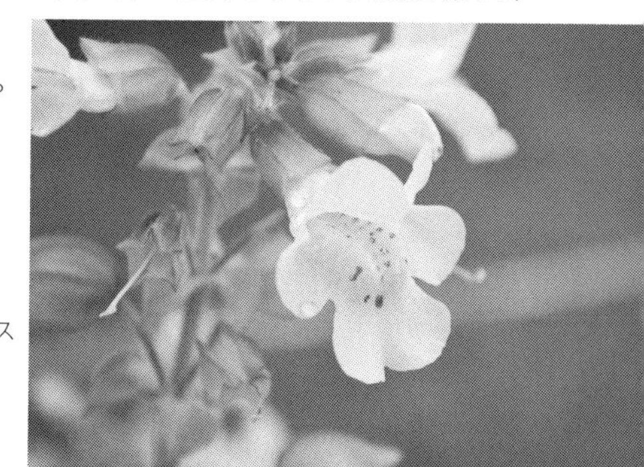

ミムルス

ミュレイン（ビロードモウズイカ）

ゴマノハグサ科
モウズイカ属

FES　ミュレイン　*Verbascum thapsus*（黄色）
GHF　ミュレイン　*Verbascum thapsus*（黄色）
和 名　ビロードモウズイカ
日本で見られる近縁種　ビロードモウズイカ（同一種、帰化）

属名はラテン語で「ミュレイン（モウズイカ）」。この属の仲間はすべてミュレインと呼ばれ、FESやGHFで使われているミュレインはグレート（大きな）ミュレイン、コモン（普通の）ミュレイン、ウーリー（綿毛の）ミュレインと呼ばれる。種小名は古代ギリシャの地名タプソスに由来。「背の高いろうそくの芯」「ウサギのひげ」「アダムのつえ」「羊飼いのこん棒」「聖母の毛布」などの別名もある。

葉も茎も細かく柔らかな毛で包まれていて、葉の手触りは優しい。ミュレインという名前自体、フランス語の「柔らかい」という語から。

ヨーロッパ、北アフリカ、アジアに自生する二年草。日本を含む世界中にも帰化して広がっている。光を多く必要とするので、森の伐採後や牧草地、裸の土地やかく乱の多い場所に生える。土手、河原、道路端などさまざまな環境に適応する。

高さは2メートル以上になることもある。茎は太くまっすぐ。根は主根があるが浅い。1年目は葉のロゼットを作る。2年目の初夏から夏に太くまっすぐな茎を伸ばして花を咲つけるが、その前に冬の休眠期が必要。気温が下がると根に貯めてきたでんぷんが分解されて、花茎を伸ばす準備に使われる。

葉は大きく、厚く、全体が細かい毛で覆われて銀色っぽい。葉は茎をら旋状にとり巻き、下に向かって垂れる。茎の真ん中あたりから上にたくさんの花がつく。つぼみは茎に直接つき、花同士が密に並んで花穂のようになる。

花期は6月から8月。温かい地方では9、10月まで。色は明るい黄色。花弁は5枚、萼も5枚。花は明け方に開き、午後にはしぼむ。茎の下のほうから咲き始め、順に上に向かって開く。虫媒花だが受粉ができるのはハナバチの仲間だけ。

種が地面に落ちると、茎やさやは乾燥して形を保ったまま枯れる。冬の間ずっと、時には翌年の春か夏までそのまま残る。太くまっすぐな茎が形を保ったまま、ずっと立っているというのは、ミュレインの象徴的なジェスチャー。

大量の種子は土壌に蓄えられて最大100年まで生きる。発芽に光を必要とするので裸の土壌ならそのまま芽を出すが、光が入らない場合は山火事やかく乱であたりが開けるのを待つ。

昔から呼吸器の病気によい薬草としてよく知られてきた。咳やたん、気管支炎、肺の病気などに葉を煎じて飲む。またタバコのように吸うこともある。

カルペパーは土星が支配する植物として以下の効能を挙げている。「根を煎じた汁は、のどの腫れや炎症、慢性の咳によい。花を蒸留した水を続けて飲むと痛風にたいへんよく効く。ミュレイン、セージ、マージョラム、カモミールの花を一緒に煎じた汁に患部をつけると、冷えでかたくなったり、けいれんを起こしたりするのを抑える」。

アグリッパは、意識を失ったり、気が動転したりする場合に用いることから水星の植物としている。他方で葉に鉄分を含むことから、火星の植物とする考えもある。

ヨーロッパでは伝統的に、呪いや悪霊を払う力があるとされ、ギリシャでは英雄オデュッセウスがキルケーの魔法から身を守るのに使った。プリニウスは「ミュレインには魔術的な力がある」と書いている。中世フランスの農家では、聖ヨハネの夜（夏至の夜）にミュレインを火にかざし、邪悪な力から牛が守られるよう祈った。現在の薬草魔術でも、悪夢除けに枕に詰めたり、家や土地の除霊に用いる。

フラワーエッセンスとしてのミュレインは、その立ち姿に象徴されるように、正しく真っすぐな性質を象徴する。このエッセンスは内的な良心と正しさの感覚に耳を傾け、そのために立つことのできる強さを引き出す。

人がまっすぐに生きるためには、自分自身の良心に耳を傾けなければならない。そして時には良心の声を聞きながら、悩み、葛藤することもある。人間の社会は物質的な現実と精神的な価値観の重なる二重性の世界であり、生きていくためには、多くの矛盾する現実を同時に受け入れたり、自分の意志に反する家族や社会の圧力と折り合いをつけたりしていかなければならないからだ。

その中でミュレインは、自分の良心の声に耳を傾け、それを信じる強さを引き出してくれる。とくに良心を感じても行動にできず、自分の弱さや優柔不断さに悩む人にとって支えになる。また道徳性の感覚を欠き、嘘をつく、自分や他人を騙すといった傾向のある人の良心の力を刺激する。

ミュレインのエッセンスには「ねじれているものを伸ばしてまっすぐにする」というエネルギー的な性質がある。内的にはこれは正しさに自分を沿わせるということだが、アメリカでは脊椎側湾症に効果が認められたという報告がある。脊椎側湾症にはハンズオン・ヒーリングも効果があるが、ミュレインのエッセンスとボディワークを組み合わせるアプローチも考えられる。

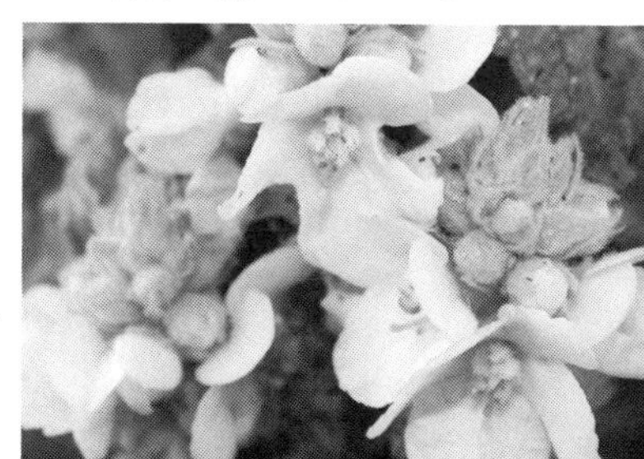

ミュレイン

ミルクウィード

キョウチクトウ科
トウワタ属

FES　ミルクウィード　*Asclepias cordifolia*（赤紫）
GHF　ミルクウィード　*Asclepias syriaca*（ピンク、内側が赤紫）
和名　オオトウワタ
日本で見られる近縁種　トウワタ　*Asclepias curassavica* が同じ属で花の作りは似ているが、色（オレンジ・黄色）や雰囲気はまったく違う

英語名のミルクウィード（ミルクの草）は、茎を折ると白い乳液が出ることから。属名はギリシャの医神アスクレピオスにちなむ。この属の仲間はどれもミルクウィードと呼ばれ、FESのミルクウィードは、ハートリーフ（ハートの葉の）ミルクウィードと呼ばれる。種小名は「ハート型の葉をした」。

アメリカ西部原産の多年草。シエラネヴァダとカスケイド山脈の麓から中腹の、岩の多い傾斜地や混合針葉樹林の半日陰に生える。高さは30から60センチ。根は浅く、ひげ根。葉はややひょろ長いハート型。

花期は5月から7月。花は深い赤紫で非常に変わった形。赤紫の5枚の花弁が星形に並び、中心にフードと呼ばれる5つの小さな白いツボのようなものがある。その真ん中に雌しべがいて、5本の雄しべが1つに融合し、それを囲んでいる。

薄い袋のような実の中には、ふわふわの綿毛のある小さな種子がたくさん詰まる。種子は風で飛ぶ。

トウワタ属は、オオカバマダラ蝶（モナーク蝶）との共生関係が有名。オレンジと黒の模様が美しい蝶で、長距離の渡りをするので有名。幼虫はミルクウィードの葉を食べ、毒性のあるアルカロイドを体に蓄えるため、鳥はこの幼虫を食べない。

ミルクウィードの中でもFESで使われているハートリーフ・ミルクウィードは、乳液に毒性がある。アメリカ先住部族はこれを蛇のかみ傷や赤痢の治療や避妊に使ったが、少量でも吐き気を催し、大量に服用すると危険。

ミルクウィードのエッセンスが当てはまる人は、自分で考え、決めることをやめて、他者に依存したいという強い欲求がある。自我の形成が十分でなく、「自分」というものの感覚があいまいで、内省能力や自己観察能力があまり発達していない。大人としての判断や責任ある行動を求められると逃避する。さまざまな依存や中毒によって自我の機能を落とし、あいまいにしたい衝動がある。アルコール、鎮静剤

や精神安定剤、アヘンなど、自我の機能を低下させ、意識を鈍らせる種類の依存を好む。甘いものの過食などがそのために使われることもある。

別のタイプでは、人間としての自我を手放すことで、精神的に高い状態や悟りに達することができると信じている。どちらのタイプも、自分で自分の面倒を見られず、また大人としての役割を担うことができない。約束を守る、責任を果たすといった社会的に機能する能力が低い。

このようなタイプに対してミルクウィードのエッセンスは、魂の核の部分を刺激して徐々に目覚めさせる。それによって、この人生における「自己」の感覚をとり戻し、自我の機能を作り直していくことが可能になる。少しずつでも自我の機能を育てることにとり組むことで、眠ったように過ごしてきた人生から、本当の意味で目を覚ますことができる。

ミルクウィードを用いたとり組みの難しさは、それを必要とする本人は自分の状態にまったく自覚がないか、あるいは目を覚ますことを望んでいない点。したがって、現状を変えることへの気づきを促すような他のエッセンスを先にとるなどの工夫が必要かもしれない。

GHF のミルクウィードはコモン（普通の）ミルクウィード、バタフライフラワー（蝶の花）と呼ばれる。種小名は「シリアの」。

カナダ南部からアメリカ東部に広く自生する多年草。高さは 1.8 メートルまで。根は根茎。葉は大きくて長さ 30 センチまでになり、葉脈が目立つ。

花期は夏。花はピンクから紫色。これも変わった顔だちで、雌しべと雄しべが融合し、そのまわりに副花冠が５つ、五芒星の形に並び、そこから５本の角のようなフードが中央に向かって伸びる。花は香りがよく、蜜もたくさん作る。蝶、蜂、蟻、甲虫を含むたくさんの昆虫の食糧になる。

若い芽や葉、つぼみなどは食べられるが、乳液は有毒。ヨーロッパでもアメリカでも薬草としての伝統があり、肋膜炎や呼吸器の感染症に用いられてきた。

エッセンスは、内面の神聖な創造性や夢を、具体的で現実的な形にするのを助ける。FES のハートリーフ・ミルクウィードも GHF のコモン・ミルクウィードも、「夢と目覚め」に関係しているが、前者は無意識の中からの目覚め。後者は夢を現実に変えて行くために、現実世界での具体的なステップを踏む力を、目覚めの表現ととらえている。

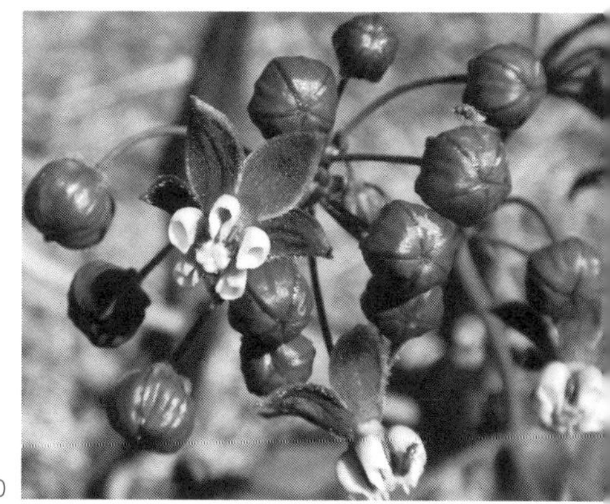

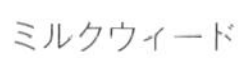
ミルクウィード

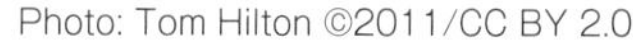
Photo: Tom Hilton ©2011/CC BY 2.0

モーニンググローリー
(マルバアサガオ、ソライロアサガオ)

ヒルガオ科
サツマイモ属

FES　モーニンググローリー　*Ipomoea purpurea*（青）
和名　マルバアサガオ
日本で見られる近縁種　マルバアサガオ（同一種、栽培）
FES　モーニンググローリー　*Ipomoea tricolor*（青紫）
和名　ソライロアサガオ
日本で見られる近縁種　ソライロアサガオ（同一種、栽培）

属名はギリシャ語の「木食い虫」（糸をより合わせるところから）。この属にはアサガオの仲間以外にヒルガオ、ヨルガオ、サツマイモなどがあり、どれもツル性で、ラッパ型の花をさかせる。FESのモーニンググローリーは種小名「紫」。コモン（普通の）モーニンググローリー、パープル（紫）モーニンググローリーと呼ばれる。

中央アメリカ原産の1年草。世界中で栽培され、温帯から亜熱帯の土地で野生化している。つるでまわりのものに巻きつき、2～3メートルの高さまで登る。葉はハート型、茎は茶色の毛で覆われている。日当たりを好むが、土壌にはうるさくない。

花期は夏から秋のはじめで、たくさんのトランペット型の花をつける。色は青から紫。5枚の花弁は融合し、萼は5枚。

GHFのモーニンググローリーは種小名「三色の」。一般名はメキシカン・モーニンググローリー。中南米原産。広く栽培され、世界中で野生化している。1年または多年性で、高さは2～4メートルまで。

花期は夏から秋のはじめ。花は深い青で中心部がわずかに白い。

アステカなど中南米の先住部族の間では、この2種類のアサガオの種子を幻覚剤として儀式に用いた歴史がある。いずれもLSDと似た幻覚作用のある天然成分を含む。

薬草魔術では、モーニンググローリーの種を枕の下に敷いて眠ると悪夢を止めるとする。

モーニンググローリーのエッセンスの働きを理解するには、1日の間のエーテルとアストラル・エネルギーのリズムについて考えるとよい。エーテル・エネルギーは人間のエーテル体と肉体の活力に関係する。1日のうちで早朝、日の出る頃から活発になり、日が沈む頃には静かになっていく。

アストラル・エネルギーは魂の活動とつながりが強く、日の沈む頃から活発になり、深夜にもっとも盛んになり、日の出る頃には静まっていく。

クリエイティブな人やアーティストがしばしば夜型なのは、夜は環境のアストラル・エネルギーが活発になるため、自分自身のアストラル体の活動も刺激され、魂の活動である想像力にアクセスしやすく、またアストラルの領域からのインスピレーションを受けやすくなることがあるからだ。

他方で肉体が活動の中心になる人や、現実的で地に足のついた活動を好む人には朝方が多いが、朝は環境のエーテル・エネルギーが強く、それが肉体や物質レベルの活動力を高める。

夜型・朝型というのは、自分自身の生活や仕事のニーズにマッチしている限り、自分の生活や活動スタイルに基づく選択だ。どちらがよい悪いということはない。しかしそれでも慢性的に極端な夜型で、アストラル・エネルギーとの親和性が強くなりすぎると、食事や睡眠のリズムが乱れ、肉体的な機能の低下につながることもある。

肉体のニーズを無視してアストラル的な活動にエネルギーを使いすぎると、肉体の活力が消耗する。また睡眠のリズムが乱れて眠りの質が落ち、朝に気分よく目覚めることができなくなる。そして低下した肉体の活力を無理やり刺激し、目を覚まさせるために、カフェインなどの刺激物に依存するようになる。

またアストラルのエネルギーが過剰に支配的になると、アルコール依存などの中毒的なパターンを強めることにもつながる。

このような場合にモーニンググローリーのエッセンスは、エーテル・エネルギーとのつながりを強めて、アストラル性をバランスさせ、肉体のリズムをより活力のある状態に戻すのを助けてくれる。

花の色があざやかな青から青紫色であることや、花弁や萼、雄しべの数など花の基数が5であることなども、5チャクラとの関係を感じさせる。5チャクラは肉体の代謝と周期、時間のリズムを司る。

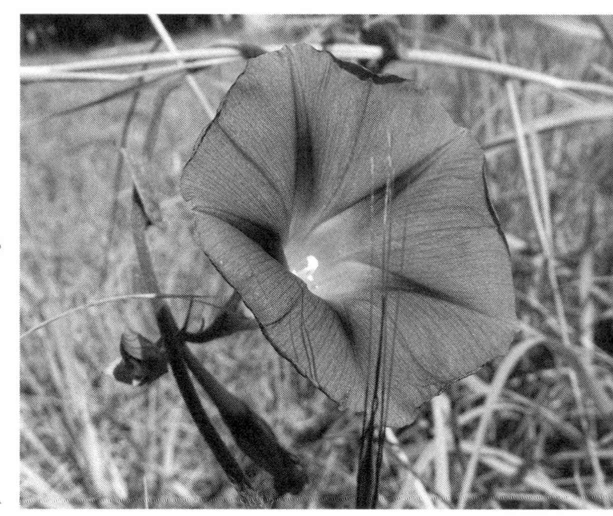

モーニンググローリー

モンキーフラワー、スカーレット

ハエドクソウ科
エリトゥランテ属
(旧ミムルス属)

FES **スカーレットモンキーフラワー** *Erythranthe cardinalis* (赤)
(旧名 *Mimulus cardinalis*)

和名 ベニバナミゾホオズキ

モンキーフラワーのエッセンスはいずれも黄花のミムルス（イエローモンキーフラワー）と「恐れ」のテーマを共有する。それに花の色と追加のジェスチャーが加わることで、異なる種類の恐れに対応するというのが従来の理解だが、最近の分子系統学の研究によって、同じモンキーフラワーでも、水とつながりの強いエリトゥランテ属（イエロー、スカーレット、ピンク）と、むしろ砂地や岩場など乾燥した場所を好むディプラクス属（パープル、スティッキー）に分けられた。これはそれぞれのモンキーフラワーのエッセンスについて、その定義を広げ、あるいは深める手がかりと考えることができる。

スカーレットモンキーフラワーの属名はギリシャ語で「赤い花」、種小名は「深紅の」。

アメリカ西海岸から南西部の固有種。砂漠を囲む山の環境の湿った場所や湿地に生え、やや日陰の場所を好む。多年草。

高さは1メートルまで。横にも広がり、この属としては大きめで存在感が強い。葉は先のとがった楕円形で、縁はぎざぎざ。枝から長めの花柄が伸び、その先に花をつける。筒状の長い萼から押し出されるように赤い花が咲く。

花弁は他のモンキーフラワーのような上下の唇ではなく、やや長めで先が反り返った4枚の花弁で、雄しべと雌しべが突き出していて、顔だちは鋭い。目立つ赤色と豊富な蜜でハチドリを引きつける。ハチドリは蜜を吸いながら額に花粉をつけて受粉してまわる。花の筒状の部分が長いのは、ハチドリを専門の受粉者にしていることと関係している。種子でよく増える。

ミムルス（イエローモンキーフラワー）のおどけたような顔だちや、ピンクモンキーフラワーのふんわりとして女性的な感じと比べると、気の強そうな、気の短そうな感じがある。

スカーレットモンキーフラワーの赤は、強く能動的な感情の色だ。このエッセンスが助けになるのは、強い感情や激しい感情を恐いと感じる人。自分の内部にある激しい感情を恐れている場合もあり、他人の強い感情を恐れている場合もある。

自分の中の、とくに怒りなどのネガティブで破壊的な感情を恐れて抑圧する。しかし抑圧は精神に緊張をもたらし、やがて抑圧していた感情が爆発、暴発することにつながる。そうして物事をめちゃくちゃにしてしまったり、大切な人を傷つけたりして、再び強く自分の感情を抑圧するというパターンがある。

また他の人が強い感情を表現することに対して、恐れを感じて凍りついたり、逆に怒りを覚える場合もある。

このタイプは多くの場合、成長過程で、親の激しい感情の表出や怒りの暴発によって傷つけられてきた経験がある。それは言葉による虐待であったことも、実際の暴力だったこともある。そこから制御のきかない激しい感情や強い感情に対する恐れが生まれ、同時に「感情は恐れるべきもの」という強い無意識の思い込みができている。

しかし人間として生きている以上、必然的に感情は生まれる。そして感情は単なる心理的な概念ではなく、実質のあるエネルギーの現象だ。どのような感情も、無理に止めれば抑圧され、いずれその圧力を越える形であふれる。

スカーレットモンキーフラワーのタイプでは、抑圧が強い分、暴発的で破壊的な形をとりやすい。

スカーレットモンキーフラワーのエッセンスは、自分自身の中にある過去の傷つきと恐れに気づかせ、それに対する防衛として、自分が感情を抑圧していることに気づかせる。そして怒りも含めた感情を自分のものとして受け入れ、それを適切に流し、表現することを助ける。

このとり組みのためにはおそらく、他の攻撃性に関するレメディ、たとえばスナップドラゴンで自分の感情表現を調整しながら、スカーレットモンキーフラワーの助けを借りて、深いレベルでの恐れにとり組むといったアプローチが必要だ。それによってこのタイプは、強い感情をやみくもに抑圧するのではなく、感情に気づいては少しずつ流すことで、圧力が溜まらないようにすることを学ぶ。

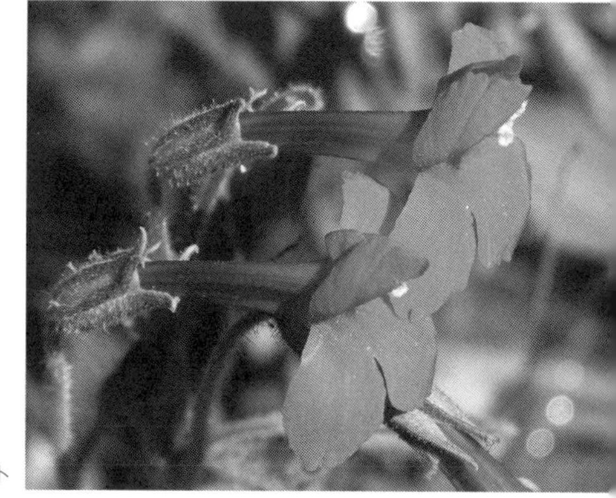
モンキーフラワー、スカーレット

モンキーフラワー、スティッキー

ハエドクソウ科
ディプラクス属
（旧ミムルス属）

FES　スティッキーモンキーフラワー　*Diplacus aurantiacus*（オレンジ）

スティッキーモンキーフラワーはパープルモンキーフラワーとともに、最近の分子系統学の研究によって、ゴマノハグサ科ミムルス属からハエドクソウ科ディプラクス属に分類変更されている。属名はギリシャ語で「２枚の円盤」、種小名は「オレンジの」。別名はオレンジブッシュ（オレンジの花の低木の）モンキーフラワー。

アメリカ西海岸に自生する常緑の低木。シャパラルや砂漠気候、通常、草の生えない蛇紋岩土壌にも生える。乾燥によく耐え、水はあまり必要としない。この点は水と関係の深いエリトゥランテ属（ミムルス、別名イエローモンキーフラワー。スカーレットモンキーフラワー。ピンクモンキーフラワー）と対照的。

高さは1.2メートルまで。しっかりとした茎は枝分かれして横に広がる。葉は深い緑色で細い槍型。葉や枝はレジンで覆われてペタペタする。ここからスティッキー（ペタペタする）の名前が来ている。レジンで枝や葉を覆うのは、乾いた環境で水を保持するため。

春から夏にかけて非常にたくさんの花をつけるが、花は２つ並んで咲く。もとの部分が筒状で、花弁はぴらぴらとした感じで上唇と下唇があり、上は２枚、下は３枚に別れる。下唇の真ん中に濃いオレンジ色のネクターガイドがある。色は白から赤まであるが、多くは明るいオレンジ色で、雰囲気はやや派手。たくさん蜂蜜を作り、ハチドリや蜂が受粉する。

カリフォルニアの先住部族はこれを薬草として、腫れ、火傷、下痢、目の炎症に用いた。

スティッキーモンキーフラワーのオレンジは、官能性としての２チャクラに対応すると考えるとわかりやすい。また花がつねに２つ並んで咲くジェスチャーと、レジンで覆われて触るとペタペタするところも、親密な関係性の象徴ととることができる。

スティッキーモンキーフラワーのエッセンスが助けになるのは、配偶者やパートナー、恋人との近くて親密な人間関係、とくに性的な関係に対する恐れがある場合。

また性的な経験とハートの感情の間にかい離があり、その両方を同時に経験することができない場合や、ハートを開いた状態で性的な経験をすることに深い恐れがある場合。この恐れのために性的な経験が温かみのない、心のこもらないものになるか、または性的な経験そのものや、性的な関係に到るような親密な関係を避けるようになる。

ハートの愛とセックスの両方を含む深く親密な関係を恐れ、一人の相手との関係が深まるのを避けるために、不倫や二股、三股といった行動に走ることもある。

スティッキーモンキーフラワーのエッセンスは、魂の持つ、一人の大切な相手と、あらゆるレベルで深い関係を結びたいという欲求を刺激する。恐れや不安から親密な関係性を結ぶことを避けている人が、魂の望むものに耳を傾けることを助ける。

またすでにパートナーや配偶者がいながら、関係を深めることを避けている場合にも、相手に対して自分が作り出している、無意識の恐れの壁を溶かすのを助けてくれる。

また性的な関係を含まない、たとえば友情関係などであっても、特定の相手と親しくなり過ぎることに恐れがある場合には、このエッセンスの助けを借りることができる。

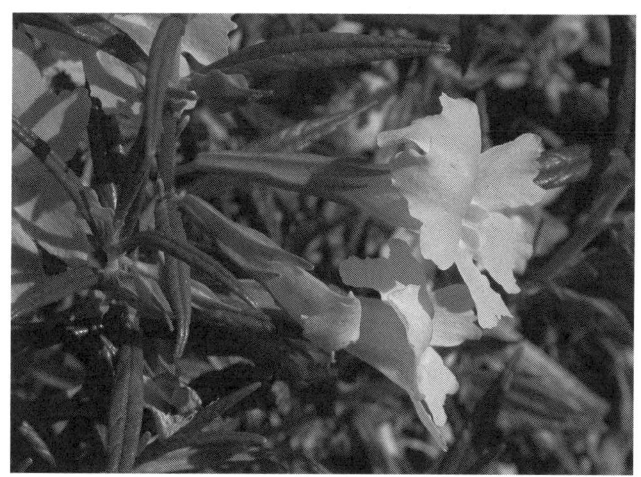

モンキーフラワー、スティッキー　Photo: Curtis Clark ©2003/CC BY-SA 2.5

モンキーフラワー、パープル

ハエドクソウ科
ディプラクス属
(旧ミムルス属)

FES　パープルモンキーフラワー　*Diplacus kellogii*（紫）

パープルモンキーフラワーはスティッキーモンキーフラワーとともに、最近の分子系統学の研究によって、ゴマノハグサ科ミムルス属からハエドクソウ科ディプラクス属に分類変更されている。属名は「2枚の円盤」。種小名は19世紀の植物学者アルバート・ケロッグにちなむ。一般名は「ケロッグのモンキーフラワー」。

北カリフォルニアからオレゴンにかけて自生する一年草。山や麓の裸の荒れ地、安定しない土壌、最近に岩崩れがあった場所やがれ場などに自生する。乾燥した貧しい土壌に生え、水とのつながりは感じさせない。

高さは数センチから30センチまで。根元から丸みのある葉が何枚か生え、太く短い茎が伸びる。茎には毛がある。葉の裏側が紫色のこともある。

花期は春から夏。植物全体に対して、花の大きさが頭でっかちな感じ。花の元の部分は狭い筒状で、不規則な形の厚い萼に包まれている。口は広く開いて上唇と下唇があり、上唇は2枚、下唇は3枚に分かれる。色は深いピンク紫で、中心部が黒っぽい。下唇の真ん中に濃い黄色の斑点のネクターガイドがある。花の中心部が黒っぽく、奥が暗く深いような感じがある。

パープルモンキーフラワーのエッセンスが助けになるのは、精神的な経験や霊的経験に深い恐れを抱いている人。

このタイプには、親が宗教や新興宗教やカルトの熱心な信者で、自分もそれに巻き込まれたり、洗脳されたりするなどの経験をして、すべての精神的なものや宗教的なものに、恐れと拒否感を感じるようになっている場合もある。

あるいは子どもから思春期の頃に恐い霊的な経験をして、目に見えない世界の経験すべてを恐がるようになっている場合もある。

また麻薬や幻覚剤などを使い、幻覚や妄想、パラノイアなどの不快で恐ろしい経験をして、一切の精神的な経験を恐れるようになっている場合もある。

いずれの場合も過去の経験が尾を引き、すべての精神的な経験や目に見えない世界との関わりに恐れを抱いている。しかしそのために、人間として成長していくのに欠かすことのできない本物の精神的な経験を自分から奪うことにもなっている。

パープルモンキーフラワーは、このような過去の経験のある人に、内的な落ち着きと冷静さをとり戻させる。そして自分の中で混乱し、ごちゃまぜになっている過去の経験をより分け、本物の精神的な経験と、宗教やカルトに属する人間によって作り出されたゆがんだ経験や、植えつけられた恐れをより分けるのを助ける。

また無我夢中で経験し、恐さからそのままフタをしてしまったために、混乱した状態で置かれていた霊的な経験の記憶を落ち着いて見つめ、より分けることを助ける。

過去の精神的経験を冷静になって整理することで、不要な恐れを手放し、本物の精神的な経験、高い世界の経験、守護や導きについて意識的になることができ、落ち着いた形でもう一度、それらに近づいていくことが可能になる。

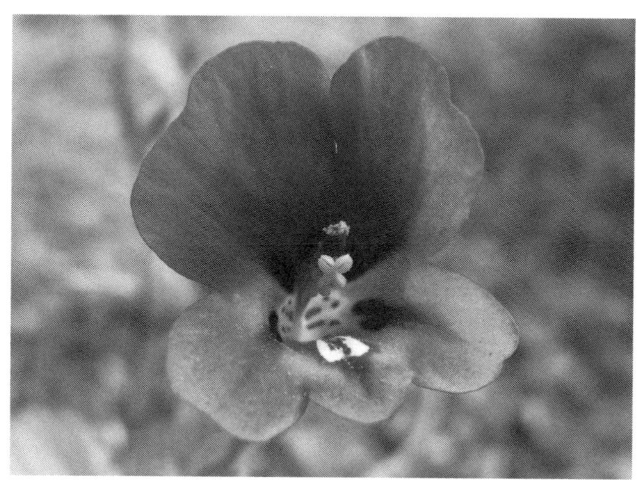

モンキーフラワー、パープル　Photo: John Rusk ©2015/CC BY 2.0

モンキーフラワー、ピンク

ハエドクソウ科
エリトゥランテ属
(旧ミムルス属)

FES　**ピンクモンキーフラワー**　*Erythranthe lewisii*（ピンク）

ピンクモンキーフラワーは、ミムルス（コモン・イエローモンキーフラワー）やスカーレットモンキーフラワーとともに、最近の分子系統学の研究によって、ゴマノハグサ科ミムルス属からハエドクソウ科エリトゥランテ属に分類変更されている。属名はギリシャ語で「赤い花」。種小名は探検家メリウェザー・ルイスにちなみ、一般名は「ルイスのモンキーフラワー」。

アメリカ西部原産で、カリフォルニアではおもにシエラネヴァダ山脈に見られる多年草。高さ 1500 ~ 3000 メートルに生える高山植物で、豊富な水、涼しい気候、冬に雪が降ることを必要とする。小川のほとりなど湿った場所に生える。高さは 25 ~ 80 センチ。まっすぐに立つ場合も、横に広がる場合もある。全体に細かい毛がある。葉は槍型で、縁には不規則なぎざぎざがある。

花期は６月から７月。枝の先の花柄に花がつき、２つ並んで咲くことも多い。色はシエラネヴァダではピンク、カスケイド山脈やロッキー山脈では濃いマジェンタ。上唇と下唇があり、上は２つ、下は３つに分かれる。下唇の中心部に濃い黄色のネクターガイドがあって、そのまわりに毛がある。マルハナバチが受粉する。

シエラネヴァダでは自生域がスカーレットモンキーフラワーと重なる。ピンクはスカーレットとの間に雑種を作ることができるが、自然の中では交雑しない。これはピンクがマルハナバチのみ、スカーレットがハチドリのみによって受粉されるためと考えられている。

全体的にミムルス（イエローモンキーフラワー）と似ているが、花の色が柔らかなピンク。花びらもふわんとした感じで優しい。このデリケートなピンクは繊細な感情性を象徴する。

ピンクモンキーフラワーのエッセンスが助けになるのは、恥ずかしさの感覚や罪悪感、自己嫌悪の感覚が非常に強い人。自分の中に何か隠されなければならない部

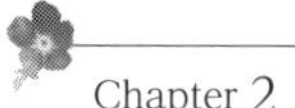

分があると感じ、無意識のレベルで、自分の内面の「適切でない部分」「恥ずかしい部分」を人前にさらされることへの恐れがある。そのために自分の内面、とくに本当の感情や自分の傷つきやすさを隠そうとする。

この内面の恥の感覚は、多くの場合、成長過程で親や教師によって作り出されたものだ。それが本当に不適切なことだったかどうかに関係なく、親や教師にとって好ましくないことをしたという理由で、罰せられたり、大勢の前で辱められた経験がある。あるいは虐待された経験があり、虐待されるのは自分が悪いからだと思い込まされ、虐待されたこと自体を恥ずかしく感じるように仕向けられた場合もある。

このようなトラウマの結果、自分の内面を他の人に見せられず、人間関係で深い感情の絆を結ぶことができない。愛情を求める気持ちは強くても、感情的あるいは性的に他人と触れ合うことへの恐れがある。

このような場合にピンクモンキーフラワーは、傷ついたハートを優しく包み、少しずつ感情を流し、経験できるようになるのを助ける。そして過去の傷つきの経験も含め、人間としての自分を、ありのままに受け入れるのを助けてくれる。自分自身を受け入れ、傷ついたことに対する恥や罪悪感を、自分自身へのいたわりに変えていくよう支えてくれる。

日本の社会は恥の感覚を重視するが、現代では、それがとくに女性を含む、社会的に立場の弱い者を支配するために使われることが多い。性的虐待や暴力の被害者に対しても、恥を感じさせて黙らせるようなやり方が、今も多く使われる。

ピンクモンキーフラワーのエッセンスは、そのような経験に傷ついて苦しんでいる人が、自己を癒し、過去から自由になって未来に踏み出すことを助ける。

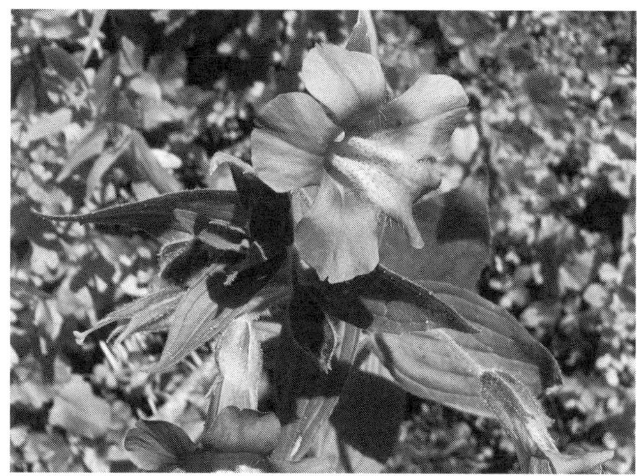
モンキーフラワー、ピンク　Photo: David Monniaux ©2006/CC BY-SA 3.0

モンクスフッド キンポウゲ科 トリカブト属

FES　モンクスフッド　*Aconitum columbianum*（紫）
AFEP　モンクスフッド　*Aconitum delphinifolium*（紫）
日本で見られる近縁種　ヤマトリカブト　*Aconitum japonicum*

属名はギリシャ語由来で「狼の災い」。英語名のモンクズフッドは「僧侶のかぶりもの」で、この属の仲間はすべてモンクズフッドと呼ばれる。FESで使っているのはコロンビアン・モンクズフッド、ウエスタン（西部の）モンクズフッド」と呼ばれるアメリカ西部の自生種。

水辺や草地、針葉樹林など湿気の多い場所に生える多年草。環境によって高くひょろっと伸びることも、はうように横に広がることもある。根茎から長い茎を出し、茎の上のほうに複数の花がつく。花は折り畳まれてかぶとのような袋状の形になる。色は深い青から紫で、雰囲気に独特のすごみがある。

トリカブト属は非常に有毒な植物として知られ、食べると嘔吐、呼吸困難、臓器不全、心室細動などが起こり、摂取後から数十秒で心停止して死亡する。蜜や花粉にも毒性があり、蜂蜜による中毒例もあるので、トリカブトが自生している地域では蜂蜜を採集しないか、トリカブトの開花期を避ける。

漢方ではトリカブト属の根を薬用にする。強心作用や鎮痛作用のほか、末梢血管の拡張作用があって血液の循環を改善する。ただし毒性が強いため、毒を弱める処理をしてから用いる。

毒性は肌からも吸収されるので、トリカブトを扱う場合は植物そのものに触れたり、トリカブトを長くつけた水を飲むことはもちろん、肌につけてもいけない。フラワーエッセンスとしては、エンジェルズトランペットとともにマザーエッセンスの扱いに注意を必要とし、マザーエッセンスを直接飲用してはいけない。

ギリシャ神話では女神ヘカテの植物で、地獄の番犬ケルベロスのよだれから生えたとされる。

薬草魔術研究家のロスは、対応する惑星は土星とする。

中世に魔女が用いたとされるフライング・オイントメント（空を飛ぶ、つまりアストラル・トラベルをするための塗り薬）の材料にも使われた。薬草魔術では、地下の世界（アンダーワールド）を探索するために用いることもある。

モンクズフッドは、透視能力などの超常的な能力を高い形で表現することと、そのような能力を自己に統合することに関係する。一般社会の中ではかなり特殊なテーマだが、ヒーリングや精神性の分野では、それなりにあてはまる状況がある。

このエッセンスが役に立つのは、自分の超常的な能力、たとえば目に見えないものを見る能力や、目に見えない存在の声を聞く能力を開くことに対する恐れがある場合。

しばしば過去に、苦しい状況での臨死体験や、目に見えないの世界との関わりで非常な恐怖を経験している。あるいは過去にカルトや宗教団体に巻き込まれて虐待を受けたような経験があり、それがトラウマになっている場合もある。

自分がスピリチュアルなタイプであることを他者に知られるのを恐れ、精神的なことへの興味を隠したり、抑圧したりする。あるいは人目を避けて、こっそり宗教の儀式のようなことを行っている場合もある。

このような場合にモンクズフッドは、過去のネガティブな精神的経験を癒して、現在に統合するのを助ける。同時に自己の内にしっかりとした価値観を育て、それに沿って超常的な能力を開くことを助ける。

AFEP で使っているモンクズフッドは種小名「デルフィニウムのような葉の」。ノーザン（北部の）モンクズフッドと呼ばれ、アラスカからカナダ北部、シベリアに自生。日陰を好み、森の中、岩肌、高山のツンドラ地帯、野原や小川のそばに生える。高さは 1 メートルまで。

花の色は紫からピンク紫で、顔だちともに FES のウエスタン・モンクズフッドに比べると穏やかな感じ。

基本的な定義は共通し、とくに自己の精神的なアイデンティティについて混乱があったり、また自己の影の部分に対する恐れがあったりする場合。またそのような恐れから他者との接触を恐れる場合に適用し、内的な守護と支えを与える。

モンクズフッド
Photo: Jim Morefield ©2016/CC BY-SA 2.0

ヤロウ（セイヨウノコギリソウ） キク科 ノコギリソウ属

FES　**ヤロウ**　*Achilea millefolium*（白）
GHF　**ヤロウ**　*Achilea millefolium*（白）
和名　セイヨウノコギリソウ
AFEP　**ヤロウ**　*Achillea millefolium var. borealis*（白）
日本で見られる近縁種　ヤマノコギリソウ　Achillea alpina var. discoidea（白）
キタノコギリソウ　Achillea alpina subsp. japonica（白、ピンク）

属名はギリシャの英雄アキレウスにちなむ。この属の仲間はすべてヤロウと呼ばれる。FESの白花のヤロウは種小名「千の葉」。コモン（普通の）ヤロウ、ウェスタン（西部の）ヤロウとも呼ばれる。

北半球、アジア、ヨーロッパ、北アメリカの温帯に広く自生。野原や空き地、道端によく見られ、海岸にも生える。乾燥した水はけのいい場所を好むが、湿った土地にも適応できる。日本でも道路ばたや畑のあぜ道で見かけ、少しずつ居場所を増やしている。

多年草で深く主根を下ろし、地下茎を形成して広がるなど、大地との関係が強く安定している。茎は細いがかたくまっすぐ。葉は細かい切れ目が入り、羽のようで、細かい毛がある。葉は見た感じ繊細そうだが、触るとしっかりとしていてかたい。花もかたく乾いた手触り。花も茎も葉も、全草が枯れた後もそのまま形を留める。

花期は５月から７月。枝分かれした茎の先に白い小さな花が水平に連なり、ちょうど白い傘のようになる。小さな花をよく見ると、それぞれの花はちゃんとキク科の花の顔だちをしており、中央に非常に小さい筒状花がある。

たくさんの昆虫が訪れ、葉や花粉、蜜を食べる。葉をもむと独特の強い香りがし、早朝や雨のあとにとくに香りが強い。精油はプロアズレンを含む深い青色。

ヤロウやセルフヒール、ミュレインなどのように、枯れてもそのまま姿を残す植物はエーテル・レベルの形成力が非常に強く、肉体の傷を癒す働きがある。

西洋でも東洋でも古くから薬草として用いられ、たくさんの伝承がある。ホメロスによれば、ケンタウロスのケイローンがアキレウスに教え、アキレウスはこの薬草を自軍の兵士に携えさせ、戦場で傷の治療に用いた。昔から止血、火傷や切り傷に使われ「兵隊の薬草」「鼻血草」「傷草」などの別名がある。アメリカでも多くの先住部族（ネイティブアメリカン）が傷薬、火傷の薬、鎮痛剤として用いる。

ハーブティーとしては花、外用には葉を用いる。ただし長期にわたって飲用すると光感受性を増し、時にアレルギー反応を引き起こすことがある。また犬、猫、馬に毒性があり、嘔吐や下痢を引き起こすので注意。

ヤロウは地下茎で大地に埋まって冬を越し、羽のような葉と強い香りは風の元素との親和性を示す。とがった香りには火の質もある。傷を治し皮膚をきれいにする作用から、カルペパーはヤロウを金星の花としているが、伝承的には戦士のアーキタイプとのつながりも強く、火星の質も感じられる。

薬草魔術では予知夢を見るために枕に詰めたり、占いをする際のお香に使う。中国ではヤロウ（ノコギリソウ）の茎を乾燥させたものを易の筮竹（ぜいちく）に用いるが、ケルト族のドルイドもヤロウの茎を天候を占うのに使った。葉を目に当てると、見えないものが見えるという伝承もある。

ヤロウのエッセンスは、エネルギーフィールド（オーラフィールド）のバウンダリの透過性が高過ぎる人に非常に役立つ。このタイプはバウンダリ（自己の境界）が薄いために共感力が高いが、同時にまわりの影響を受けてエネルギーを失いやすく、消耗し、疲労しやすい。まわりの環境のネガティブな影響を吸収しやすく、そのために環原因不明の不調にもなりやすい。このような場合にエネルギーフィールドの外殻を強め、環境と容易に交じり合わないようにする。また5、7のチャクラをバランスさせて安定させ、その光によるエネルギーのシールド作用を強める。その様子はヤロウの花が作る白い傘に似ている。

ヤロウは伝統的に傷を治す薬草として知られてきたが、エッセンスはエーテルの形態形成力が強く、エーテル体の修復を促す作用がある。つねに環境からのエネルギー的ストレスを受けて生活している都会に住む人にとっては非常に助けになる。

AFEPのヤロウは同じヤロウの変種で、「極北の」という変種名がつく。カナダからアラスカに自生し、見た目や性質などはコモン・ヤロウとほぼ同じ。高さは1メートルまで。エッセンスとしての性質も共通する。

LEのミスト「ガーディアン」は、サンガブリエル山脈の麓で作ったヤロウのエッセンスにヤロウの精油を加え活性化したもので、エネルギーのバウンダリを強め、光のシールドを形成する効果がある。ヤロウのエッセンスと精油を組み合わせたミストは効果も汎用性も高いので、自作して試してみることをおすすめする。

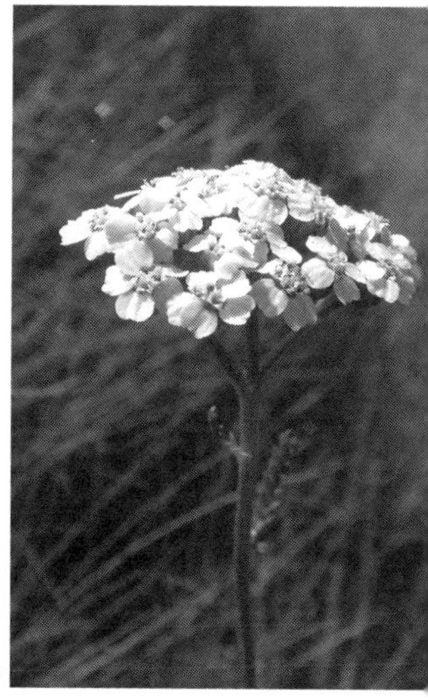
ヤロウ

ヤロウ、ゴールデン (キバナノコギリソウ)

キク科
ノコギリソウ属

FES　**ゴールデンヤロウ**　*Achillea filipendulina*（濃い黄色）
和名　キバナノコギリソウ

属名はギリシャの英雄アキレウスにちなむ。この属の仲間はすべてヤロウと呼ばれる。白のヤロウ（コモンヤロウ）はアメリカの自生種で、ゴールデンヤロウは中央アジアから南西アジア原産でヨーロッパとアメリカに帰化した別の種。種小名は「シモツケソウのような」。

多年草で高さは1.2メートルまで。羽のような葉はぎざぎざの切れ込みがあり、毛があってかたい。茎も葉もかたく乾いた感じなのはコモンヤロウに似ている。

花期は夏の半ばから終わり。まっすぐでかたい茎のてっぺんにゴールドイエロー（強く濃い黄色）の小さな花が密集して厚い傘を作る。個々の小さな花もかたい乾いた感じで、傘はそれがそれがみっしりとかたまっている。小さな花の数も白いヤロウよりはるかに多く、密集感がある。傘の全体もコモンヤロウよりずっと大きく10センチを越える。

環境や他人に影響されやすいというテーマは、白やピンクのヤロウと共通だが、ゴールデンヤロウがとくに助けになるのは、まわりの影響から自分を守るために、人とのつながりを避けて閉じこもろうとする傾向が強いタイプ。

内面が非常に繊細なため、もともと人目を避ける内向的なタイプで、自分を守る唯一の方法は、自分を社会やまわりの人間から切り離すことだと感じている。

このようなタイプに対してゴールデンヤロウのエッセンスは、繊細で隙間のあるエネルギーのバウンダリを埋めるようにして強め、「自分は守られている、大丈夫だ」という感覚を与える。それによって、エネルギーの体質的にデリケートで、まわりの環境に影響されやすいタイプが、社会や他の人と関わっていくことを可能にする。

芸術家やアーティストのように、鋭敏で繊細な感覚を維持しながら、仕事やパフォーマンスのために、社会や多くの人と関わることが必要な場合にとくに役立つ。

また繊細な子どもが保育園、幼稚園や学校で社会性を学んでいく際のサポートにもなる。

同じキク科の強い黄色の花であるゴールデンロッドのエッセンスは、個人としての自己の感覚を強め、集団や社会の圧力から守る作用があり、ゴールデンヤロウとの相乗作用が検討できる。

また FES のヤロウスペシャルフォーミュラのように、白、ピンク、ゴールデンのヤロウを組み合わせて、バウンダリのテーマに対する相乗作用も得ることも考えられる。

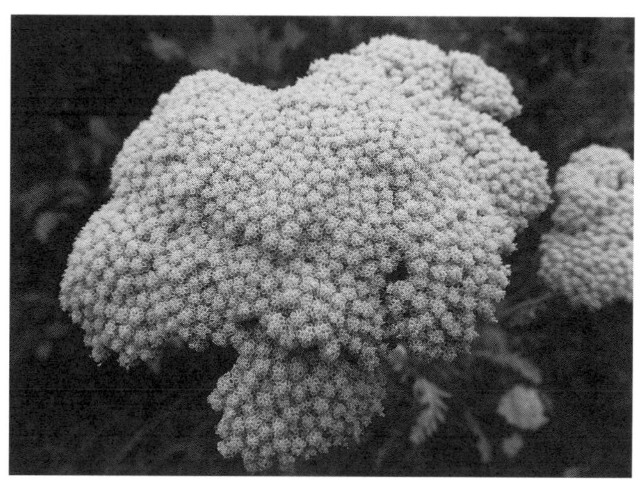
ヤロウ、ゴールデン

ヤロウ、ピンク (セイヨウノコギリソウ)

キク科
ノコギリソウ属

FES **ピンクヤロウ** *Achillea millefolium var. rubra*（ピンク紫）
和名 セイヨウノコギリソウの変種
AFEP **ピンクヤロウ** *Achillea millefolium var. borealis*（ピンク）
日本で見られる近縁種 キタノコギリソウ *Achillea alpina subsp. japonica*（白、ピンク）

属名はギリシャの英雄アキレウスにちなむ。この属の仲間はすべてヤロウと呼ばれる。FESのピンクヤロウは白いヤロウ（コモンヤロウ）と同種で、色がピンクの変種。AFEPのピンクヤロウも白いヤロウと同一種で「極北の」という変種名がついている（同じ変種内で白からピンクの色のヴァリエーション）。いずれも植物としての性質はヤロウと同一。

花色のピンクはしばしばデリケートな感情性のテーマと結びつく。

ピンクヤロウのエッセンスが助けになるのは、自分と他人の感情的なバウンダリ（境界）があいまいなタイプ。共感力が強く、相手やまわりの人の感情を感じとり、それが自分の感情と区別がつかなくなる。

スポンジのように、場の雰囲気や他人の感情のエネルギーを吸収することもよくある。とくにまわりでもめ事や不和、ネガティブな雰囲気があることに耐えられず、そういったエネルギーを自分が吸いとることで場を収めようとする。

そのため、混乱や不和を作り出す相手との共依存的な関係にも巻き込まれやすい。

ピンクヤロウのエッセンスは、 このようなタイプの感情のバウンダリに明晰さをもたらして、共感力を保ちつつ、自己のバウンダリを守るバランスを育てるのを助ける。

白のヤロウがエネルギーフィールドの外殻とエーテル体の統合性を強めるのに対して、ピンクヤロウは感情体のバウンダリの統合性を高める。またゴールデンヤロウは、社会との関係性における自己の統合性を保つのを助けてくれる。

白のヤロウやピンクヤロウのエッセンスはエネルギー体のバウンダリに作用するため、内服以外にミストにして使うのも効果的。ヤロウの精油を加えて相乗効果を得ることもできる。またFESのヤロウ環境ソリューションのように、複数種類のヤロウのエッセンスを組み合わせ、バウンダリの総合的な保護用に使うこともできる。

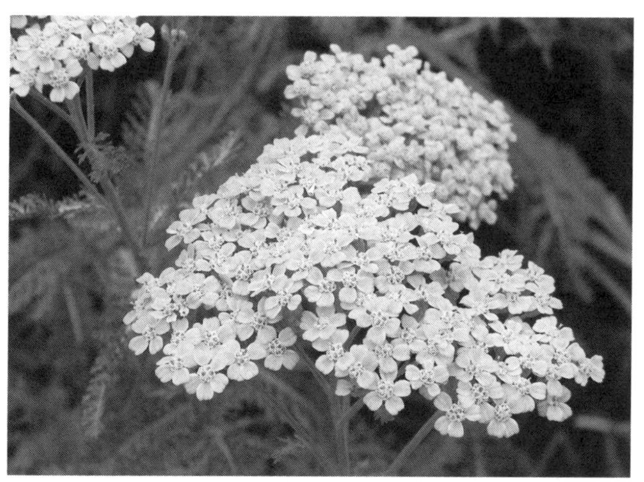

ヤロウ、ピンク

ラヴェンダー

シソ科
ラヴァンドラ属

FES　ラヴェンダー　*Lavandula angustifolia*（薄紫）
（旧名 *Lavandula officinalis*）
GHF　ラヴェンダー　*Lavandula angustifolia*（薄紫）
（旧名 *Lavandula officinalis*）
和名　ラベンダー
日本で見られる近縁種　ラベンダー（同一種、栽培）

属名はラテン語の動詞「洗う」から。古代ローマで洗濯に用いられたことに由来。近年、種小名が変更になっており、以前の種小名は薬草としての歴史があることを示した。現在の種小名は「狭い葉の」。この属の仲間はすべてラヴェンダーと呼ばれるが、とくにこの種を指す場合には、トゥルー（真の）ラヴェンダー、コモン（普通の）ラヴェンダーと呼ぶ。イングリッシュ・ラヴェンダーと呼ばれることもあるがイギリスには自生しない。日本では「真正ラベンダー」と呼ばれる。

地中海原産の常緑の低木で、乾燥に強い。冬に雨が降り、夏に乾燥する気候を好む。水はけのよさが必要で、慢性的に湿った土壌には育たない。高さは1～2メートル。葉は細く、最初は白っぽい緑で、育つにつれて緑色になる。花、葉、茎は細かい毛で覆われており、精油を出す腺がある。

花期は6月の終わりから7月の初め。細くすらりと伸びる茎の上のほうに、小さな花が密について穂になる。花は薄紫（ラヴェンダー色）で、非常によい独特の香りがある。ひとつひとつの小さな花は、よく見るとシソ科の花の顔だちをしている。

この種はラヴェンダーの中でも一番上質の精油がとれる。

ラヴェンダーの花と葉は古代エジプト、ギリシャ、ローマ時代から薬草や香水の材料として用いられてきた。新約聖書でイエスが復活させたラザロの姉、ベタニアのマリアがイエスの足に注いだのは、ラヴェンダーオイルであったという説もある。

現代ではリラックス効果や安眠効果が知られ、ラヴェンダーの精油を混ぜたオイルはマッサージでよく使われる。精油は防虫や殺菌作用のほか、筋肉をリラックスさせ、血圧を下げ、頭痛や痛みをやわらげる。気分を落ち着かせ、不眠にも効果がある。

カルペパーによれば、ラヴェンダーは「水星が支配する植物で、その働きを非常によく現す」。効果としては「花を煮て集めた蒸気を冷やした蒸留水を飲んだり、こめかみや鼻に塗ると、声が出ない、心臓の震えや興奮、気絶したときなどに効く。

ただし血液とエネルギーが集まっている場所には熱く精妙なスピリットがあるので、塗るのは避ける。内服すれば、冷えが原因である頭や脳の痛みによい。たとえば脳卒中、てんかん、けいれん、マヒ、失神など。また胃に活力を与え、肝臓と脾臓の目詰まりをとる。花をワインに浸して飲むと尿の排出を促す」とする。

なおカルペパーの記述で「ラベンダーから化学的に抽出したオイルはスパイクの油と呼ばれ、刺激が激しく、スピリットを突き刺すので注意して使う。ほんの数滴を他のものと混ぜて使えば十分で、体の内外の治療に用いる」とあるが、このスパイク油は、真正ラヴェンダーのオイルではなく、樟脳成分の多いスパイクラヴェンダー（L. latifolia）のオイルではないかと考えられる。

カルペパーはラヴェンダーの記述で「スピリット」という表現を何度も使っており、ラヴェンダーと、人間の精神的な質を表すエネルギーの関連性を見てとっていたことがわかる。

薬草魔術では視力をよくし、思考を明晰にするなど、6チャクラの機能と対応した使われ方をする。花の色も6チャクラの紫に対応している。エネルギーフィールドでは、ラヴェンダー色は紫＋非常に強い光の表現。

ラヴェンダーのエッセンスが助けになるのは、エネルギーの重心が精神性に偏っており、かつ神経が繊細で敏感。そのため神経系につねに緊張があり、肉体のエネルギーが不安定で消耗しがちな人。

額の6チャクラが他のチャクラと比べて過剰に働き、とくに高い周波数帯域のエネルギーや情報、刺激をとり入れ過ぎる傾向がある。とり入れたエネルギーや情報を十分に消化、代謝しきれず、神経や3チャクラを過剰に働かせたり、エネルギーが頭や首のまわりに偏って停滞し、頭痛や片頭痛、視力の変化、首や肩の緊張、不眠症を引き起こすこともある。

活発すぎる精神的なエネルギーや思考エネルギーがグラウンディングされていない場合に、ラヴェンダーのエッセンスは額の6チャクラを落ち着かせ、太陽神経叢の3チャクラから緊張をとり、過剰なエネルギーを大地にグラウンディングさせる通路を作る。それによって神経が緩み、体の緊張もとれる。

ラヴェンダーのエッセンスはとくにミストとして使うと、全身を柔らかく包み込んで落ち着かせる作用がある。ラヴェンダーの精油を薄めたものと合わせてミストを作ると相乗作用が期待できる。

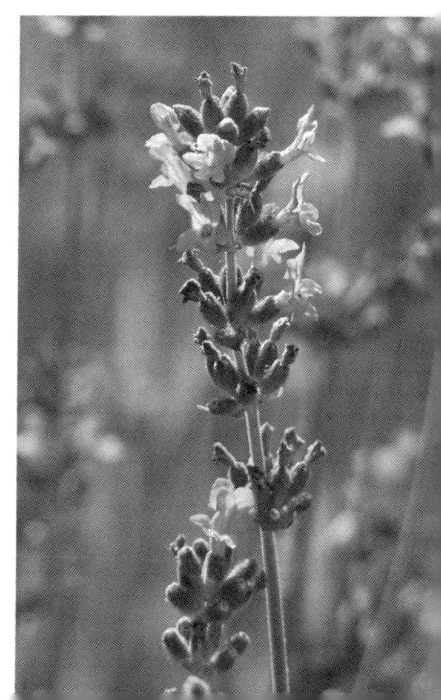
ラヴェンダー

ラブライズブリーディング (ヒモゲイトウ)

ヒユ科
ヒユ属

FES　ラブライズブリーディング　*Amaranthus caudatus*（赤）
和名　ヒモゲイトウ
日本で見られる近縁種　ヒモゲイトウ（アマランサス、アカアワ、同一種、栽培）

属名はギリシャ語で「色あせない」、種小名は「しっぽのような」。英語の一般名はラブライズブリーディングのほか、ペンダントアマランス、ベルベットフラワーなど。南アメリカ原産の１年草。野生のアマランサスの交雑種と考えられている。

日当たりのよい場所を好み、乾燥にも強い。基本的に丈夫で適応力に富み、種をまいたらどんどん育つ。高さ 1 ～ 2.5 メートル。葉は大きな楕円形で、たくさんの葉の間を縫うようにして、長いしっぽのような赤い花の穂が垂れ下がる。

穂には何千個もの非常に小さな花がみっしりかたまっている。花期は７月から霜が降りるまで。β - シアニンが多いため花が赤く、茎や種子にも赤みがある。

南米では紀元前から栽培され、アステカでは主食穀物で、宗教や儀式でも重視された。インカでもコーンと並んで重要な穀物だった。種子は鉄分などのミネラルやたんぱく質が豊富で、葉もビタミンに富む。

エッセンスとしてのラブライズブリーディングは、肉体あるいは精神の苦痛が非常に激しく、耐えられる限度をもう超えていると感じる状況に対応する。重い病気の末期など、肉体の苦痛と予後の不確かさを伴う場合の精神的サポートに用いられる。苦しく、つらく、しかも先に光が見えず、そこから深い抑鬱状態に入っているような状態。

このエッセンスは、苦痛を個人的に受け止めて苦しむ状態から、視点を自分個人を超えた精神的なものに移し、自分の苦痛や苦悩に意味を見つけることを助ける。自分の経験が自分だけのものでなく、人間によって共有される、普遍的な意味を持つものだという気づきに到るのを助ける。

自分自身が、意識しているよりも大きなものだと気づくことで、自分の意識の中で痛みと苦しみが占める相対的な割合を減らし、それによって日常的な活動や、他者と関わっていく余裕をとり戻すことを支える。

時にはこの視点のシフトが、肉体の状態の変化や苦痛の軽減につながることもある。あるいは、同じような苦しみを抱える人を助けるための活動に導かれていくこともある。

ただしこのように激しい痛みや苦しみに対して、それを超越するというアプローチは、あくまで本人の選択であり、プラクティショナーを含む他の人間が選んで押しつけるものではない。本人が自己の選択として選ぶエッセンスである。

なお欧米圏におけるこの花のエッセンスの定義は、やはりラブライズブリーディング（愛は血を流して横たわる）という英語名が影響していると感じられる。19世紀ヴィクトリア朝時代の花言葉も「絶望的な愛」など、欧米におけるこの花のイメージは「(血の流れるような）苦しさとつらさ」に偏っている。

しかし原産地の南アメリカでは、アジアにおける米のような主食穀物であり、日常的で身近な、かつ大切な植物である。その視点からこの花のアーキタイプを見直せば、異なる方向にエッセンスの定義を広げていくことが可能ではないかと思われる。

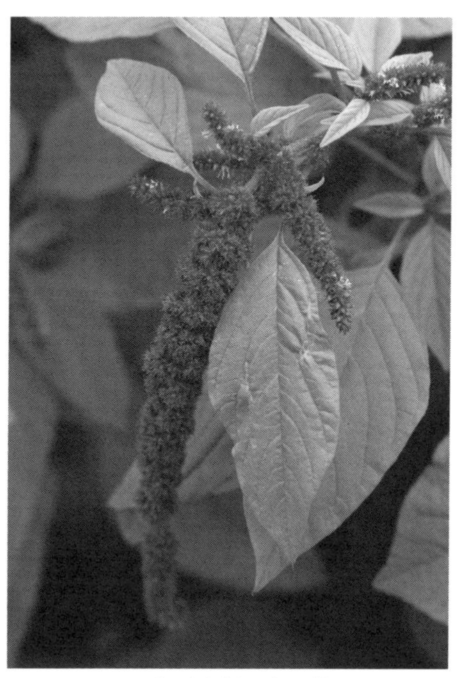

ラブライズブリーディング

ラークスパー

キンポウゲ科
オオヒエンソウ属
（デルフィニウム属）

FES　**ラークスパー**　*Delphinium nuttallianum*（青紫）
FES　**レッドラークスパー**　*Delphinium nudicaule*（赤）
FES　**トールマウンテンラークスパー**　*Delphinium glaucum*（青紫）

属名はギリシャ語で「イルカの」。つぼみの形がイルカに似ることから。この属の仲間はどれもラークスパーと呼ばれる。FESのラークスパーは種小名をイギリスの植物学者トーマス・ナトールにちなみ、一般名は「ナトールのラークスパー」。

北アメリカ西部の野原に広く自生する多年草。野原や牧草地がこの紫色の花で埋められることもあるが、密な群生ではなく、それぞれの個体はやや離れて咲く。高さは50センチくらいまで。葉はおもに根元近くについて､長い茎がすらっと伸びる。茎の先端がいくつかに分かれて、それぞれに花が咲く。

花期は春から夏で、蝶やマルハナバチが受粉する。５枚の長い萼が融合して後ろに伸び、とんがり帽子のような形を作る。萼の中に小さな４枚の花弁が隠れている。萼も花弁も青紫。花の色素は非常に濃く、絞った汁にみょうばんを混ぜると青いインクができる。

毒性があり、肌につくと炎症を起こし、食べると下痢や嘔吐を起こす。大量にとると心臓の毒性や神経筋の遮断作用により死亡することもある。

ラークスパーのエッセンスのテーマはリーダーシップ。青紫のラークスパーに対応するのは、もともと精神的なカリスマ性とリーダーシップを備えているタイプ。輝くようなカリスマ性と、高い目的のために人を引きこむ情熱がある。

しかし時に、自分で選ぶのでなく、まわりからリーダーとしての立場に押しやられ、義務感から引き受けることもある。そのような場合、リーダーの立場は重荷や義務として感じられ、本来の輝くようなカリスマ性や情熱が失われていく。あるいはリーダーの地位についたことで自我が肥大し、おごった状態になることもある。

ラークスパーのエッセンスは、人を導く立場にある人が、自己の個人的な感情を使命感と整合させるのを助ける。自分自身の感情と精神的な理想が有機的につながり、互いに支え合うとき、あふれる情熱と、まわりの人を育み啓発する力が発揮される。これが本来の精神的なリーダーシップだ。

リーダー本人が理想のために前に進むことに喜びを感じるとき、またハートの内から「自分のためだけではなく、他の人たちのためにもこれをやる」という気持ちがにじみ出るとき、それがまわりの人を引き込み、エネルギーを与える。それは力で引っぱるリーダーシップではなく、理想への共振を通して人を内側から啓発する、本当の意味でのカリスマ性でもある。

ラークスパーには2つのヴァリエーションがあるが、いずれもリーダーシップのテーマとしてとらえられる。

レッドラークスパー

種小名は「茎に葉がない」。一般名はレッドラークスパーのほか、キャニオン（峡谷の）ラークスパー、オレンジラークスパー。

カリフォルニアのシエラネヴァダから沿岸の峡谷や山麓に生える。高さは60センチまで。ハチドリが受粉する。花の色は朱色から赤で、いかにも肉体の活力を刺激する感じがある。赤色は1チャクラの色で、肉体の活力や生命力に関係する。

レッドラークスパーのエッセンスは、ポジティブなリーダーシップの表現のうち、とくに肉体を通して人を惹きつけ、動かす力に対応し、チームスピリットを作り出す能力にもつながる。リーダーの立場にあるが、肉体の活力が不足したり、消耗したりしており、それがグループのモチベーションや活動力を下げている場合、助けになる。リーダー自身が生き生きとした肉体の存在感を体現することで、共振的にチームのモチベーションや活動力を支えることができる。

トールマウンテンラークスパー

種小名は「輝く」。一般名はシエラ・ラークスパー、マウンテン・ラークスパー。

アメリカ西部からアラスカまでの山の湿った場所、川の土手や小川のそばなどに生える。高さは3メートルまで。葉は下のほうにだけつき、しっかりした長い茎の上部に50個以上の花が、互いに少し間をあけて咲く。

このラークスパーが表現するのは、高い精神性に沿ったリーダーシップ。人を導く立場にありながら、精神的な視点を持っていない。あるいは精神的な導きやガイダンス、インスピレーションを受けとれない状態にある場合に、高い領域につながるのを助ける。それによって個人を超えた高く広い視点から、まわりの出来事を見通し、行動することを可能にする。

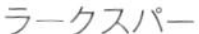
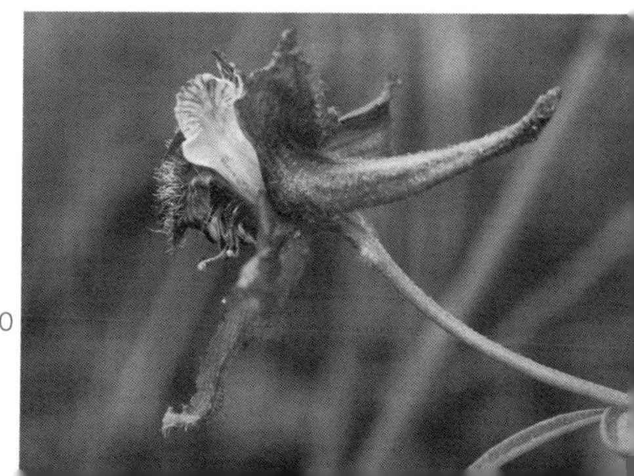

ラークスパー
Photo: Walter Siegmund ©2011/CC BY-SA 3.0

ラーチ（ヨーロッパカラマツ） マツ科 カラマツ属

FES-EE　ラーチ　*Larix decidua*（雌花は赤、雄花は薄い黄色）
和名　ヨーロッパカラマツ
日本で見られる近縁種　カラマツ　Larix kaempferi

属名はギリシャ語で「カラマツ」。この属の木はすべてラーチと呼ばれ、バックが用いたラーチはヨーロピアン・ラーチと呼ばれる。種小名は「落ちる」。針葉樹なのに葉が落ちることから。

中央ヨーロッパ原産の中型の落葉針葉樹。寒さに非常に強く、マイナス50度の気温にも耐える。日当たりを必要とし、水はけのよい土壌を好む。寿命は通常は200年ほどだが、1000年近く生きている個体も知られている。高さは25～45メートル。樹冠は若いときは円すい形で、年をとると横に広がる。枝は水平に出るか、やや上を向き、別れた枝は垂れる。針状の葉は柔らかく、明るい緑色で、秋に黄色くなってから落ちる。

花期は春。雌花と雄花が同じ枝に隣り合ってつく。雌花は赤の、雄花は薄い黄色の、どちらも小さなパイナップルのような形で可愛らしい。雄花は下向きにつき、熟すとうろこが開いて花粉を放つ。 雌花は上向きについてその花粉を受けとる。受粉した雌花は松ぼっくりになるが、熟していないときは赤みがかかった緑。熟すと茶色くなり、種子を放って風で飛ばす。種子を放ったあとの古い松ぼっくりも何年も木についたまま残る。

イギリスに最初に植林されたのは17世紀。若い頃の成長が早く、適応力が強いため、開けた土地、放置された農地、かく乱のある土地などに、他の木を植える前の準備種として植林される。

種子はヒワ、フィンチなどの鳥の重要な食料。ヨーロッパオオライチョウはラーチの芽を食べる。

バックはラーチを「落胆または絶望」へのレメディに分類している。「自分がまわりの人たちと同じだけ能力がある、あるいは物事を成し遂げられると思えない人たちに。このタイプは失敗することを予期し、自分は決して成功できないと感じ、そのために思いきって何かをしたり、成功するのに必要なだけ努力をすることをしない」。

ラーチをタイプレメディとする人は、つねに自分と他人を比べ、そして自分への評価だけがいつも低い。他の人の能力や長所は認められるが、自分の能力を認められず、自分を信じることができない。「自分にはできない」「多分失敗する」「失敗したらこう言われそうだ」といったことに思い悩み、行動することを避ける。

このような自分に対する悲観的な見方には客観性はないのだが、本人はそれが過去の失敗の経験からきていると思っている。そのため自分の能力を発揮しようとして失敗のリスクを冒すよりは、チャンスを見逃すことを選ぶ。自分の創造性を表現してそれを批判されるリスクを冒すよりは、何も作り出さない、表現しないことを選ぶ。

このタイプは自己検閲をし、リスクを避けることにエネルギーを消費する。しかしそのような生き方を続けていると、人生はだんだん小さく縮こまったものになり、やがて動きが止まってしまう。

ここで必要とされるのは、他人や社会の評価を気にする３チャクラの視点を超えて、高い視点から自分というものを見ることを可能にする５チャクラの働きだ。小さな自己の視点に捕らわれている限り、防衛状態から抜け出すことはできない。

ラーチのエッセンスは５チャクラの機能を強め、自分の人生の意味や役割について考えさせ、より大きな視点から自己の全体を見るのを助けてくれる。それは傷ついた自我の世界観に基づく、小さな自己定義を広げることにもつながる。

ラーチのエッセンスは、この深いレベルの癒し以外にも、自信がない、ふんぎりがつかない、失敗が恐くてチャンスをつかむ勇気がないといった場合。また他人からの反応が恐くて自分を表現することができない、言いたいことを言葉にする勇気がないといった場合に、自分の中の勇気と信頼を強めてくれる。

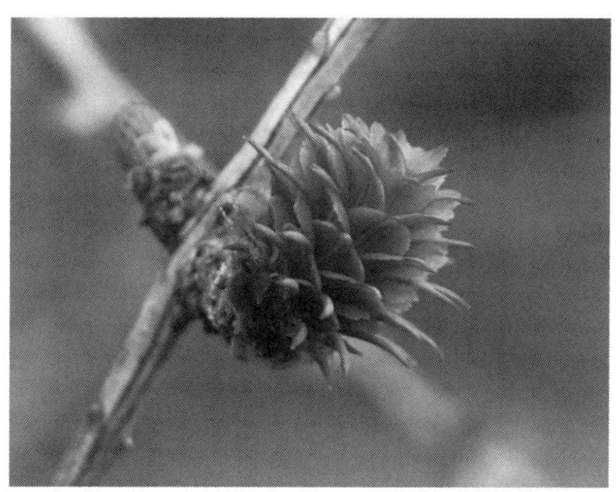

ラーチ（雌花） Photo: Ston Porse ©2006/CC BY-SA 3.0

レイディーズスリッパ ラン科 アツモリソウ属

FES　レイディーズスリッパ　*Cypripedium parviflorum*（黄）
AFEP　レイディーズスリッパ　*Cypripedium guttatum*
（薄いクリーム色に赤紫の斑）
日本で見られる近縁種　キバナノアツモリソウ　*Cypripedium yatabeanum*
アツモリソウ　*Cypripedium macranthos var. speciosum*

属名はギリシャ語で「アフロディーテのサンダル」。FESのレイディーズスリッパはイエロー・レイディーズスリッパ、モカシンフラワーと呼ばれ、種小名は「小さな花の」。

北アメリカ原産の地上性のランで、アラスカからアメリカ南部まで広く自生する多年草。根茎は横に延びて広がり、数枚の薄く幅の広い大きな葉をつける。夏以外は地上部は枯れる。

花期には細くまっすぐな花茎を延ばし、その先に花が1つつく。花色は強い黄色。丸くぷっくりと膨らんだスリッパのような唇弁があり、その上にフタのような花弁がある。両側にはひらひらとしいた長いパーツが伸びる。植物の大きさに対して花が大きく、頭でっかちな印象。

蜜は作らないが、甘い香りを漂わせて虫を惹きつける。花粉は粘液状で、スリッパの中に入った昆虫にくっついて他の花に運ばれる。

レイディーズスリッパのエッセンスに対応するタイプは、1チャクラと7チャクラのバランスが崩れやすく、高い精神性と肉体を統合することができない。精神的なエネルギーが活発だが、エネルギーは頭より上に停滞し、体全体を循環しない。下半身や足に十分にエネルギーがまわらず、足元が弱い感じがある。

手足など抹消の神経に十分なエネルギーがまわらず、疲れやすく、性的なエネルギーも枯渇しやすい。

レイディーズスリッパのエッセンスは、1チャクラと7チャクラのつながり、頭部と末梢の神経のつながりを開く。それによって精神的なエネルギーが神経系を通って下半身に降り、地面にグラウンディングされる。頭部と足がエネルギー的につながることで、精神的な活動を地に足の着いた具体的なものにすることが可能になる。

また神経系と肉体の統合を強めることで、神経の過剰な働きを抑え、逆に神経系のエネルギーの不足から発していたさまざまな不調を整える働きもある。エネルギーが体の上に偏り過ぎることで低下していた性欲や性的機能にもバランスをもたらす。

AFEPではアラスカン・レイディーズスリッパと、ノーザン（北部の）レイディーズスリッパからエッセンスを作っている。前者の種小名は「斑点のある」、後者は「雀のような」。

アラスカン・レイディーズスリッパはアラスカやカナダ、ロシアや中国の北部に広く自生する。花は薄いクリーム色に赤紫の大きな斑がある。

このエッセンスは、主要なエネルギーの通り道でエネルギーの循環を調節し、また肉体の内部と外側の両方でエネルギーに対する気づきと感受性を増す。

ノーザン・レイディーズスリッパは、スパロウズエッグ（雀の卵の）レイディーズスリッパとも呼ばれる。レイディーズスリッパの中ではもっとも北に自生する種。湿ったスプルース（トウヒ）の森、ツンドラ、砂丘、川や湖のそばに生える。ホワイトスプルース、ニオイヒバ、ヤナギやトクサなどといっしょに生えることが知られている。

花は清楚な白で、スリッパにあたる部分が丸く、小さな卵のように見える。その内側や、上から覆いかぶさる花弁に小さな赤紫の斑点がある。

このエッセンスは、主要なトラウマや心の傷が、肉体やエネルギー体の構造に深く埋め込まれている場合に、肉体を中心にして穏やかで優しくそれを癒すのを助ける。

いずれのレイディーズスリッパも、肉体、エネルギーと精神性の統合に関係している。

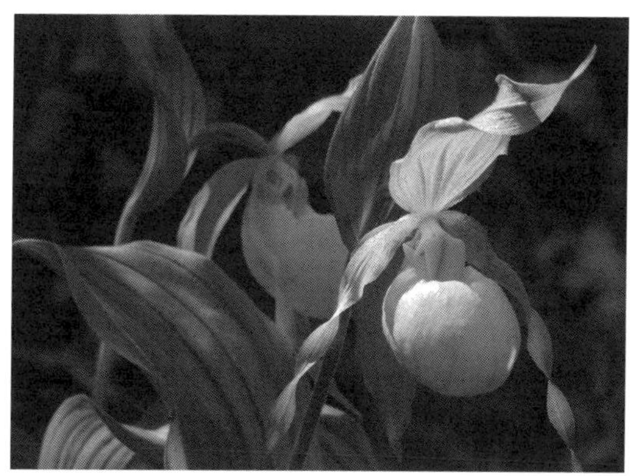

レイディーズスリッパ

レイディーズマントル　バラ科 ハゴロモグサ属

AFEP　レイディーズマントル　*Alchemilla vulgaris*（黄緑）
FES　レイディーズマントル　*Alchemilla vulgaris*（黄緑）
GHF　レイディーズマントル　*Alchemilla mollis*（緑がかった黄色）
和名　セイヨウハゴロモグサ
日本で見られる近縁種　ハゴロモグサ　*Alchemilla japonica*（黄色）

英語名のレイディーは淑女ではなく聖母のこと。つまり「聖母のマント」で、葉が、縁どりと折り目のあるマントのように見えることから。属名は「アルケミーの」。葉に溜まる露がアルケミーの作業に使われたことから。この属の仲間はいずれもレイディーズマントルと呼ばれる。FES と AFEP で使われているレイディーズマントルの種小名は、この属でもっとも典型的な種であることを示す。

ハーブティーや婦人病の薬草として使われるのは、この A. vulgaris ともう２種のみで、園芸種の A. mollis には薬効がない。

ヨーロッパとアジアの涼しい気候に自生し、耐寒性が強い。山腹や草地、土手、舗装してない道路や路肩などによく見られる多年草。高さは５～45センチまで。ごつい根茎は木化し、さらにわしゃわしゃとからむような根が出る。匍匐枝を使ってどんどん広がる。バラ科の植物らしく、大地との関係は強く安定している。

葉には非常に微細な毛があり、水をはじいて水滴を集める性質がある。

春遅くから夏にかけて、黄色から黄緑のごく小さな花が、細かく枝分かれした枝に密集して咲く。花には花弁がなく、花のように見えるのは４つに別れた副萼と４枚の萼片。

中世のアルケミストは、葉に集まる朝露をアルケミーの作業に用いた。

カルペパーの分類では金星の影響下にあり、さまざまな婦人病に効果があり、また炎症を止め、内臓にも外傷にも効く「もっともすぐれた傷の治療用の薬草である」とした。

現在でもハーブティーとして産後のケア、月経不順や更年期の症状に用いられる。止血・消毒作用があり、傷薬としても用いられる。

レイディーズマントルは、匍匐枝を伸ばしてどんどん広がり、緑の葉で大地を覆っていくさまや、色をつけない緑のままの花などから、緑の大地とのつながりを象徴する。

また葉に水分を集めて露にする性質から、水の元素とのつながりも深い。

レイディーズマントルのエッセンスは、地球の緑の生命力と、それが地上を潤す力を象徴し、また植物の持つ癒しの力とつながることを助ける。人間の多くが母なる大地とのつながりを忘れ、魂の乾いた枯れた状態に追いやられている現代に、非常に重要なエッセンス。

AFEPでは同じ種のレイディーズマントルからエッセンスを作っているが、その作用は、アーキタイプ的な女性性とのつながりの面からとらえられている。神聖な女性性との関係を強めることで、内的な癒しをもたらす。また男性が内的な女性性との関係をバランスさせるのを助け、みずみずしい官能性や創造性を引きだす。

GHFでは、園芸種のレイディーズマントル（A. mollis）からエッセンスを作っている。種小名は「柔らかい」。南ヨーロッパ原産。現在は世界中で栽培され、とくに園芸で、緑の葉で地面を覆うために使われる。この種には薬草としての効果はない。高さは45センチまで。

GHFでは、レイディーズマントルの「覆い、包み込む」質を、個人の創造性を守るものとしてとらえている。ヴィジョン、アイディア、夢などを、創造的な表現にする準備ができるまで包み、守り、育むのを助ける。それによって創造活動のプロセスが外から邪魔されず、創造のためのエネルギーを対象に注ぐことが可能になる。

そして創造的な活動を世界に出す準備ができたときには、レイディーズマントルが匍匐枝によって大地の上にどんどん広がっていくように、そのプロジェクトを広げることを後押ししてくれる。

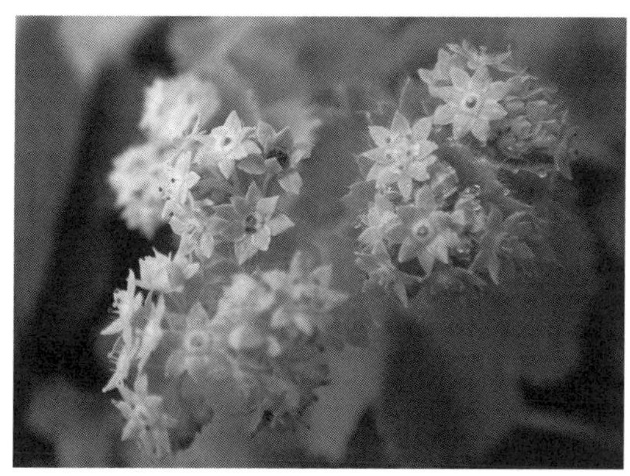

レイディーズマントル

レッドクローバー（アカツメクサ）

マメ科
シャジクソウ属

FES　**レッドクローバー**　*Trifolium pratense*（赤ピンク）
GHF　**レッドクローバー**　*Trifolium pratense*（赤ピンク）
和 名　アカツメクサ、ムラサキツメクサ
日本で見られる近縁種　アカツメクサ、ムラサキツメクサ（同一種、帰化）

属名はラテン語で「葉が３枚の」。種小名 は「牧草地に生える」。

ヨーロッパから西アジア原産で、成長と生え変わりの速い多年草。世界中で牧草として植えられ、またマメ科の植物で窒素を固定するので、土壌を肥えさせるのにも使われる。地中深くに根を下ろし、土壌を安定させ、干ばつにも強い。

多くの温帯域では牧草地から逃げて野生化し、草地や道端、土手などに広がっている。高さは 20 ～ 80 センチまで。マメ科らしい丸い葉は３つ葉の形につき、特徴的な薄緑の三日月がある。

花は濃いピンクの集合花で、ドームのような半球系にまとまって咲く。個々の小さな花をよく見ると、それぞれはマメ科の花の顔だちをしている。おもにマルハナバチに受粉される。

葉や花は食用になり、花からハーブティーやジャムも作る。イソフラボンとエストロゲンを多く含み、のぼせなど女性の更年期症状を緩和する。

ただしファイトケミカルであるクメストロールはエストロゲン受容器に作用するので、乳がん、子宮内膜症、卵巣ガン、子宮ガン、子宮筋腫などの場合には薬草としての使用は禁忌。

レッドクローバーのエッセンスは、社会や集団のパニック状態に対する汎用レメディ。

集団パニックや集団ヒステリーは、アストラル・レベルのエネルギー的な現象が関わっている。渦巻きのように強くチャージされた集団の感情エネルギーが、個人の感情体をのみ込み、集団パニックに巻き込む。

パニックというのは、アストラルの強いエネルギーが媒介するために拡大しやすく、また伝染性がある。また場所から場所へと広がったり、移動したりする。このエネルギーにのみ込まれると、個人としての判断力や思考力を失い、集団の不安の

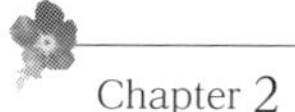

赴くままに反応、行動してしまう。

このようなエネルギー現象は、自然災害や戦争に巻き込まれたり、疫病や極度の経済的な危機状況が発生した場合に発生するが、感情エネルギーの強い複数の人が極度の恐れに捕らわれたような状況でも起きる。

レッドクローバーのエッセンスは、このような状況で、精神の浄化作用がある。人をとり巻くアストラルの影響を浄化し、大地と物質レベルの現実とのコンタクトをとり戻させ、冷静さをとり戻すのを助ける。

アストラルの感情の渦巻きにのみ込まれる現象は、現代ではSNS上などでも起きる。断片的な情報や写真に感情的に反応し、現実から切り離された形で個人攻撃をする衝動に動かされる、いわゆる炎上現象は、集団のアストラル・エネルギーが多数の人を巻き込んでいる状態。

このような場合に自分をその影響から引きはがし、理性や常識をとり戻すのにも、レッドクローバーの浄化作用が役立つ。

自分のものではない大きな感情のエネルギーにのみ込まれ、ネガティブで破壊的な言動に走りかけているときに、レッドクローバーのエッセンスは、エネルギーの巻き込み作用を断ち切り、落ち着いて理性的に行動するのを助ける。不安や恐れから理性を失ったような、判断力を欠いたような行動をとってしまいそうなときに非常に重要なレメディ。

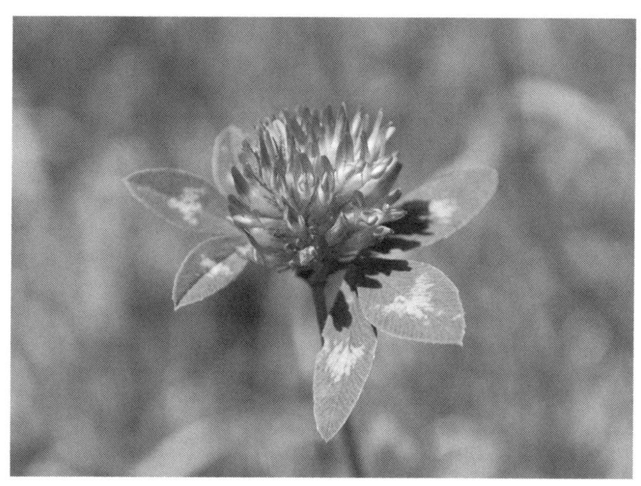

レッドクローバー

レッドチェスナット (ベニバナトチノキ)

ムクロジ科
トチノキ亜科
トチノキ属

FES-EE　**レッドチェスナット**　*Aesculus x carnea*（赤）
HH　**レッドチェスナット**　*Aesculus x carnea*（赤）
和名　ベニバナトチノキ
日本で見られる近縁種　トチノキ　Aesculus turbinata

イングリッシュ・エッセンスのレッドチェスナットは、ホースチェスナットとレッドバックアイの交配種であるレッドホースチェスナットの花から作る。チェスナットという名前がついているがトチノキ属で、クリとは関係ない。なお英語で「レッドチェスナット」と呼ばれる木はなく、フラワーエッセンスの名前としてのみ用いられる。

種小名はラテン語で「赤色の」。英語名はレッドホースチェスナット（ベニバナトチノキ）で、ホースチェスナット（セイヨウトチノキ）と、アメリカ原産のレッドバックアイ（アカバナトチノキ）の交配種。1820年頃にドイツで作られた。

高さ20～25メートル。親になった2種の木の中間的な性質だが、花色をレッドバックアイから受け継ぎ、非常に目立つ濃ピンクの花をつける。植物としての特徴は「ホワイトチェスナット（セイヨウトチノキ、花）」の項目を参照。

花期は5月。花は濃いピンク色に黄色を散らしている。5弁の花びらはふわふわとして、雄しべと雌しべが長く突き出て、かなり派手な顔だち。ホワイトチェスナットと同じように花が何十個もかたまって、上向きの大きな房をつくる。

バックはこれを「恐れ」のレメディに分類している。「他の人々のために不安に感じることを、どうしてもやめられない。たいがい自分のことについて心配するのはやめているが、自分にとって大切な人について非常な不安に苦しみ、これらの人々に不幸な出来事が襲いかかるという不安を頻繁に感じる」。

これはホワイトチェスナットのバリエーションで、レッドチェスナットの派手な濃いピンク色は感情性のニュアンスになる。

その感情は不安や恐れ、それも自分自身ではなく、自分の身内や大切な人についての現実的ではない心配、身の安全を不安に思う気持ちとして投影される。たとえば「悪いことが起きるかもしれない」「事故に遭うかもしれない」「病気になるかもしれない」等々の心配を、自分ではなく家族や親しい人に対して、もんもんとし続ける。

過剰な心配はどんどんネガティブなほうに膨らんでいき、心配でエネルギーが消耗し、不眠になることもある。他方で、心配することが愛情の表現だと思っている部分もある。

このようなときレッドチェスナットのエッセンスは、他者への心配や気遣いを、本来の健全な状態に引き戻す。心配するよりも、相手の無事を信じる強い気持ちで自分を満たすように教える。愛情は本来、ネガティブな心配ではなく、ポジティブな思い、人生への信頼や明るい希望を通して表現されるものだということを思い出させる。

心配性の人がこのように調和された状態を維持するには、人生に対する基本的な信頼を内面に打ち立てることが必要だ。したがって、長期の癒しと変化を助けるほかのエッセンスをとりながら、不安が湧き立ってきたときに、必要に応じてレッドチェスナットの助けを借りるとよい。

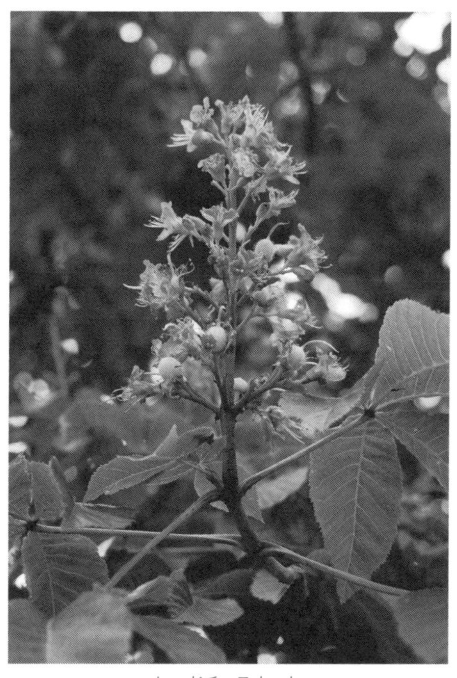

レッドチェスナット

ローズマリー（マンネンロウ）

シソ科
アキギリ属

FES　ローズマリー　*Salvia officinalis*（薄紫）（旧名 *Rosmarinus officinalis*）
GHF　ローズマリー　*Salvia officinalis*（薄紫）（旧名 *Rosmarinus officinalis*）
和名　マンネンロウ

2017年にマンネンロウ属からアキギリ属に分類変更。旧属名はラテン語で「海の滴」。新属名は「サルヴィアの」。種小名はそのまま「海の滴」。地中海原産で、古代ギリシャでは単に「アントス（花）」と呼ばれたほどなじみ深い植物。

日当たりの強い、暑く乾燥した気候を好むが、寒さにも耐え、日照りや長期の乾燥にも耐える。水はけのよい土壌を好み、水分が多すぎる場所では育たない。海からの風の当たるところによく生えるので、海風を水に変えるという伝承がある。

常緑の灌木。ゆっくり成長し、30年ぐらい生きる。高さは1.8メートルまで。直立するタイプと匍匐するタイプがある。根は繊維状でみっしりと広がる。葉は細長く、こすると独特の強い芳香性の香りがする。

原産地のように温かい気候では1年中花が咲く。温帯ではおもに春から夏。花は薄紫で小さく、茎に沿って上から下まで無数に咲く。顔だちは上唇と下唇があり、それに左右からも花弁が出て、妖精が腕を広げているようにも見える。

古代から、思い出す力を強める効果があるとして知られる。シュメールやエジプト、ギリシャやローマでも薬効が知られ、また神聖な植物とされた。プリニウスやペダニウス・ディオスコリデスもその薬効について書いている。

中世にヨーロッパで流行したペストにも予防効果があるとされ、ペストのミアズマ（瘴気）を浄化するのにローズマリーを焼いた煙が使われた。こういう話は現代では迷信的と思われがちだが、ペストは空気感染するので、抗ウイルス作用のあるローズマリーを燃やし、精油成分で部屋の空気を満たすことは理にかなっている。

17世紀に南フランスでペストが流行したときにはセージ、タイム、ローズマリー、ラベンダーを酢に浸して作る「4人の泥棒の酢」というペストよけの処方が作られた。イギリスでは監獄熱の感染予防に用いられるなど、近代以前から人々が直感的にローズマリーの抗ウイルス性作用を知っていたと感じられる使用例が多い。

葉は苦く、収れん作用があり、刺激作用とリラックス効果の両方がある。大量に含まれるカンフォールには防虫、消臭効果や抗菌作用、抗酸化作用がある。カルノシン酸は神経成長因子の生成を刺激し、記憶力の改善に役立つ。これも古代からの「ローズマリーは思い出すのを助ける」という伝承を裏づける。

ハーブティーとしては炎症抑制、血行改善の効果があり、リウマチや関節炎にも使用される。月経を促す作用もある。

カルペパーはローズマリーを「太陽が支配し、牡羊座が司る植物で、温めて乾かし、強める性質がある」としている。葉を入浴に用いたり、葉や花から軟膏やオイルを作る。「記憶力の衰えを改善し、感覚を鋭敏にする。頭や脳の疾患には葉と花から作ったオイルを2、3滴、こめかみと鼻の穴に垂らす。ワインで煎じたものは、目に冷たいエネルギーが流入するのを止め、めまい、眠気、倦怠感、感覚のマヒ、てんかんなどの頭と脳の冷えから来る疾患を改善する。咲いている花をとって毎朝食べると、かすみ目を改善する。乾燥させた葉を細かく切りパイプに詰めて吸うと、温めて乾かす性質で咳・喘息・肺病を改善する。頭、胃や肝臓、腸の冷えから来るあらゆる疾患を改善する。葉と花から作ったオイルは冷えてマヒした関節や手足の動きを改善する。内臓の不調にはオイルを１～３滴を飲む。ただし急激に作用するので少しずつ飲む。室内で葉を焚けば空気が浄化される」。

薬草魔術では昔から守護の目的で庭の垣根などに用いられ、ローズマリーの枝をベッドの下に入れておくと、悪夢や悪霊を遠ざけるとする。

ローズマリーのエッセンスがとくに役立つのは、意識が肉体にしっかり入りきっていないタイプ。エーテル体に活力がなく、血行が悪く、手足が冷たく、肉体の反応が鈍い。肉体にしっかりとした存在感がなく、焦点がぼけている感じがある。低血糖症の傾向があることも多い。脳の機能もエネルギー不足で、ぼおっとしたり、物忘れが多かったり、集中力や注意力が弱かったりする。

このエッセンスは、肉体とエーテル体を刺激して目覚めさせる。意識が肉体の中で目覚めて活動するようになると、全身にエネルギーがまわり、手足の先にもエネルギーが届くようになり、全体的な存在感が出てくる。脳や神経にもエネルギーが行き渡り、いろいろなことに気づいたり、記憶したりする力が強まる。

ローズマリーのタイプは、もともと魂の傾向性として、物質世界に生まれることについてあいまいに感じている。あるいは幼い頃のトラウマや虐待経験などによって、肉体の中に入りきることを恐れ、避けようとしてきた場合もある。

いずれも性格構造のスキツォイドタイプに対応する。このエッセンスの働きを生かすには、必要に応じて幼い頃の経験の癒しのために、他のエッセンスを組み合わせることを考える。

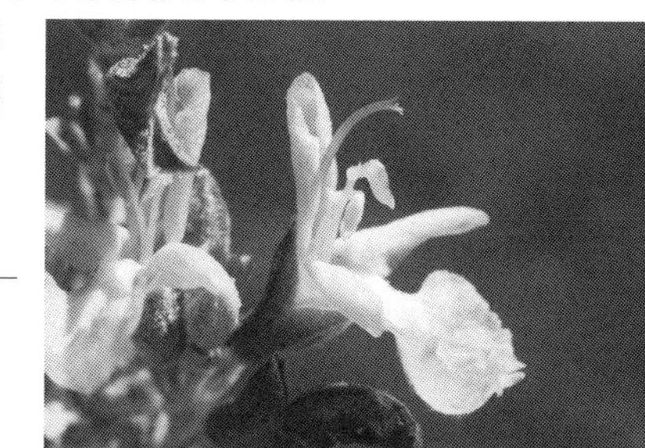

ローズマリー

ロータス（ハス） ハス科 ハス属

FES　ロータス　*Nelumbo nucifera*（ピンク）
和名　ハス
日本で見られる近縁種　ハス（同一種、栽培）

属名はシンハリ語で「ハス」。種小名は「ナッツがなる」。英語ではスイレン科スイレン属のスイレンと区別されずに、まとめてウォーターリリーと呼ばれることも多く、逆にスイレンをロータスと呼ぶことも多い。たとえば Nymphaea caerulea は厳密にいえばブルー・ウォーターリリー（青い睡蓮）だが、英語ではブルー・ロータス（青い蓮）と呼ばれる。

ロータスはインドから東アジア原産の水性の多年性植物。池や川の底の泥に根づき、地下茎から水面に向かって長い茎を伸ばす。葉は水面に浮かぶか水の上に出る。葉茎は長さ２メートル半まで伸び、その先端に円形の葉がつく。葉は水をよく弾き、水玉ができる。茎には根に空気を届けるための穴が通っている。

花期は７月から９月で、白からピンク色の大きな花を咲かせる。花は太い花茎のてっぺんについて水面から顔を出す。早朝に開き始め、昼には閉じる。中心部に花托（かたく）という構造があり、それを大きく厚みのある花びらがとり囲む。花びらの数は数枚から 50 枚以上。花托は構造的に雌しべに当たるが、受粉すると実の数だけ穴が開いて蜂の巣状になる。蓮には花の温度を制御する能力があるが、この花托の部分が発熱する。これは受粉を担う昆虫を集めるためと考えられている。

種子や匍匐茎、根茎で増える。種子は必要に応じて 1000 年以上休眠できる。

ハスは水から汚染物質や重金属を吸い上げ浄化する機能がある。根茎はヒ素、カドミウム、セシウムなどを効果的に浄化するが、言い換えるとこれらを蓄積する。

種は古代から食用にされ、丸いドングリのような形で、わずかな甘味がある。煮るとほこほこして栗にも似ている。アジアでは砂糖と煮詰めて餡にし、おめでたいときに食べるお菓子を作る。栄養豊富で生薬としても使われ、鎮静効果や滋養強壮効果がある。葉や花はハーブティーにもされる。葉には吐血、鼻血、血尿を止める作用がある。花は血糖値を下げ、下痢や熱を抑える。中国や日本では根茎(レンコン)も野菜として食べる。

インドではインダス文明の頃から神聖な花で、地母神信仰と結びついていた。ヒンドゥー教の神話や聖典にも頻繁に現れる。日本で吉祥天として知られるラクシュミーは蓮の女神。紀元前5世紀にまとめられたバガヴァッドギータには、「行為の結果を最高神に任せ、執着なく義務を遂行する者は、罪に迷うことがない。それはあたかもハスの葉に水が触れぬがごとく」という一節がある。「蓮は泥より出でて泥に染まらず」という中国のことわざもある。仏教文化圏では、ハスは俗世界の泥に染まらない清らかさの象徴で、そこからすべてのものの内に宿る仏性の象徴として受け止められる。

欧米では、ハスの花は東洋の神秘な精神性を象徴するエキゾチックなイメージがある。FESの定義でも、ロータスのエッセンスは精神性を司る頭頂の7チャクラに結びつけてとらえられている。その視点からはロータスのエッセンスは、大きく開きすぎた7チャクラをバランスさせ、内面の謙譲さを引き出し、スピリチュアルなプライドや精神的な慢心、おごりをたわめる。また瞑想を助けると定義されている。

それもロータス一面であり、とくに現代のスピリチュアル系の分野で非常に有用なエッセンスと言える。他方でこの定義は、精神性やスピ系分野の限られた状況以外では、このエッセンスをあまり使い道のないものにしている。

日本で育ち、お寺の池や田舎のハス畑で水から頭をもたげるハスの花や、露を転がす丸い大きな葉を身近に見て、その花になじんできた視点からは、ロータスの定義はもっと広げることができる。

ハスのエッセンスは、LEでも日本の白い花から生成してリサーチを行っているが、ヴィジョンを司る6チャクラと強い関係がある。それは白い花の放つ明るい光からも、ピンクの花の柔らかな光からも感じとることができる。そして泥の中に太い根を張るさまは、1チャクラの持つ大地とのつながりを感じさせる。

ハスは大地のエネルギーを吸い上げ、それによって花を温める力さえ持っている。その根や実は昔から食材としても薬としても人々の体を養ってきた。そしてそれらが水という感情性の媒体を通してつながれている。

ハスは単なる精神性のテーマを超えて、大地とのつながり、体を養う力、水の感情性、高いヴィジョンと、非常に多面的な豊かさのある植物だ。逆に精神性を深いレベルでバランスさせるためには、ハスの持つ泥（大地と水、肉体と感情）とのつながりが必要だということも見えてくる。そのエッセンスは、グラウンディングされた形で高い世界のヴィジョンに感覚を開き、ハートを通してそれを他の人間や生命への慈愛として表現することを助けるエッセンスだと考えることができる。

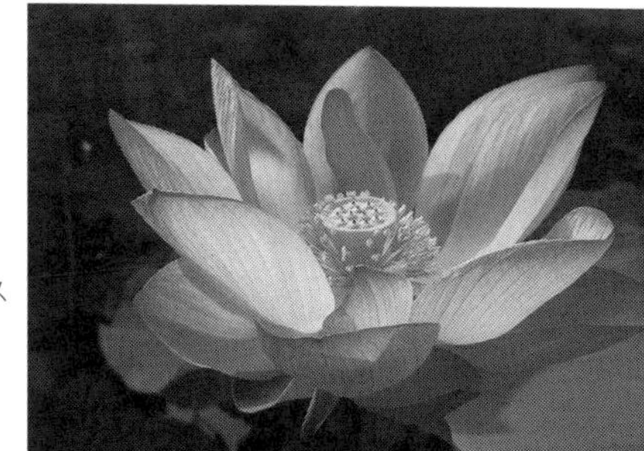
ロータス

ロックウォーター

FES-EE　**ロックウォーター**　*Aqua*（水、湧き水）
HH　**ロックウォーター**　*Aqua*（水、湧き水）

直訳すれば岩清水だが、バックは『Twelve Healers』で以下のように書いている。「昔から、ある井戸や泉の水に人々を癒す力があったことが知られ、こういった井戸や泉は、このような性質のために有名になっている。人を癒す力があると知られている、どの井戸や泉でも用いることができる。ただしそれが人工の構築物などによって遮られておらず、天然の状態に保っておかれていることが必要だ。……実際にエッセンスを作るには、この泉の水を薄い透明な器に入れて井戸または泉の近くに置いて、太陽の光が当たるようにする。しばらくおくと、冷たかった水が太陽の光で温められ、水の質が変化してエッセンスになる」。

バックは手順だけを簡単に書いているが、エネルギーレベルでのプロセスなので、まわりの環境や水の周囲のエネルギーなどとともに、それを作る人間のエネルギーフィールドが作用するだろうことは想像がつく。

バックはこれを「他者の幸せを心配しすぎる」ことへのレメディに分類している。「日常生活の中で、自分自身に対して非常に厳格である。自分自身と家族に対して厳しい主人であり、特定の理想のために苦闘し、他者の手本となろうと奮闘する。これには、厳格で、しばしば硬直した生活スタイル、宗教的規律、個人や社会的な規律を遵守しようとすることが含まれる。また過剰に吝嗇（倹約）な人にも当てはまる」。

このエッセンスは流れる水から作られるレメディで、そのもっとも強い性質は明らかに水の元素の性質だ。流れ、浸し、潤す。遮るものがあれば柔軟にそのまわりを流れ、あるいは押し流す。水の元素の質を考えれば、広い範囲で応用のきくエッセンスだが、イングリッシュ・エッセンスのロックウォーターとしては、特定の使い方がある。

このエッセンスが役立つのは、生き方でも内面の生活でも、かたく硬直した姿勢が目立つ人。外的な規律にこだわるあまり、しばしば禁欲主義的で時には自己否定的ですらある。それも自分に対してだけでなく、他者に対しても厳しい。高い理想や信条をもっていることもあるが、それは頭で考えられたもので、肉体とも感情ともつながっていない。

日常的に厳しく自己の行動を管理することを好み、融通がきかず、食事や睡眠などにも決まったルールがあって、それを変えるのをいやがる。しかしこのルールは肉体のニーズを無視したもので、健康維持にはあまり役に立っていない。自分の肉体を機械のように扱うことも多く、体の感覚が極端に鈍いこともある。実際に体がかたく、関節が硬直していることも多い。

肉体とも感情ともつながりが薄いので、生きることを楽しむという感覚もない。むしろ「楽しむことは罪である」という思い込みがあることもある。宗教や精神的なことに興味をもっていることもあるが、視野は狭く、特定の教義や考えを選んでそれに自分を縛りつける。

バックが指摘する「吝嗇」というのも面白い点で、これは要するに極度の倹約家、ケチということだが、自分の手に入ったものを楽しんだり生かすのではなく、ただ手元に保存して、そのうち干からびさせてしまうような性質だ。

このような状態にある魂の外壁は、過去に経験した非常にたくさんの小さな落胆、失望、傷つきなどからできている。それらが積み重ねられて、感情や感覚が壁で覆われている。これは感じることをやめて自分を鈍くし、二度と失望したり、傷ついたりすることがないように築かれる防衛だ

このような状態に対してロックウォーターのエッセンスは、その流れる水の性質を発揮し、魂やハートのまわりのかたい外壁を揺すり、また外壁を少しずつはがし始める。それによって、外の世界から壁で隔てられていた自己の内側で、感じる力が刺激される。

パターンの固定と感覚のマヒを防衛にしているタイプにとって、「感じる」ということは不安なことであり、恐ろしいとすら感じられる。しかしこのエッセンスの助けを受け入れ、感じる力をとり戻すことができれば、生命の流れを感じる力をとり戻すことができる。そして自分のハートが、生きることの楽しみ、喜びに開くことも可能になる。

このような内的な変化が起きることで外的な態度にも変化が起き、少しずつ人生の流れに自分を沿わせることを学んでいくことができる。体のかたくなっている部分の硬直が緩み、かたさが原因で起きていた不調が軽快に向かうこともある。

このエッセンスは人生についての視点や生き方が石や岩のようにかたく鈍い人に適用されるが、汎用レメディとしては、特定の状況でかたさや頑固さが前面に出て、考えを変えたり自由な行動や選択ができない場合に、柔軟さをもたらす助けになる。フラワーエッセンスを使い始めたが、姿勢やパターンが硬直していて、効果がまったく感じられないというような場合にも適用される。

ロックローズ

ハンニチバナ科
ハンニチバナ属
（ヘリアンテムム属）

FES-EE　**ロックローズ**　*Helianthemum nummularium*（黄色）
HH　**ロックローズ**　*Helianthemum nummularium*（黄色）
シノニム　Helianthemum vulgare

属名は「太陽の花」。この属の仲間はどれもロックローズ（岩のバラ）、サンローズ（太陽のバラ）と呼ばれる。花の形が野生のバラに似ているのでローズと呼ばれるが、バラとは関係ない。バックが用いたロックローズはコモン（普通の）ロックローズと呼ばれる。種小名は「両替商の」。黄色い花が金貨のように見えることから。

ヨーロッパに広く自生する多年性、常緑のつる植物。茎は木質化して低木になることもある。日当たりがよく乾燥した、水はけのよい土壌を好み、南向きの岩場や草原などでよく見られる。花が可愛いので園芸でも栽培される。高さは30センチまで。槍型の葉は灰色がかった緑色。

花期は春の終わりから夏のはじめ。枝の先端に明るい黄色の花が緩いかたまりでつく。明るい黄色の花弁が５枚。真ん中からややオレンジがかった黄色の雄しべがたくさん出る。この雄しべの真ん中に雌しべが隠れており、蜂が雄しべに触ると外側に開く。花は午前中だけ開いてすぐに散る。

夏の間中、大量の花を咲かせ、たくさんの蜂蜜を作るので蜂に好まれる。葉はヒメシジミ蝶の幼虫の食糧。

バックはこのエッセンスを「恐れ」へのレメディに分類している。「救出用のレメディ。緊急時に用いるレメディで、まったく希望がないかのように感じる場合に用いる。事故や突然の病気、あるいは患者が非常に怖がっているとき、あるいはまわりの人間に非常な恐れを引き起こすほど深刻な状態のとき。患者に意識がない場合は、このレメディで唇を湿らせる。他のレメディも合わせて用いることが必要な場合もある。たとえば患者が無意識で、深い眠りのような状態にある場合にはクレマティス。激しい苦しみがあるならアグリモニーなど」。

ロックローズは、予期していなかった突然の状況で、激しい恐れに捕らわれているときの救急用のレメディ。人間でも動物でも使える。恐怖があまりに強く、意識がシャットダウンしてしまったり、声をかけても反応しなくなっているような状態で用いる、たとえば事故や大けが、急に襲ってきた自然災害など、生命が脅かされる状況や、本人にとって生命の危機を感じる状況。危機的な状況の中で、頭の中が真っ暗に感じられるような状態。

そのような状況にあるとき、ロックローズは太陽のように明るく、温かく、明晰な光を本人の内面に差し込ませる。それによって本人の意識が目の前の状況を把握し、自分をとり戻すのを助ける。また状況と向かい合うための勇気を奮い起こさせる。

ロックローズはファイブフラワー（レスキューレメディ）を構成する５つの花の１つで、普通はファイブフラワーの形で使われることが多いが、ロックローズの状態にぴったり当てはまるのであれば、ロックローズのみを使うことで、よりその作用をはっきりと経験できる。

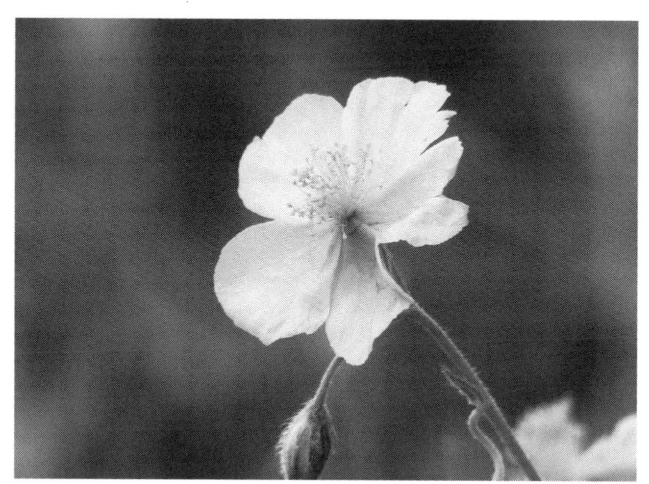
ロックローズ

ワイルドオート (ヒバリノチャヒキ)

イネ科
スズメノチャヒキ属

FES-EE　**ワイルドオート**　*Bromus ramosus*（緑）
HH　**ワイルドオート**　*Bromus ramosus*（緑）
和名　ヒバリノチャヒキ
日本で見られる近縁種　ヒバリノチャヒキ（同一種、帰化）
スズメノチャヒキ　*Bromus japonicus*（帰化）
イヌムギ　*Bromus catharticus*（帰化）

属名はラテン語で「カラスムギ」、種小名は「枝分かれする」。以前はカラスムギ属だったが現在はスズメノチャヒキ属に移動。したがって過去には「カラスムギ」と訳されたが、厳密にはカラスムギではなくなっている。

ヨーロッパ、アフリカ、アジア原産の多年草で、日本にも帰化して広がっている。畑や道端、土手、野原や荒れ地などに生えて、よく群生する。木の下など日陰にも生える。高さは１～２メートル。茎は細く長く、緩やかにカーブする。細い葉は長く垂れ下がる。細かい毛があり、葉の縁はざらざらしているなど、イネ科の特徴がわかりやすい。

花期は６月から７月。長く細い茎の先に、たくさんの小さな花からなる穂がついてしなだれる。個々の小さな花は、緑色のえい（花を包む葉、萼のような構造）の間から雄しべと雌しべが顔を出す。穂は最初は緑で、熟すと薄茶色。

バックはこれを「不確かに感じる」ことへのレメディに分類している。「人生で何か大きな仕事を成し遂げたい、たくさんの経験をして、自分に可能な限りのことを楽しみたい、人生をフルに味わいたいと望む。しかし望みが大きいため、すべての職業の中でこれといって自分を惹きつける仕事が見つからず、どんな仕事につくのがよいかを決めることが難しい。これによって遅れが出たり、フラストレーションを感じることもある」。

ワイルドオートのエッセンスが助けになるのは、自分の人生の方向について迷いが多く、人生にはっきりとした焦点や方向性が欠けていて、ずっと自分探しをしている人。欲しいと思うものを求めてあれこれ試すが、いつも完全に満足できない。迷うだけの余裕があるといえばそうなのだが、その余裕を、目的に向けて何かを形にするためではなく、いろいろなことを試すだけに使う。

ワイルドオートのエッセンスは、そのようなタイプの内面に、自分の人生の本当の目的を求める衝動を目覚めさせる。

人間はある程度までは生活のために仕事をする。それは必要なことだが、多くの人はその中で自分を見失い、仕事の奴隷になっている。しかしただ目的もなく働くだけでは、生き甲斐を経験することは難しい。すべての人は社会やほかの人の役に立ちたい、自分にしかできないことをやりたいという望みを深い部分に持っている。それは魂に備わっている自然な欲求だ。

ワイルドオートはこの魂の性質を刺激し、「自分の人生には目的がある」「自分も誰かの役に立てる」ことを思い出させる。

英語には「召命（Calling)」という言葉がある。それは自分より大きな力、高い力から「呼ばれて」就く仕事のことだ。医療や奉仕、ヒーリングの分野で仕事をしている人の多くは、お金のために仕事をしているのではない。他の人のために自分の能力を生かせ、自分でなければできない仕事。そして大きな力によって、自分がそれをするべきだと呼ばれた仕事だと感じて働いている。

ワイルドオートは深いレベルでは、このような召命としての仕事や社会での役割を見つけられる可能性に気づかせる。それは自分という魂が「この人生でやろう」と思ってきたこととも一致する。そういう仕事や役割を見つけられたとき、人生は本当に意味のある、充実感のあるものになる。

それは必ずしもお金持ちになる、有名になる、楽をして生活するというような道にはつながらないかもしれない。しかし仕事の経験を通して成長し、魂として進化していくことができる。

このエッセンスは、自分の人生について深く考える特定の段階で、大きな支えになる。またそれ以外にも、迷いながら自分を探している若い年代の人や、中年の危機に直面しているような人にとっても助けになる。

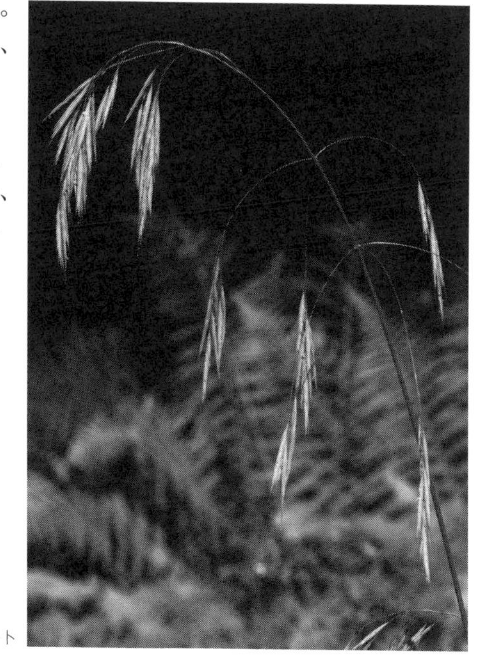
ワイルドオート

ワイルドローズ バラ科 バラ属

FES-EE　**ワイルドローズ**　*Rosa canina*（ピンク）
HH　**ワイルドローズ**　*Rosa canina*（ピンク）
和名　イヌバラ
日本で見られる近縁種　ノイバラ　*Rosa multiflora*（白）

バラ科の植物には穏やかな美しさをもった花が多いが、とくにワイルドローズ（ノイバラ）の仲間は、５弁の花びらからなる星形を軸にしたきれいな対象形をしている。土中に深く降りる根は地上に生きる意志を、五芒星を形作る５弁の花びらは魂の変容を象徴している。

カルペパーの分類では、赤いバラは木星、ピンクは金星、白は月の影響下にあるとする。「白と赤のバラは冷やして乾かす性質があるが、その性質は白のほうが強く、また花が完全に開ききる前のほうが強い」と書いている。

イングリッシュ・エッセンスのワイルドローズの属名はラテン語でバラ。種小名は「犬の」。英語の一般名はドッグ・ローズで、GHF ではドッグローズと呼んでいる（同じ種）。

ヨーロッパから西アジア、北アフリカに自生し、イギリスにも野生で生える。非常によく根を張って大地に広がるため、土壌を安定させる目的で植えられることもある。つる性で壁や他の植物によじ登る性質がある。

バックはイギリスに広く自生する野生のノイバラを使った。

落葉性の低木で、強い茎や枝をからめて、しっかりとした薮を形成する。茎や枝には細いトゲがあり、明確に自己のバウンダリを守る力を象徴する。日当たりと水はけのよい土壌を好むが、大地に深く根を降ろしてよく根づくので、基本的にたくましい。一度根づくと、切り倒されても根元から芽を出して再生する。

花は初夏に咲き、非常に上品な甘い香りがする。色は白からピンク。つぼみのときには濃いめのピンクで、開くとその中心から白い光が広がるような感じでピンクが淡くなる。香りは夜に強くなるが、これは蛾が受粉を担当するため。

秋には結実してローズヒップになる。ローズヒップは冬の間も枝についたまま残り、野生動物の栄養源になる。ビタミンＣが豊富で、人間も昔からハーブティーとして用いてきた。

ワイルドローズはバックが最初に作ったフラワーレメディで、「現在の状況に十分な興味がない」ことへのレメディに分類されている。「一見して妥当な理由なしに、起こることすべてについてあきらめ、人生をただ流されるままに惰性で生き、物事をよい方に向けたり、喜びを見つけたりする努力をしない。人生の苦闘に降参してしまっており、文句すら言わない」。

このように、明らかな理由なしに、人があきらめや無気力の状態にあるときには、生きる意志を司る１チャクラの機能が弱っているか抑圧されている。「もうどうでもいい」「動きたくない､何もしたくない」「生きていくのがめんどうくさい」といった気分に陥る。これは生命力を大地から汲み上げる力が低下し、枯渇しているからだ。基本的な生命エネルギーが足りないので、抵抗したり、文句を言ったりする余裕もないし、病気やけがからの回復にも時間がかかる。

そのようなときにワイルドローズは、１チャクラの機能を賦活して生きる意志を刺激し、もう一度、人生への興味をとり戻させる。

そして１チャクラの機能が上向き、生命エネルギーが充実し始めると、自然に生きる気力が回復し、病気やけがの回復も進み始める。

ワイルドローズ（ドッグローズ）のアーキタイプは、生命力のソースとしての１チャクラとのつながりがわかりやすい。その花のピンク色は、「薄い赤」ではなく、赤の背後に強い光としての白が重なったものと見ることができる。

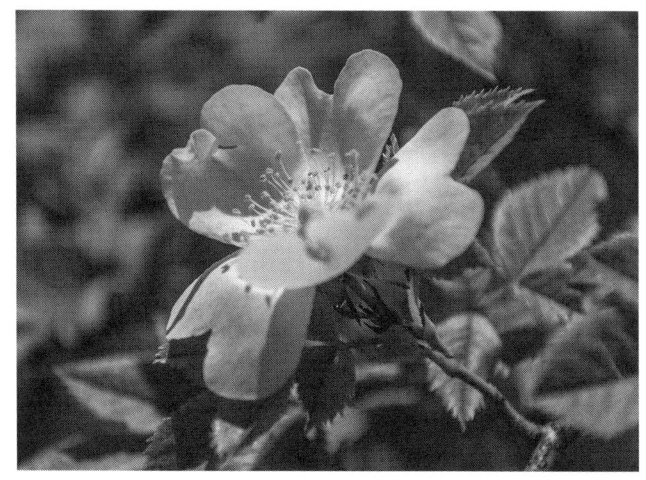

ワイルドローズ

ワイルドローズ、カリフォルニア

バラ科
バラ属

FES　カリフォルニアワイルドローズ　*Rosa californica*（ピンク）
日本で見られる近縁種　ノイバラ　*Rosa multiflora*（白）

属名はラテン語でバラ。種小名は「カリフォルニアの」。一般名はカリフォルニアローズとも呼ばれる。アメリカ西海岸からメキシコ北部にかけて自生するワイルドローズ（ノイバラ）。シャパラルや森、シエラネヴァダの麓などに生える。

落葉性の低木で、水に近い湿った土壌を好むが、干ばつにも耐え、非常に丈夫。地下の匍匐茎で盛んに広がり、開けた場所と水分がある限りどんどん広がっていく。トゲのある枝をからめて強固な薮を形成する。

花期は春の終わりから夏の終わり。枝の先に1つだけ花がつくことも、いくつかの花が集まって咲くこともある。花弁は5枚で、薄黄色の雄しべが中心部から太陽の光のように広がる。色は白から深いマジェンタまであり、FESのカリフォルニアワイルドローズでは濃いめのピンクを背景に中心部から輝くように白が広がる。甘い香りがある。

秋に結実してローズヒップができ、冬の間を通して枝に残るので、野生の鳥や動物が食べに来る。

カリフォルニアの先住部族は花のつぼみを生で食用にし、花をつけた水を飲む習慣もあった。根をハーブティーにしたものは風邪に用いられる。

イングリッシュ・エッセンスのワイルドローズは優しく穏やかで、かつ生命力のある印象だが、カリフォルニアワイルドローズは、よりダイナミックで自由な生命感がある。

エッセンスとしての基本的な働きはワイルドローズと重なるが、カリフォルニアワイルドローズはとくにハートの熱を刺激し、そこから生きる気力と情熱を呼び覚ます。

ハートチャクラ（4チャクラ）に働きかけて、魂がこの地上で肉体をもって生きることの喜びと使命を思い出すのを助ける。同時に1チャクラの活性化を通して、生きる意志と情熱を大地にグラウンディングさせ、物質世界でたくましく生きていく力へとつなげる。

　イングリッシュ・エッセンスに比べ、ピンクの深さが、より情熱的でダイナミックなエネルギーとして表現されている。

　ワイルドローズの仲間から作られるエッセンスは、いずれも「生きることへの無関心とあきらめ」に対するレメディだが、イギリス、カリフォルニア、アラスカ、また日本と、いろいろなワイルドローズごとに、その働きかけ方にも異なるニュアンスがある。花の色や植物としてのジェスチャー、生える環境などと、エッセンスの表現の違いを比べてみるのはたいへん興味深い。

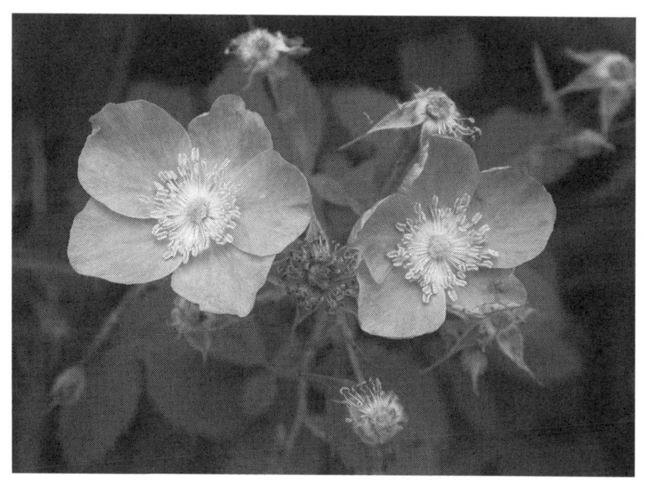

ワイルドローズ、カリフォルニア
Photo: Curtis Clark ©2006/CC BY-SA 2.5

ワイルドローズ、プリックリー（オオタカネバラ）

バラ科
バラ属

AFP　プリックリーワイルドローズ *Rosa acicularis*（ピンク）
和名　オオタカネバラ
日本で見られる近縁種　オオタカネバラ（同一種）

属名はラテン語でバラ。種小名は「細い、とがった」。英語の別名はアークティック（極北の）ワイルドローズ、プリックリー（トゲのある）ローズ。

アジア、ヨーロッパ、北アメリカの北部に自生し、涼しい気候と湿った土壌を好む。日本では本州北部と北海道の亜高山帯から高山帯に自生する。

アラスカではもっとも一般的なノイバラで、適応力に優れ、非常にたくましい。湿り気のある土壌があれば匍匐茎をどんどん伸ばして広がり、厚い藪のコロニーでその土地を覆う。開けた土地を素早く覆うので、アラスカやカナダではかく乱された土地を回復させるためのパイオニア種として植えられる。

落葉性の低木で高さは１～３メートル。木化した茎や枝は赤茶色になり、無数の長い灰色のトゲで覆われる。

花期は春の終わりから夏のはじめ。古い枝から出た新しい側枝の先に１つ～３つの花が咲く。藪全体で非常にたくさんの甘い香りの花をつける。花弁は５枚で、縁にわずかにフリルが入る。花色はあまやかなローズピンクで、中心部がほんのりと白い。たくさんの黄色い雄しべが光のように中心部から広がる。蜜を求めて蝶や蜂が多く訪れる。

秋に結実してローズヒップになり、冬を通して鳥や動物の貴重な食糧になる。

花の色や顔だちはカリフォルニアワイルドローズに似ているが、よりしっとりとして優しい雰囲気。厚くたくましい藪、トゲだらけの枝や茎と甘い花の対比がこのワイルドローズの質をよく表している。

エッセンスとしての基本的な作用はワイルドローズ、カリフォルニアワイルドローズと共通し、人生に対する無気力さや無関心な状態へのレメディだが、とくに難しい状況や逆境に直面して、生きる気力や希望を失っているときに、人生への信頼をとり戻すのを助ける。困難な状況の中でもハートをオープンに保ち、生きることに希望を持ち続ける勇気を与える。

ワイルドローズの仲間の中でも、極北の環境にも適応し、厳しい自然の中でもたくましく伸び広がりながら、なお優しく美しい花をつけ、栄養のあるローズヒップを豊富に実らせて鳥や動物たちに与える余裕のある姿は、独特の優美な強さをこのワイルドローズに与えている。

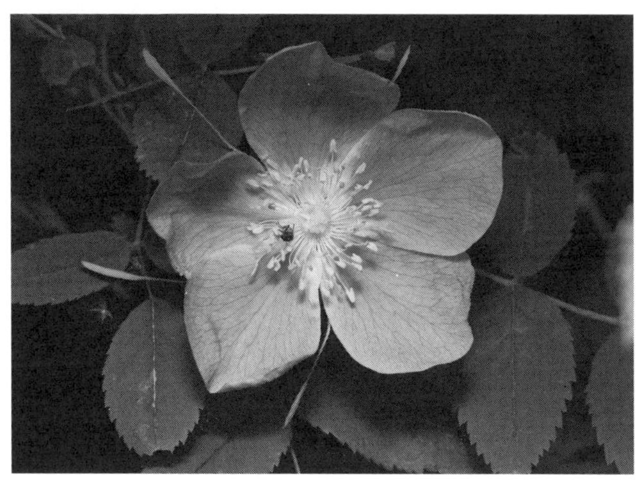

ワイルドローズ、プリックリー
Photo: Walter Siegmund ©2010/CC BY-SA 3.0

ワイルドローズ、マルティフローラ（ノイバラ）

バラ科
バラ属

LE　ノイバラ　*Rosa multiflora*（白）（日本）

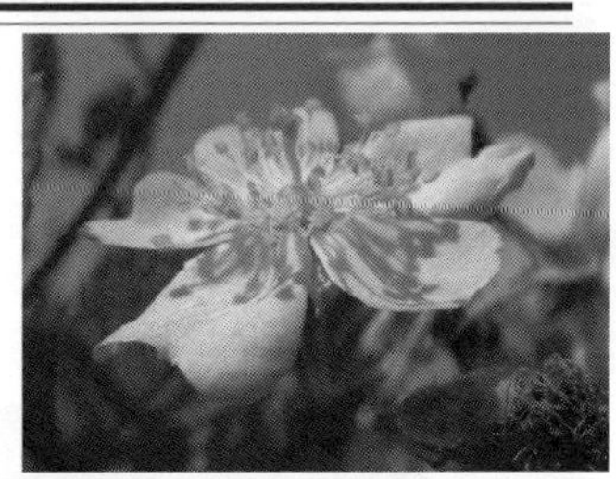

ここではLEによる日本のノイバラのエッセンスと、そのリサーチの一部を紹介しておく。他のワイルドローズの項と合わせて読むことで、日本の植物からフラワーエッセンスを作る際の参考にして欲しい。

ノイバラ（R. multiflora）は日本の自生種で、沖縄以外の各地に自生する。種小名は「たくさん花の咲く」。英語でマルティフローラ（たくさん花の咲く）ローズ、ジャパニーズローズとも呼ばれ、「うまら」という名で万葉集にも出てくる。

日当たりのいい野原を好むが、根を深く下ろして他の植物との競争にも強いので、河川敷などかく乱の多い場所にもよく広がる。何度刈りとっても根から芽が出て駆除できないため邪魔者扱いされるほど、打たれ強くたくましい。

初夏に小さめの花を非常にたくさん咲かせる。花の色は白から淡いピンク。

LEで最初に生成したエッセンスは純白の花、その次に作ったものは淡いピンク。同一の群生地で作っているが、年によって花の色が変化するのが観察されている。

LEのエッセンスはすべて生成後、多数の協力者によるブラインド（盲験）形式のテストを行っている。最初に何の花のエッセンスか知らない状態で飲んだり、手のひらに落としてエネルギーを感じるなど、エッセンスの質を感じてもらう。経験したことや気づいたことはその場で紙に書き出し提出してもらう。全員が提出し終わるまで互いに話はせず、どんな花かについても一切ヒントはない。ブラインドテストで明晰なデータを得るためには、参加者に対して印象操作をしないことが重要だ。参加者のうち半数から４分の３ほどの人が、共通した、あるいは互いにつながりのある作用を経験する。エッセンスをとっただけで、花の色や生えている環境などを感じることのできる人も多い。こうして新しく作られたエッセンスの性質を推察するための基礎データが集まる。このあと、さらに臨床リサーチを続けていくことで、より詳しくエッセンスの作用や性質について学ぶことができる。

以下は LE のノイバラのエッセンスのブラインドテストで提出されたコメントの一部。

「深い静けさ。冷静さがとり戻される」「懐かしさ、安らぎを感じる」「上のほうに光が上がっていきつつ、大地に足がついて、ぶれない感じ」「背筋が伸びる。天とつながる感じ。使命感、人類愛を感じる」「やわらかく優しい。ピンクの幸福感」「白く光り輝く感じ」「目覚める、目の前が広がる、視界が開ける」

６チャクラの活性化作用や、目や額に光を感じた人も多かった。

ブラインドテスト後の使用報告としては、以下のようなものがある。

「手、腕とハートがつながれる。手を差し伸べる。静かな熱意。他者や他の生命への愛を、自分の手を通して伝えることができると感じる」「ヒーリング・ハーブスのワイルドローズは、効いていくスピードが遅いが、シャープな感じがある。FES のカリフォルニアワイルドローズは体に浸透するのが早い。下に降りていく感じと、核のような所からパチパチとエネルギーが弾けるような感覚で、その弾けるときに色を感じる。しばらく弾ける感覚が続き、落ち着いたときには意識もすっきり、はっきりとなった。LE のワイルドローズはゆっくり優しく作用する。ハートに響く優しさを体全体で感じる」「お風呂に入れたとき、つぼみ（ハート）の状態から花弁が一枚一枚、花開き、天に向かって咲き、光のシャワーが降り注ぐイメージを味わった。生きる勇気、強さを再びとり戻す感覚を味わったように感じた」

基本的にはワイルドローズ（ドッグローズ）やカリフォルニアワイルドローズと共通した性質が確認されている。他方で、花の色や育つ環境によってもニュアンスの違いがあることが推測される。大地とのつながりを強め、人生を生きる意志や気力をとり戻させてくれる点は、すべてのワイルドローズに共通する。

その中でも、イギリスのワイルドローズの穏やかな強さ、大地との強いつながりは、わかりやすい１チャクラのレメディといえる。カリフォルニアワイルドローズは、１チャクラに加えてハート（４チャクラ）に働きかけ、ハートの熱を能動的に刺激し、それを大地に根づかせる。

LE のノイバラはまず光を与え、ハートを開き、それをグラウンディングさせてつなぐ。６チャクラ、４チャクラ、１チャクラへと降りて、さらに大地につなげる。ちょうど天と地をつなぐ、内面のアルケミーの柱のような作用ともいえる。これは LE のアルケミー哲学の反映でもあり、またワイルドローズ以外でも、LE のエッセンスには独特の作用や方向性が見られることから、作り手によってもエッセンスの作用や方向性に違いが出ることがわかる。作り手の哲学や世界観がエッセンスの質や定義にも反映されることは、同じ花から複数のメーカーがエッセンスを作っている場合に、それを比較することで確認できる。このことはエッセンスのメーカーを選ぶ際の考慮点になるが、自分でエッセンスを作る際にさらに重要になってくる。

フラワーエッセンスとヒーリングの方法論

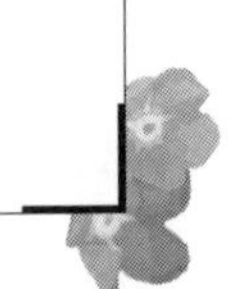

フラワーレメディの本質は、小宇宙である人間と、大宇宙である神の間を、自然によって仲介する方法ということだ。

もちろん、このような仲介のためにはほかにもたくさんの通り道があるのだが、フラワーレメディにおいては、それを「花」を通して行うという点に特色がある。最終的にすべての精神的道程がそうであるように、フラワーレメディもまた、小宇宙である人間が、大宇宙である神に向けて、道のりを歩む存在であることを前提とする。

レメディは、その過程において遭遇される障害を乗り越える手助けとして、そこに置かれてある。それは大宇宙＝自然である神の配慮であり、恵みである。

この大きなヴィジョンが心に留められてある限り、フラワーレメディはその全体性を保つことができる。

この時代において、フラワーレメディの実践は心理学や心理療法の知識によって助けられる部分が多くある。

だがそれでも、フラワーレメディは心理療法ではない。

だから、フラワーレメディと心理療法の類似性に助けを見い出すのはよいとしても、その枠組みに多くを頼りすぎるようになると、フラワーレメディあるいはレメディにより仲介される、ヒーリングの本質が見失われることになる。

現代において心理療法の方法論が助けになるのは、ひとつには、人々が神聖なものの存在を前提とすることができない社会において、魂の癒しに必要な小空間を保持する方法を提示することにある。

複雑な神経症によって固定された現代人の心をほどくのに、小さく安全な空間で集中的に作業をしなければならない場合があり、そのような場合には心理療法そのもの、または心理療法的なアプローチが適している。

だが、フラワーレメディの本質はなお、母なる自然に支えられる経験を通して、自分がその一部であるところの宇宙＝神そのものへの信頼を回復することにある。別の言い方をしよう。

心理療法は１＋１＝２。

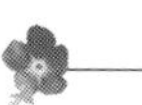

フラワーヒーリングは１＋１＋１＝３。

１＝プラクティショナー、１＝クライアント、１＝花＝自然＝神。つまり自然＝神が人間と同等の支点として器の形成に加わる。

心理療法のプロセスが難しく、時に不安定なものになるのは、その器が２つの支点のみにより形成されるからだ。それは母親と子どもの関係に類型する、きわめて親密な空間を形成する。

このような空間の形成は、心理分析や心理療法の集中的な作業の一部であり、必要なものだが、それを保持するのに、療法家は大きな心的エネルギーを必要とする。フラワーレメディ（フラワーヒーリング）においては、自然＝神が対等のヒーリングプロセスの支点として器の形成に加わることで、器は本質的に安定なものになる。これがフラワーヒーリングが心理療法と異なる点でもある。

フラワーレメディとそれにより仲介されるヒーリングは、神としての自然、そして秩序に満ちた宇宙を肯定する。この点においては、それは精神的道程、古典的な意味での宗教（Religion）ともつながるものだ。

Religionとは本来、re-ligio、「再びつながりをもつ」という意味だからだ。神聖なものとのつながりを見失った人間に、その方向を指し示すのが本来のReligionである。

多くの人の内に生の神聖さの感覚、そして秩序あり、知性ある宇宙とのつながりという土台が確立されるなら、現代人の神経症の多くはごく自然に解消される。

悩みはあっても普通に生きている大部分の人間にとって必要なのは、むしろこの土台、自然＝生命の神聖さを感じる力を目覚めさせることであり、それを日常生活の中で持続させることだ。

土台が安定し、ある程度の障害が取り除かれれば、各自の魂は自然に自分自身の形を表現するほうに向いていく。それが魂の本質（エセンティア）だからだ。
魂は自分が誰であるかを知っている。

心理療法的なとり組みのできる、フラワーレメディの療法家の存在は貴重だ。現代の社会と心の枠組みにおいては、深いトラウマからの回復や、複雑な精神病理に苦しむクライアントには、心理療法を範とするアプローチが適している。

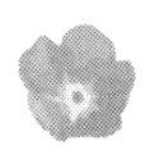

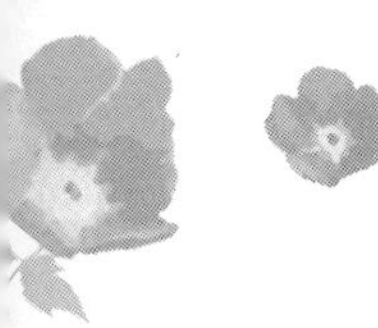

それはほかの方法では癒しのきっかけをもたらすことのできない魂にも、助けを差し伸べることを可能にする。

だが、フラワーレメディを心理療法的な形で用いるのは、多大な心身の集中を必要とする作業であり、その意味において、それを実践するのは、道に献身する者である。

その仕事は聖所における神官、また病気治療における医者の仕事に等しい。であるからそれは規律を必要とし、訓練を必要とし、倫理を必要とする。

しかしそれは、フラワーレメディを用いるすべての者が、聖所の神官、魂の医者でなければならないことを意味しない。小さな切り傷や火傷、軽い感冒をすべて医者が手当てする必要はない。本来、肉体には癒える力があり、魂には柔軟性と弾力性があるからだ。

野に自由に咲き、すべての人の手に届く花がレメディのベースにされたのには、理由がある。そしてレメディが、子どもにも可能な簡素な手順で準備されるよう手配されたことにも、理由があるのだ。

現実として、神官や魂の医者として務めることのできる素養と献身力をもつ者の数は多くはない。レメディの使用をそれらの者のみに限るなら、レメディはきわめて限られた数の人間にしか用いることができなくなる。

それは意図されたところではない。

フラワーレメディのもっとも重要な役割は、人と自然のつながりを深め、人の内に、自然＝生命の神聖さを感じる力を回復し、秩序あり知性ある宇宙への信頼という土台を築き直すことだ。

人が神聖なものとのつながりを経験するために用いられるなら、誰に、どのような使い方をされようとも、レメディはその役割を果たす。

フラワーヒーリングの純粋さを保持しようとする者は、レメディが誤用されるのを憂うる代わりに、誤用と見えるその行為を通して魂は何を得ようとしているのか、魂の本来の意図は何であるかを見通す力を身につけよ。

最初から自他を傷つけようと意図して行為を行う人間はきわめて少ない（そして確信的な悪意から行為する例外者は、一般論に含めることはできない）。

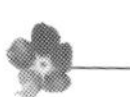

大部分の人間は、よかれと思い行為をなす。結果、自他を傷つけたとすれば、それは無知ゆえの無思慮、短慮による。ならば罪は無知にあり、無知の闇に光を投げかけるのが献身者の役割である。

もちろん、自分自身の無知や短慮に気づかず、人を傷つける行為を繰り返す者には、警鐘を鳴らさねばならないこともあろう。だが多くの場合、人生はすでに、魂が過ちから学ぶことのできる次のレッスンを用意している。

思い起こすがいい。

最大限に花の力を引き出すためには、使い手が花の中に神聖な力を、その本質を見ることが必要だ。優れた使い手の手にかかれば、もっとも平凡な野の花、路傍の小さな花が、もっとも神聖な自己への入り口になり得る。

それは特定の花に特別なパワーがあるのではなく、使い手がその花の本質を見ることで、その力を最大限に引き出すのだ。

同じことは、レメディを必要とする人間にも当てはまる。フラワーヒーリングの伝統を守ろうとする者は、人の中に、善＝他者とともに生きようと望む生命の本質（エセンティア）を見る力を身につけよ。

そしてその本来の性質がどのように表現を遮られ、まっすぐに形をとることができないでいるかを洞察、分析することを学べ。それによって、どのようにその通り道から障碍を取り除くかが見えてくる。

一部の魂にあっては、表現は複雑に曲がりくねり、それを解いていくには非常な集中と時間、魂の癒しへの献身を必要とする。これが療法家の仕事である。

だが、どれほど曲がりくねろうと、その先、奥の奥には本質が待っている。魂が魂である限り、最終的に行き着くのはその魂の光であるという希望があるのだ。

フラワーレメディという癒しの道すじにおいて、野に自由に咲き、すべての人の手に届く花を用いることが選ばれたのには、理由がある。

ひとつは「花」の特別さであり、もうひとつは「花」の普遍性である。

特別さとは、花とは、植物において、異なるエネルギーの領域、異なる要素が触れ合い重なる特別な接点ないし空間であること。

人のハートが、肉体と魂の領域の接点であるという意味で特別なものとすれば、

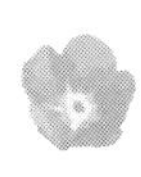

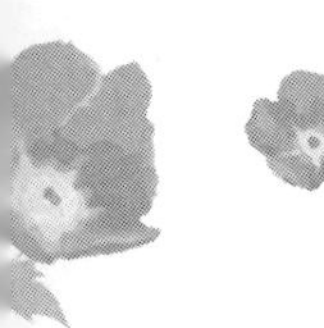

同じ意味で花は植物のハート、物質と魂の領域の接点である。

母なる自然はその緑の衣を大地の隅々にまで広げ、花を開かせる。地上に自然の手の及ばぬ場所はなく、人の住む場所で花の咲かぬ土地はない。

花は母なる自然から、すべての生命への贈り物である。フラワーレメディに惹かれる人間で、このことに異を唱える者はいないだろう。

誰もが花の美しさに惹かれ、うたれ、心癒された経験をしている。花はそこにあって、それを目にする人のハートに自由に触れる。この触れ合いが起きるのを妨げることはできない。

誰も花を所有することはできない。

たとえそれが個人の庭に咲くものであっても、花は個人の所有ではない。なぜなら人には、「花を咲かせる」ことはできないからだ。人は種を蒔くことはできても、種に芽を出させることはできない。つぼみをつけさせることも、それを開かせることもできない。

いくら条件を操っても、母なる自然と植物が同意しなければ、花も咲かなければ実も生(な)らない。開いた花が散るのを止めることも、その美しさを無理やり留めさせることもできない。花は自らのリズムで開き、一時の間、匂やかに輝いて、散り、あるいは枯れる。

「日照条件や温度を変えれば」「肥料や水を調整すれば」自然を操ることが可能だと考えるのは、人を自然の上に置く愚かさである。

誰も自然を所有することなどできないように、花を所有することはできない。

人の魂を他の人間が所有することはできないのと同じように、特定の個人が花の本質を、その生命力を、所有することはできない。

花から作られた製品を「所有して」それを売ることはできよう。

だが、かの英国人医師は「製品に私の名を冠して正当性を主張せよ。ほかの誰にもまねをさせるな。私が作った場所以外で作られたレメディは劣性品である」などと、一度でも言ったことはない。

彼は「フラワーレメディは誰にでも作れる。自分の使う分は自分で作るがいい。そのやり方はこうだ」と教えた。知己の薬局に依頼してレメディを販売させたのは、忙しい同僚の医師たちの手間を省く試みに過ぎない。

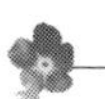

花とレメディは神である自然に属し、人の手に属するのではないことを知り尽くしていたからだ。

フラワーレメディは、自然から、もっともシンプルで直接的な形で作られる。それはつねにそれを使う人々に、自分は自然からの贈り物を受けとっているのだということを思い出させるためだ。

薬剤を用いながら「これは自然からの贈り物だ」と思う人は少ないだろう。抗がん剤も含め、薬剤の多くは、今なお自然の中から抽出され、加工されるにも関わらず……。

同じことは、肉体に手を当てるヒーリングにもいえる。ヒーラーの手から流されるエネルギーの周波数を分析して、機械で流すことができれば同じ効果が得られるのか？　答えは否だ。

置かれるのが「人の手」であることが重要なのだ。手を通して、人の魂、人の生命力同士が触れ合うことが、ハンズオン・ヒーリングの本質だからだ。

フラワーレメディは限りなく自然に近く、魂に直接的に響く。

そのレメディを「製品」として加工し売買しようとするのは、現代人の行いである。一方にものぐさな者があり、他方に商いにさとい者がある。

だがフラワーレメディは本来、使う者が自然から直接受けとることを意図してもたらされたヒーリングの方法なのだ。

正しく教えられ、実践されれば、レメディを作る過程自体がひとつの祈りであり、自然と一体となる神聖な経験となり得るからだ。

それは現代人に欠け、何より必要とされているものである。

ならば、一部の人間が金儲けのためにレメディを乱用することを恐れるよりも、より多くの人間に、レメディを作る過程を通して自然と正しく関係を結ぶことを教えるべきだ。

いつの時代も、何をどうしようと知識を盗用し乱用する者はいるし、それは防ぐことはできない。薄められ誇張された知識が、より広まりやすいというのも人の世の習わしだ。

それはアルケミーの伝統そのものを見てもわかるだろう。もっとも神聖な知識についてさえそうなのだ。

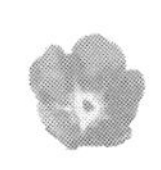

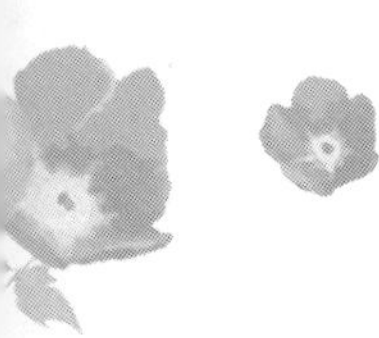

だが、乱用を恐れて遮れば、流れは途絶える。知識と伝統を保存するためには、それを絶対数として、正しく受け継げる者の手に届けることを考えるのだ。むだになる部分を恐れるな。

自然は、種子が日照りにあったり、鳥に食われたりするのを恐れて、実を生らせるのをためらったりはしない。百の種子からたったひとつの花が咲くなら、その100倍、1000倍の種子を実らせる。

もっとも重要なフラワーレメディは、もっともありふれた植物から作られる。

繁茂する植物の変化を見れば、何がその社会、地域、時代で重要なテーマなのかがわかる。

希少な花が必要になるのは、扱う問題が特殊な場合だ。あるいは病理の深い社会で共有される根深い問題をとり扱うのに、パワフルなレメディが必要な場合もあるだろう。

また魂が成熟し、人間としての基本的な悩みや葛藤を解決した段階にあって、より高い創造性への触媒として、特別なレメディが求められる場合もある。

だが、この時代、大部分の人間に必要なのは、生への信頼の回復に導いてくれる基本的なレメディなのだ。そしてそれは必ず、それぞれの土地に見つかる。

だから必要なのは、希少な花を求めるよりも、身のまわりの花から学び、その性質を見分け、活用することだ。

考えてもみよ。人の肉体を癒す薬草が必ずその土地で見つかるのに、なぜ魂の癒しに必要な花が見つからぬわけがあるか。

人が必要とするレメディは、その人が生活する土地で必ず見つかる。

思い込みを捨てて、花と魂の関係にもう一度目を開け。

むしろ必要なのは、求める性質をもった花に触れたときに、それを感じることのできる本能的な感覚を研ぎ澄ますことだ。

かの英国人医師は、魂の力をもって自らの内にさまざまな精神的葛藤を作り出し、それを手がかりとして必要なレメディを探した。特定の精神的葛藤を癒す触媒としてのレメディを、自らの心身を道具に、共振的感覚を通して探し当てたのだ。

古代においては、自分が必要とする薬草や自然の要素を探し当てる能力は当たり

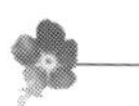

前のもの、普通の本能的機能の一部だった。

病気になった野生動物が必要な草や土を探して食べるのと同じように、人間もまた、体と心の状態に応じて、バランスを取り戻すのに必要な植物や自然の要素を探し当てることができた。

時代が過ぎて、人の心の機能が自然との合一から切り離されていき、この能力を開いた状態に保つ者は少なくなった。それはやがて遺伝や才能と特別な訓練を通して目覚めさせ、保持しなければならない、特殊な能力になった。

それを伝統の助けを借りて保存しているのが、シャーマンや祈祷師（メディスンマン）である。西欧型社会においては、この伝統はほとんど失われている。

なされなければならないのは、このようなかつては当たり前だった機能を退化するに任せるのではなく、教育を通して安定させ、再活性させることだ。

人々がいつまでもマヒしたままでいることを前提に療法の枠組みを作るのでなく、新しくよりよいあり方のヴィジョンを基（もとい）に、それに向かうための枠組みを描き、足場を築くのだ。

そしてこの移行期、それは必然的に動的なものであって、一度築けばその上に安穏とできるようなものではない。

灯台を守るものは日々、そのレンズと鏡面を磨き、神官は日々、神の声に耳を傾け、医者は日々、患者の肉体に耳を傾ける。それを怠ればレンズや鏡は曇り、神の声は遠ざかり、肉体の精妙なバランスや流れを感じとる能力は鈍る。

献身者とはこのことを理解し、自らの人生を望んでそのような道に捧げる者である。

そして花の神殿に献身を捧げる者は、記憶に留めおくがよい。

汝（なんじ）らの魂は、汝らがその神聖さを認める花の香りにて印（しるし）されてある。目に見えぬ助力者はそれを頼りに汝らを見つけ、つねにその助力、守護と導きを与えようと身辺にある。

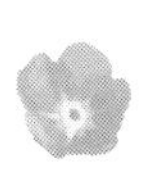

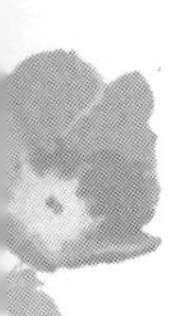
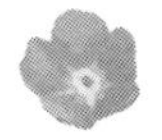

おわりに

この本のオリジナルは電子版として出版されました。紙版の出版に当たっては、辞典としての使いよさを考慮して、各フラワーエッセンスの解説文を２ページに収めています。もとの解説文が長い場合、内容的にかなり省略した部分があります。

この本を読んで、解説の全文を読みたいと思われたら、電子書籍版もあわせてお読みください。あるいはより詳しい植物学的な視点からの理解には、「フラワーエッセンス基礎講座Ｉ＆II　マテリアメディカ編」（録音講座）をおすすめします。

また本文中で、特定のエッセンスに対応するチャクラや性格構造のタイプについても触れましたが、チャクラについての基本的な説明は、著者のブログ「女神の青い蓮　聖母の青い薔薇」の「チャクラ　オーラ　エネルギーフィールド」のカテゴリにありますので、まずはそちらをお読みいただくとよいでしょう。

さらに詳しく学びたい場合は、録音講座「７つのチャクラとセルフヒーリング」をおすすめします。

性格構造論は、肉体の形とエネルギーの状態を通して心理的な構造を読み解いていく体系ですが、これについては「アルケミーと性格構造論」の受講をおすすめします。

これらの講義を聴いて、またこの本を読んでもらうと、フラワーエッセンスというエネルギーメディスンの広がりと面白さ、奥深さが、いっそう感じられると思います。

出版にあたりたいへんお世話になった、BAB ジャパン代表の東口敏郎様と、企画編集を担当してくださった福元美月様、デザインを担当してくださった石井香里様に感謝いたします。

2021 年 11 月　　王由衣

フラワーエッセンスの購入ガイド

この本で名前を挙げているのは、それぞれ明確なヴィジョンと長い実績があり、エッセンスの質に定評のあるメーカーです。以下は入手方法についてです。

◆ヒーリング・ハーブス（イギリス）

サイト　healingherbs.co.uk

ヒーリング・ハーブスのエッセンスは、ニールズヤードの製品が置かれているショップで購入できます。通販ショップも多数あり、個人輸入代行ショップも利用できます。

レスキューレメディなどよく使われるエッセンスはiHerb（サイト　iherb.com）に在庫があります。「Healing Herbs, Bach Remedies」で検索。

イギリス国内に住んでいる場合はヒーリング・ハーブスのサイトから直接注文できます（イギリス以外の国への発送はヒーリング・ハーブスに英語で問い合わせてください）。

◆ FES（アメリカ）

サイト　store.fesflowers.com

国内に通販を扱うショップが多数あり、個人輸入代行ショップも利用できます。

よく使われるエッセンスはiHerb（サイト　iherb.com）に在庫があります。「Flower Essence Services」で検索。ファイブフラワー、セルフヒール、セルフヒール・スキンクリーム、ヤロウ・エンヴァイロンメンタルソリューション、クリームなどはだいたい常時在庫があります。

アメリカ国内に住んでいる場合はFESのサイトから直接注文できます（アメリカ以外の国への発送はヒーリング・ハーブスに英語で問い合わせてください）。

◆アラスカン・フラワーエッセンス・プロジェクト（AFEP）（アメリカ）

サイト　alaskanessences.com/collections/flower-essences

（エッセンスのリストページ）

サイトから直接注文できます（花の写真もこのページから見られます）。AFEP のとり扱いのある個人輸入代行ショップも利用できます。

◆グリーン・ホープ・ファーム（GHF）（アメリカ）

サイト　greenhopeessences.com/find-essences

（エッセンスの検索ページ）

サイトから直接注文でき、国内にとり扱いのある通販ショップもあります。

アメリカのニューハンプシャーにある、もっとも古くから活動しているフラワーエッセンスメーカーの１つです。創設当時から保存料にシソ酢を使用しているので、酢ベースのエッセンスが欲しい場合はここ。

フラワーエッセンス専門の個人輸入代行ショップ

◆ Healing Waters（アメリカ）

サイト　https://essencesonline.com

英語のサイトですが、複数メーカーのエッセンスをまとめて注文できます。AFEP、FES、ヒーリング・ハーブスの扱いがあります。

※日本語での対応が希望の場合は、「フラワーエッセンス　個人輸入代行」で国内のショップを検索してください。

推薦書籍案内

推薦文献のリストはSchool of Healing Arts and Sciencesの「テキストと推薦書籍」のページにあります（定期的に更新）。
https://lifeschool.org/home/textbooks/

参考文献

Bach, Edward. Heal Thyself. 1931.
Bach, Edward. The 12 Healers and Other Remedies. 1936.
Bach, Edward. Wallingford Lectures. 1936.
Bach, Edward. Barnard, Julian, ed. Collected Writings of Edward Bach. 1987.
Barnard, Julian. Bach Flower Remedies Form and Function. 2002.
Barnard, Julian. Patterns of Life Force. 1987.
Bear, Jessica, N.D. Bach Flower Herbal Emotional Formulas. 1989.
Bear, Jessica, N.D. Bach Flower Power Therapy. 1990.
Bear, Jessica, N.D. Integrating Bach Flowers to Remedy the Co-Dependent. 1990.
Bear, Jessica, N.D. The Wheel of Emotion (paper). 1992.
Bear, Jessica, N.D. Practical Uses and Applications of the Bach Flower Emotional Remedies. 1993.
Bear, Jessica, N.D. Bach Flower Personal Profile (paper). 1993.
Buhner, Stephen Harrod. Plant Intelligence and the Imaginal Realm. 2004.
Buhner, Stephen Harrod. The Secret Teachings of Plants: The Intelligence of the Heart in the Direct Perception of Nature. 2004.
Bruyere, Rosalyn. Wheels of Light. 1994.
Cunningham, Scott. Encyclopedia of Magical Herbs. 1985.
Cowan, Eliot. Plant Spirit Medicine: A Journey into the Healing Wisdom of Plants. 2014.
Culpepper, Nicholas. The English Physician. 1652.
Gerber, Richard. M.D. A Practical Guide to Vibrational Medicine. 2001.
Horn, Elizabeth L. Coastal Wildflowers of the Pacific Northwest: Wildflowers and Flowering Shrubs from British Columbia to Northern California. 1993.
Johnson, Steve. The Essence of Healing. 1996.
Johnson, Stephen. Characterological Transformation: The Hard Work Miracle. 1985.
Johnson, Stephen. Humanizing the Narcissistic Styles. 1987.
Johnson, Stephen. Character Styles. 1994.
Kaminski, Patricia. Flower That Heals: How to Use Flower Essences. 1998.
Kaminski, Patricia. Touching the Soul. 1998.

Katz, Richard; Kaminski, Patricia. FES Flower Essence Repertory. 1994.
Kuckunniw, Philip. The Native Americans Herbal Dispensatory Handbook.
McKenna, Terence. Address to the Jung Society (lecture). 1991.
McKenna, Terence. Alchemy and the Hermetic Corpus (lecture). 1991.
McKenna, Terence. Hermeticism and Alchemy (lecture). 1992.
McIntyre, Anne. The New Age Herbalist: How to Use Herbs for Healing, Nutrition, Body Care, and Relaxation. 1988.
Montgomery, Pam. Plant Spirit Healing: A Guide to Working with Plant Consciousness. 2010.
Niehaus, Theodore F. Field Guide to Pacific States Wildflowers: Washington, Oregon, California and Adjacent Areas. 1998.
Shealy, Norman C. M.D. Illustrated Encyclopedia of Healing Remedies. 2009.
Shealy, Norman C. M.D. The Healing Remedies Sourcebook. 2017.

王由衣（おう　ゆい）

スクール・オブ・ヒーリング・アーツ・アンド・サイエンス (SHAS) 校長。ヒーラー。教育家。聖職者。大学時代に渡米後、バーバラ・ブレナン・スクール・オブ・ヒーリングで学び、ヒーラーと して活動を続けながら同校で教師を務める。以来、ヒーリングとフ ラワーエッセンス療法の分野で、臨床、研究と教育に携わる。退職後にヒーリング教育センター (現 SHAS) を設立。 長年、アメリカ先住部族の伝統を受け継ぐメディスンウーマンとメディスンマンから薫陶を受けて活動する。民族植物学やシャーマニズムにも造詣が深く、多様な分野を縦横無尽にカバーする講義と実習指導には定評がある。翻訳書に『フラワーエッセンス・レパートリー』(パトリシア・カミンスキ、リチャード・キャッツ共著。小社刊) ほか。

SCHOOL OF HEALING ARTS AND SCIENCES
https://lifeschool.org/

ブログ「女神の青い蓮…聖母の青い薔薇」
http://alchemical-heart.cocolog-nifty.com/temple/

Twitter「Healing_Alchemy」
https://twitter.com/healing_alchemy

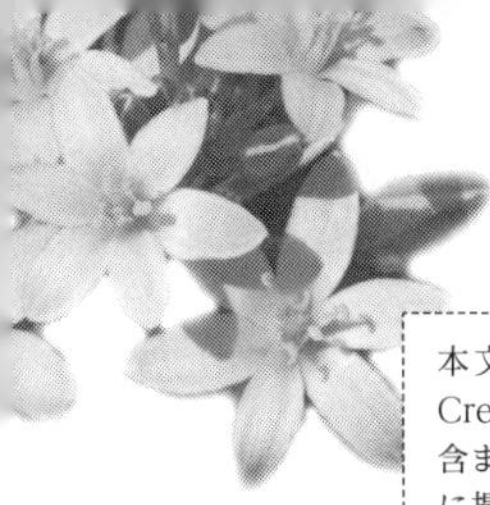

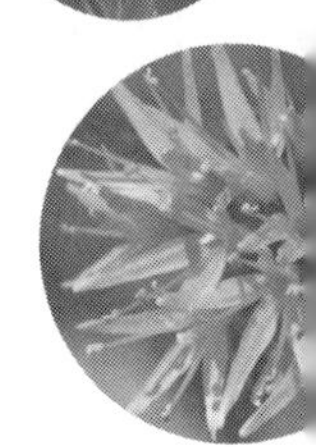

本文中の写真は筆者によるもの、パブリックドメインのもの、およびCreative Commons（CC）ライセンスにより共有が許可されているものが含まれています。CCライセンスに基づいて使用されるものについては、写真に撮影者のクレジットとライセンスのバージョンを記しており、これらの写真の著作権は各撮影者に属します。

CCライセンスへのリンク
(CC BY 2.0)
https://creativecommons.org/licenses/by/2.0/
(CC BY 3.0)
https://creativecommons.org/licenses/by/3.0/

155種類の植物を解説するフラワーエッセンスガイド

フラワーエッセンス辞典

2021年12月30日　初版第1刷発行

著　　者　王由衣
発 行 者　東口敏郎
発 行 所　株式会社BABジャパン
〒151-0073 東京都渋谷区笹塚1-30-11　4・5F
TEL　03-3469-0135　　FAX　03-3469-0162
URL　http://www.bab.co.jp/
E-mail　shop@bab.co.jp
郵便振替　00140-7-116767
印刷・製本　中央精版印刷株式会社

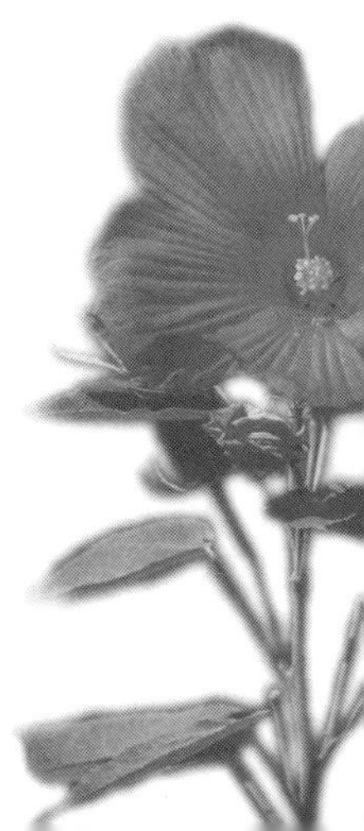

ISBN978-4-8142-0432-8 C2077

Design:Kaori Ishii